● 丘石中医系列

山西科学技术出版社
山西出版传媒集团

李致重◎著

正医

——正本清源 复兴中医

图书在版编目（CIP）数据

正医：正本清源 复兴中医/李致重著. —太原：
山西科学技术出版社，2019.4
ISBN 978 - 7 - 5377 - 5855 - 0

Ⅰ.①正… Ⅱ.①李… Ⅲ.①中国医药学—研究
Ⅳ.①R2

中国版本图书馆 CIP 数据核字（2019）第 014491 号

正医——正本清源 复兴中医
ZHENG YI——ZHENGBENQINGYUAN FUXINGZHONGYI

出 版 人：赵建伟
著 者：李致重
责 任 编 辑：杨兴华
封 面 设 计：杨宇光

出 版 发 行：山西出版传媒集团·山西科学技术出版社
地 址：太原市建设南路 21 号
邮 编：030012
编辑部电话：0351 - 4922078 邮箱：shanxikeji@ qq. com
发 行 电 话：0351 - 4922121
经 销：各地新华书店
印 刷：山西新华印业有限公司
网 址：www. sxkxjscbs. com
微 信：sxkjcbs

开 本：787mm×1092mm 1/16
印 张：20.5
字 数：270 千字
版 次：2019 年 4 月第 1 版 2019 年 4 月第 1 次印刷
书 号：ISBN 978 - 7 - 5377 - 5855 - 0
定 价：42.00 元

/ 张序 /

二十年前，1998 年 1 月 22 日，家父崔月犁离开了我们。在他的书桌上，留下一封还没来得及发出的信，这封信就是寄给李致重先生的。以此为机缘，我结识了李致重先生。在此之前，他从事中医软科学研究十余年，已经是一位这方面的著名学者。

他从事中医软科学研究三十多年来，写了一百多篇论文，出版了六部专著。依我看来，他只做了一件事。那就是对中医西化的揭露、批判和抵制。他的这种揭露、批判和抵制是始终如一、坚韧不拔、持之以恒的，是深思熟虑、引经据典、苦口婆心的。他从不攀附权贵、利用关系，更没有盛气凌人或作功夫形迹之心，只有拯救中医的一片赤诚。正是这颗心，使我们彼此越走越近。

在他那双充满睿智的眼睛之上，是那异常宽阔的前额。他的头脑里蕴藏着丰富的东西方文化知识和令人羡慕的过目不忘的记忆力、认真严谨的无懈可击的思辨能力。为了把中医西化说深说透，他从东西方文化入手，从基本概念入手，从公理、逻辑入手，从哲学理念入手，从中西医比较入手……凡是可以说清道理、打动人心的领域、角度，都是他探索、研究、论证的重点。至今我尚未发现，对一个问题如此翻来覆去、刨根问底、锲而不舍的第二个人。他的这种精神一直激励和鞭策着我。

社会上不少人，包括中医界内的一些人，对中医西化不以为然。我始终认为中医陷于西化的不归路，必将导致中医学逐步走向衰亡。面对似是而非的"理论"、貌似权威的"专家"、误人子弟的教育、偏颇不经的学术、头脑西化的管理、一时迷茫的群体，我们既不会盲从，也不会退缩。中医要遵照自身内在的科学规律向前发展，这是历史留给我们的唯一选择。

对中医学的正本清源，是李致重先生从事中医软科学研究的出发点。他通过多角度的观察和深层次的思考，把我们带进对人类文化两次高峰的领悟。"天造之物"与"人造之器"之说，揭示了东西方文化的本质，更加夯实了中医的文化基础。由此启发我们从历史的、宏观的审视中，拨开迷雾，豁然开朗地认清了中医未来的发展方向。

不论从哪一个角度看，中医都是人类医学的领军者和主导者。中医是揭开生命之谜的钥匙，形而上的生命之道最接近生命之本源；中医是绿色医学的开拓者和践行者，它给人们提供了千百种可供选择的绿色药物，有效地避免了日渐凶险的医源、药源性疾病；当人们面对空气、水源、土地的污染时，中医已经站在了治理菌群的最前线；中医筑起的健康防线不仅可以消除疾病于初起，更有可能让人们少得病、病得轻、易康复、长健康，这难道不是人类医疗健康事业的最终理想和追求吗？

我国宪法"发展现代医药和祖国传统医药"的规定与"中西医并重"的卫生工作总方针，已经执行了几十年了。我们实际上看到的却是龟缩在现代医药脚下的"自我从属",是"中医思维弱化，中医评价西化，中医学术异化，中医技术退化，中医特色优势淡化"的悲哀。究其实质，就是中医西化。中医西化带来的是中医临床疗效的衰退，由此导致了人们信任度的急剧下降。由矮化而退化，由退化而被边缘化、庸俗化，最终将会导致中医消亡。这不是危言耸听，更不是杞人忧天，而是当今的现实对我们的呐喊。

我作为一名中医铁杆票友，二十年来办了一个研究中心、一个中医门诊，参与了诸多医疗、教育、科研、中药方面的争论，浏览了大量与中医相关的报刊资料。自信我是一个忠实地继承家父的遗愿，站在旁观者清位置上的负责任的旁观者。故在李先生《正医》出版之际，说了以上实话。

张晓彤

2018 年 1 月 30 日

春秋秦汉时期，随着东西方哲学研究的日趋成熟，出现了人类文化发展史上的第一次高峰。那时候，位居东方的中国不仅形成了哲学体系下的诸多人文学科，也出现了以《黄帝内经》为代表的世界上具有系统理论的中医学体系。中国哲学派生的中医学，它的研究对象与研究方法自然与中国哲学高度契合，从而铸就了中医学先天具有的，不可动摇的根本属性与特征。中医学的发展与创新，也必然是中医学根本属性与特征基础上的历史性演进。然而不幸的是，近六十多年来中西医结合名义下的中医西化，使中医偏离了先天铸就的历史性演进的发展与创新轨迹，造成了中医学的基础理论严重解体、临床疗效日趋下降的局面。历史让我们这一代人，经历了当代中医学不断衰落的全过程，也把反思、研究及寻求中医复兴之路的责任，留给了这一代人。

一、《周易》论断的两次文化高峰

春秋秦汉时期，中国有"知人则哲"之说。与众人不同的哲人之学，自然就是后来的哲学了。同时期的西方，人们将哲学称之为"爱智慧"。这与中国的哲人之学，其含义是完全一致的。用今天的话讲，以哲人超常的思维能力，对天地万物内在规律的认识和总结，就是古今所讲的哲学。那时候的哲人之学，是人类思维智慧的唯一巅峰，指示着士、农、工、商各行各业，主导着经、史、子、集各种学问。也许因为那时候的哲学是人类唯一的大学问，所以不论在东方还是在西方，都未能以内涵定义的逻辑原则为哲学这一大学问做出定义来。但是，这并不能成为后来人忽视哲学这一大学问的理由。人类对天地万物的认识永远没有尽头，人类思维创造的能力也就永远不会终结。继承和弘扬哲学派生的中医学，对哲学与中医学之间的母子关系进行探讨，不论过去还是今天，须臾不可忘记。

15世纪欧洲文艺复兴以来，物理学与化学的产生、发展，标志着人类文化发展的第二次高峰时期的到来。经历了一两百年的不断积累，18世纪以来从属于物理学、化学的诸多基础学科及应用技术学科，雨后春笋般地走向了繁荣。因而以内涵定义的逻辑方式为诸多基础学科及技术学科下定义，便成为陈述本学科本质属性、特点的普遍逻辑规则。翻开当今大学各个学科的教材，写在绪论里的第一句话，便是以该学科研究对象与研究方法为内涵的定义表述。使学生一打开教材，便知道本学科是用什么方法来研究什么问题的学问。与此同时，未能从学科定义的源头上首先回答出"中医我是谁"，就成为当代中医学的最大缺憾。以致中医的教育、医疗、科研、管理，长期笼罩在落后、不科学、被改造的阴霾之中。

二十年前的一天，我突然意识到人类文化两次高峰的时候，也突然想到了两千五百年前《周易》"形而上者谓之道，形而下者谓之器"一语，标志着我们的祖先已经先声夺人地预示了人类文化发展两次高峰的历史与现实。而且这一预示，是人类文化发展史上最早、最准确、逻辑关系最合理的先知一样的论断。"形而上"是哲学研究的对象及其特性的概括；"道"是哲学研究对象的内在规律、原理和法则。"形而下"是近代物理学、化学研究的对象及其内在原理的概括；"器"是根据近代物理学、化学原理制造的种种为人所用的器具。而且，"形而上"的成功在前，"形而下"的成功在后。不论中国与西方，"形而上"的成功几乎在同一个时期。只是因为种种社会历史原因，才使中国"形而下"的成功比西方晚了两三百年。人们以往对人类全部文化以"精神文明与物质文明"来概括，其实这是关于两类文化的价值判断。而《周易》对两种文化属性、特点的论断，才是最准确、最本质、最恰当的关于文化内涵的判断。今天如果有人要问，为什么当初东西方都没有以内涵定义的逻辑原则为哲学做出准确的定义，那么只要对"形而上者谓之道"一语稍做一些现代文字、词语上的梳理，不也就可以了吗？因为"形而上者谓之道"，本来就是《周易》时代的哲学定义。

从《黄帝内经》为代表的中医基础科学体系的成熟，到今天两千多年了。植根于哲学的中医学长期在中国独自一家、别无分店，成功地肩负着全民族防病治病的责任。历史上的中医学也像哲学一样，虽未以内涵定义的逻辑原则为中医学做出准确的学科定义，却不曾遇到过任何质疑和挑战。但是在中西医并存的当代，未完成学科定义的中医学，就难以与西医学在公开、公正、公平的前提下，进行对话、交流、互补、合作。这本来并非难事，只是因为我们近代把哲学忘记了，头脑里又装满了"形而下"的西医的条条框框。如果以"形而上者谓之道"的论断为根据，像哲学那样稍做一些专业性的文字、语词梳理，中医的学科定义也就大白于天下了。

二、中医学的名不正、言不顺与事不成

孔子早就说过："名不正，则言不顺；言不顺，则事无成。"中医学正名的问题不明确，接下来的言顺与事成则难以落实。在中医与西医并存的当代，中医学的正名是压倒一切的首要学术任务。

尽管人们常常会说："中医是中华民族优秀传统文化中的瑰宝"，这依然"言不顺"。且不说世界上被人称之为"瑰宝"的东西琳琅满目、难以计数，仅就"文化"二字的内涵而言，就足以让人眼花缭乱、莫衷一是。文化是人类知识的文字（符号、语言）化。文化知识里，有形而上的，有形而下的；有精神的，有物质的；有宏观整体的，有微观具体的；有全人类的，有民族性的。至于哲学的、科学的、技术的、经验的、艺术的、习俗的、原始的……其实，举凡真善美的、假恶丑的，无一不在文化之列。对于中医学的文化属性，有史以来人们不曾怀疑过。但是中医具体的文化特质，用"文化"二字是难达其意的。中医自身的具体属性、本质讲不出来，用"文化"这一无穷大的概念解释中医，必然越解释越模糊。倘若静下心来从概念的逻辑关系上看，文化与中医学这两个概念之间，还存在着哲学、科学、医学三个互为种属关系的概念类别。中医是哲学（科学）体系下的学科，还是近代物理学、化学体系下的学科？中医面对的整体现象的人与西医研究的局部结构的人，是否在同一个层次，是否运用了完全相同的研究方法呢？这一些事关中西医相互关系的本质性问题，人们从"中华民族优秀传统文化中的瑰宝"这一句大话、空话中，是完全读不出来，想象不到的。

尽管有人还说："中医是临床医学，不用谈什么空洞的理论，能看病就是好医生"，这依然"事难成"。因为这一说法是典型的"重

用轻学""以用代学"的实用主义的表现。中医是哲学孕育下的医学科学，丢掉了以《黄帝内经》为代表的基础科学体系，便丢掉了以《伤寒杂病论》为代表的辨证论治的临床技术体系。这时的临床治疗，自然倒退回两千多年前经验疗法的窠臼；这时的中药，也因失去四气五味、升降浮沉、性味归经的理论标准而倒退为原来的金石花草。这种倒退为原始状态的个体性临床经验，以及土、单、验方，一根针、一把草，不仅撑不起中医临床优势的半边天，而且更有罪于"中西医并重"的国家意志，有辱于复兴中华民族优秀传统文化的历史使命。日本明治维新时期，当局的"灭汉兴洋"是针对中医理论体系的根本性扼杀。而汉医界鼓吹的"临床亲试"是文不对题的"重用轻学""以用代学"。当年日本汉医界自取覆灭的这一条老路，值得当今的中医人士借鉴。

敬畏生命是医学工作者的道德原则，敬畏医学是医学工作者的专业底线。长期以来人们习惯以"宝库""瑰宝""独特""特色"之类的词来形容中医学，在人们尚未明确中医学科学定位的前提下，社会上"中西医结合"的"成果"竟然铺天盖地。这是打破了敬畏生命、敬畏医学的道德原则与专业底线的典型表现，也是偏离了孔子"名不正则言不顺，言不顺则事无成"的具体表现。究其根源，皆是一百多年来的传统文化之殇和中医之殇的结果。

三、中华传统文化与中医学之殇

一百多年来的传统文化之殇，就是近代中国人对中华民族优秀传统文化的自虐与自残。

鸦片战争以来在专制王朝走向覆灭的复杂过程中，许多人将王权专制的文化说教，混同于中华民族优秀传统文化。王权专制的文化说教，是为王朝的统治行为服务的。它往往记录在《二十四史》《资治通鉴》之类的王朝更替的文献里，以王权专制的社会意识形态及其变迁为选择。而代表中华民族的优秀传统文化，是中华民族几千年来智慧与创造的历史结晶，它往往记录在《四库全书》的经、史、子、集的学术研究之中，而哲学始终是优秀传统文化的纲领和核心。把王权专制的社会意识形态，混同于中华民族优秀传统文化，并进而全盘否定，这是人类文化史上罕见的最严重、最顽固的低级错误。全面复兴中华民族优秀传统文化，这一低级错误必须彻底铲除，必须把社会意识形态与民族优秀传统文化彻底区别开来。

五四运动在请进西方科学、民主的时候，许多人又把中华民族优秀传统文化与科学、民主对立了起来。荒唐地煽动起"全面反传统""砸烂孔家店"的错误思潮。五四运动以后，不少人以文字改革的名义狂言废除中国的象形文字，大有将中华民族传统文化连根拔起之势。接着在相当长的时期里，有人借社会意识形态而给老庄哲学冠以客观唯心主义之名，将孔孟之学贬为主观唯心主义。有人把中华民族传统文化统统贬为"四旧"，在全国上下进行"横扫"。有人直到今天，仍然痴迷于只有时间没有空间的"半身不遂式"的文化历史判官，把近代科学作为判定一切历史文化之是非的至上信条和唯一标准……以上这些，都属于人类文化史上低级错误的表现，都属于对中华民族优秀传统文化自虐与自残的文化之殇。它直接造成了中国近代与优秀传统文化的时代性断裂，造成了严重的当代思想文化的浮萍化。刚刚启动的全面复兴中华民族优秀传统文化，不能忽视一百多年来传统文化之殇的医治。医治对优秀传统文化的自虐与自残，亟待一场类似欧洲文艺复兴的中华民族优秀传统文化大启蒙。而迎接这一文化大启蒙的到来，首先要以复兴全体文化人的文化精神为标志，为动力。

一百多年来的中医之殇，主要是以西医的观念与方法，对中医无休止地排斥与改造。

1912 年北洋政府教育部的"漏列中医"事件；1929 年的"废止中医以扫除医事障碍案"；1950 年照搬日本明治维新时期"灭汉兴洋"的做法，进行中医科学化的改造；1956 年以来日趋严重的中医教育、临床、科研的西医化……这些都成为一百多年来的优秀传统文化自虐与自残的典型，造成了中医学与中国传统文化尤其哲学之间的极为严重的时代性断裂。这就是一百多年来的中医之殇。

欲实现中医学的全面复兴，要在中医界尽快营造出学术自由、学术民主、学术面前人人平等的文化环境。学术异见平常事，争论面前无权威，观点不同须碰撞，思想火花自然来。尤其不要把意识形态、官僚意识、实用主义、近代科学主义思潮这些东西，搅到中医学核心学术问题中来。在此前提下，引导中医学界聚精会神、群策群力地化解一百多年来累积的中医学之殇。

一百多年来亟待化解的中医学之殇，可以概括为十大学术难题：第一，什么是文化？第二，文化的核心是什么？第三，什么是哲学？第四，哲学的意义与价值是什么？第五，什么是近代科学？第六，哲学与近代科学的关系是什么？第七，什么是中医学？第八，中医学是怎么来的？第九，什么是中西医结合？第十，什么叫中西结合医学？

中医学术是中医事业发展的根本。学术上的十大难题若不能彻底澄清，中医的教育、科研、医疗、管理必将找不到立足点和起跑线，从而导致中医学发展方向不明，开口动手便错的结局。

四、十大学术难题的初步研究

1978 年以后，中医后继乏人的问题引起了全社会的高度关注。

也是在那一年，我成为中医教育史上的首届研究生。以后的三十多年来，先后发表了近三百篇专题学术论文，其中中医科学学、软科学方面的专题研究占一半左右。而且科学学、软科学的专题研究，常常是与临床、教学、讨论、调研、专业复习、文化补课、学术交流、专题讲座等活动相互交替而进行的。

四十年来的中医科学学、软科学专题研究，已经形成了一种坚定的信念：中医是世界上唯一的具有成熟基础科学体系和临床技术体系的传统医学，也是世界上唯一可以与当今的主流医学（西医）相匹配的传统医学。中国是世界上唯一具有中医与西医两种主流医学体系的国家，也是世界上唯一坚持"中西医并重"国策的国家。人类两次文化高峰的历史与实践表明，两种主流医学并存并重的格局，是人类医学科学历史发展的必然。以两种主流医学为基础，以两者临床优势相配合为特色的未来人类医学革命，必将出现在中国，也只能出现在中国。因此全面复兴中医，是中国医学发展的需要，更是人类未来医学革命的需要。中国人没有理由在人类医学革命到来之前，以"中西医结合名义下的中医西化"将中医毁灭于萧墙之内。

我四十年来的中医科学学、软科学专题研究成果，部分收录于《中医复兴论》《医理求真》《中医临床辨惑》《中医沉思录》。2012年出版的《医医》，当为《正医》的姊妹篇。前者着重于分析与讨论问题，后者着重于总结与成果汇集。告别中医西化的师生交流、重铸中医之魂六论、中医复兴开局的学术任务，是《正医》的重点内容。明确这些观念与原理之后，长期困扰中医复兴的"中医西化"，必将不辩自明，不击自溃。

随着《正医》的出版，我多次讲授的《中西医比较》讲稿，也将同时问世。另外，以上所提各书，都是围绕上述十大学术难题而展开的系列专题研究，只是各自讨论的角度、重点有所不同而已。若能相互对参，或可有所裨益。

谨以此抛砖引玉，并祈请讨论、批评、指正。其后的《伤寒论汇讲》与《内经卮言》，已在审定之中，盼能尽早付梓。

2018 年 1 月 20 日

/ 目录 /

第一章　告别中医西化的师生讨论

第二章 重铸中医之魂六论

第三章　中医复兴开局的学术任务

第四章　附录

"一个没有发达的自然科学的国家不可能走在世界前列，一个没有繁荣的哲学社会科学的国家也不可能走在世界前列""一切有理想、有抱负的哲学社会科学工作者都应该立时代之潮头，通古今之变化，发思想之先声，积极为党和人民述学立论，建言献策，担负起历史赋予的光荣使命"。

第一章　告别中医西化的师生讨论

中医应该走自身发展的道路，中医机构应该突出中医特色。如果形形色色削弱中医的做法不改变，或在漂亮的口号下使中医很快地西医化，那就重复了日本明治维新时期消灭传统医学的悲剧。

（崔月犁《中医沉思录》序）

一、论题
——中医西化违背哲学公理

近半个多世纪以来，用西医所依托的近代物理学、化学的观念与方法，对中医进行长期不断的验证、解释和改造的做法，习惯称之为中医西化。随着时间的推移，它几乎统治了中医学术的各个领域，迫使中医教学、临床、科研在被西化的歧途中一步步走向衰落。

（一）关于哲学形而上与形而下的公理

所谓公理，指的是一种众所公认的判断，即不需要证明的道理或者真理。在西方的纯粹哲学中，公理也称之为自明性原理，因为是自明的、公认的判断，所以公理是无须证明的。台北著名的哲学家罗光先生说："公理应该具有普遍和永久的真实性，因为出自人性和自然界的自然律""公理的成立或存在，不是由人的推理证明，而是由于学术思想的先天程序，必然而有的"。[1]

其实在我们的周围，公理性命题无所不在。社会伦理学里，人具有守道、行善、避恶的天性；在逻辑学里，三段论必然由大前提、小前提、介词三部分构成；在人文社会里，人人享有生而平等的天赋人权；在数学里，两点之间只能引一条直线；在哲学和系统科学里，整体大于部分之和等，这一切都属于公理。罗光先生从逻辑学的角度强调公理

"是一项成文的判断，不须证明，但却用为一种学说或学术的基本"[1]。可见公理不仅仅是一种学说、学科的既定准则，而且随着年代的久远，它几乎成为人尽皆知、用不着争辩的普遍常识。

被誉为"六经之首"的《周易》这一哲学巨著中，"形而上者谓之道，形而下者谓之器"[2]的论断，就是一项公理。它展现在人们面前的，是出发点相同而研究方向相反的两种不同的认知方向。人类沿着这两种相反的认知方向，在长期研究过程中，逐步形成了形而上与形而下两大认知体系。具体而言，人们研究形而上，是在不干扰"天造之物"（即原生态的事物，或者"物之事"）本来生存状态的前提下，研究其运动、变化的现象及其过程，以认识驱使天造之物运动、变化的抽象道理，这叫作形而上者谓之道。人们研究形而下，首先要把原来的天造之物打开，研究构成天造之物的局部以及构成局部的物质（或者"物之质"），以认识其局部结构以及构成局部的物质与功能，接着人们由此获得了制造"人造之器"的材料，进而制造出种种人造之器来，这叫作形而下者谓之器。因此，或研究与揭示"形上之道"，或认识与制造"形下之器"，两者包罗了古往今来人类在追求知识的全部实践活动中所获取的全部聪明才智。按照这一公理，人类全部科学知识的体系除了形上与形下两大类之外，世界上不会再有第三类。

其实，哲学研究的实践与意义，就是以追求自明性原理、公理性学问为目的的实践过程。《周易》的"形而上者谓之道，形而下者谓之器"的论断，亚里士多德《形而上学》关于"形质论"[3]的原理，早已是东西方经典哲学中世代相传、尽人皆知、无可置疑的公理，所以讨论形上性中医与形下性西医之间的关系时，自然也离不开这些公理。

（二）界定中西医关系的十项公理性原则

在探索"中医我是谁""我是怎么来的"的研究中，在探索中西医之间相互关系的实践中，遵照《周易》"形而上者谓之道，形而下者谓之器"的启示，这里引申出以下十项公理性原则。

1. 两次文化高峰

人类文化科学发展到今天，曾经出现了两次高峰，而且从文化科学发展的总体上看，也只能是两次高峰。第一次高峰在中国的春秋战国和秦汉之际，第二次高峰在欧洲的文艺复兴以来。第一次高峰以哲学的成就为代表，第二次高峰以物理学、化学的成就为代表。[4]

社会上有人把伏羲氏时代视为中国文化的高峰，也有人把春秋秦汉之际的那一次文化高峰视之为中国传统文化的起点。这些看法都是对历史与文化的无知与误判。

纵观中国五六千年的文明史，前两三千年是中国传统文化的形成与发展时期，后两三千年是中国传统文化高峰与普及时期。由中国春秋到秦汉的那一历史时期，前后加起来大约一千年左右。那是一个诸子蜂起、百家争鸣的伟大时期，是以形而上哲学为基础的传统文化空前繁荣、迅速普及、广泛应用的高峰时期。而且不容忽视的是，那一历史时期是整个人类文化高峰的时期。以释迦牟尼为代表的印度文化与哲学，以苏格拉底、柏拉图、亚里士多德为代表的古希腊、罗马的西方哲学，以西方宗教为代表的哲学、伦理学及其价值观等，都出现在春秋到秦汉之际。尽管各个地理区域的文化内涵与表述方式有一定的差异，但是就形而上的文化特质这一方面来讲，彼此在研究方向、求知方法、思想内核上，基本是一致的。

第二次人类文化高峰起始于16世纪的欧洲文艺复兴以来。以形而下的物理学、化学为动力的近代物质文明，18世纪进入迅速发展、日趋显赫的阶段。这期间因为清代专制王朝的腐朽与没落，使中国落后于西方发达国家两百多年。但是随着中国的迅速崛起，今天我们在总体上已经基本赶上了世界的先进水平。曾经的落后，仅仅是第二次人类文化高峰之中，表现在区域之间的短暂差别而已。应该说，当代的中国与世界诸国一样，都处于第二次人类文化高峰的潮流之中。参照第一次文化高峰"前后加起来大约一千年左右"的时间跨度，我将第二次文化高峰的时间称为欧洲文艺复兴"以来",而不是欧洲文艺复兴"之际",意在说明今天的东方与西方,其实都处于人类文化的同一个高峰之际,不必在之际中再言什么东与西。

2. 两类研究对象

第一次文化高峰时期着重研究的是原生态事物(亦即天造之物)本来的发生、发展、运动变化的现象及其过程。第二次高峰时期着重研究的是用解剖的方法把原生态的事物拆开,然后观察、研究其内部的结构与功能。

研究对象,即人类在认知活动中所面对的,反复研究的客观实在,也叫作种种不同的事物。人们在研究实践中所面对的种种原生态的事物,有的是没有办法解剖或拆开的,比如,天文、气象、物候、思维、人类社会这一类现象与过程;有的是不允许解剖或拆开的,比如,历史、生命、生态、心理、人文现象与过程;有的是没有必要解剖或拆开的,比如,自然、地理、经济、政治、军事的现象与过程。这些都是第一次文化高峰时期着重研究的对象,也是第一次文化高峰时期人们取得了诸多成功的领域。

按照亚里士多德的"形质论",人类全部认知过程中的研究对象,也是两个方面,即原形与原质。亚里士多德着重研究了原形的发生、发展、运动变化及其过程,并把在这方面的研究所得载入他的《物理学》。《物理学》是"万物生成变化之理"的学问,而非今天人们所熟知的近代物理学。然后,他在"万物生成变化之理"的基础上,总结出哲学巨著《后物理学》(也称之为《第一哲学》)。后来的中文译本,命名为《形而上学》。[5] 在这里,古希腊的亚里士多德与《周易》的作者,不谋而合地走到了一起,他们在"形而上者谓之道"这一领域相互交汇。因为他们研究的对象,不论叫作原形,还是叫作原生态事物或者天造之物,都是事物在客观状态之下发生、发展、运动变化的现象及其过程。

亚里士多德与《周易》的作者虽然都精于形而上的研究,但是在形而下的研究方面，其成就都非常有限。尽管亚里士多德的老师柏拉图曾经解剖过青蛙，亚里士多德我甚至解剖过活体的人，却由于工具和方法上的局限，他们不得不将形而下的研究课题留给了文艺复兴以来的学者。从研究对象上讲，形而上与形而下是人类文化科学的两大类，也是人类文化科学发展的两大步：形而上繁荣在先、形而下成功在后。两类研究对象是人类两次文化高峰的两大基石。换言之，两次文化高峰的形成，是以人类在两类研究对象上的成功认识为其决定因素的。

3. 两种研究方向

形而上与形而下，是人类面对万事万物时必然接受的两种研究方向。它是由两类研究对象所决定的，而不是由人的意志来左右的。

《周易》关于"形而上者谓之道，形而下者谓之器"的论断，已经把两种研究方向讲得很清楚了。台北李震先生把形而上的研究方向，形容为"向上攀爬"。[6] 台北邬昆如先生借用孔子的"下学而上达"[7] 来解释形而上的研究方向。形而上与形而下，这两种研究方向都是从"形"出发的。具体到某一事物，究竟应当朝着形而上的方向去研究，还是朝着形而下的方向去研究，那要由具体事物的具体特点来决定。整个人类文化科学宏观的研究方向，今天仍然是这两种。从研究对象决定了研究方向的观点来看，人类文化科学宏观的研究方向，也只能是这两种。

4. 两类带头学科

研究天造之物或者事物原形的学科为一类；研究人造之器或者原质的学科为另一类。进一步从研究方法上区分，研究天造之物或者事物原形的学科，着重以哲学与系统科学方法为主；研究人造之器或者原质的学科，着重以物理学、化学为代表的还原性方法为主。

基于"两类研究对象"的公理性，研究对象代表了一个学科的本质属性与特点，不同学科的划分，基本上是以研究对象的不同为根据的。所以整个人类文化科学的全部，则应该划分为形而上与形而下两大类。自然，研究方法也相应地划分为两大类。

亚里士多德说："世界上有多少可定义的研究对象，就可能产生多少种科学"。[8]所谓可定义的，是以研究对象的本质属性与特点相互各异，并无重叠为其标准的。这一标准，适用于定义种种不同的原形，也适用于定义种种不同原质。用《周易》的说法，既适用于定义种种不同的形而上之物，也适用于定义种种不同的形而下之物。研究对象的相互各异而且并无重叠，是学科分类的主要依据。具体的学科之间的相互区分如此，对全部科学从整体上划分为两大类，也是如此。

5. 两类科学体系

一类是哲学与系统科学方法体系内的学科。社会科学与思维科学（包括逻辑学），以及自然科学领域里的信息论、控制论、系统论，物候学、气象学、生态学、生物进化论等，皆属之。

另一类是物理学、化学为代表的还原性方法体系内的学科。在自然科学里，凡研究原质的形态、结构、功能的学科，或者研究人造之器的学科，皆属之。

6. 形而上形而下二重性的人

用《周易》的话讲，人具有典型的形而上与形而下二重性。中医研究的，着重是形而上之人；西医研究的，着重是形而下之人。

《黄帝内经》里说，人是天地万物之灵。由于人太复杂，所以中国哲学历来把人与天、地并列，称之为"天、地、人三才"。我在《医理求真》里，把人的属性与特点概括为七个方面：其一，自然属性的人；其二，社会属性的人；其三，精神情志属性的人；其四，人的整体状态的特点；其五，人的组织器官层次的特点；其六，人的细胞层次的特点；其七，人的分子层次的特点。[9]从研究对象上看中医与西医的特点，对应上述七个方面来讲，中医主要包括了人在前四方面的属性与特点，西医主要包括了人在后三方面的特点。

7. 医学研究的两类方法

中医的研究，主要运用了以哲学（包括系统科学）为代表的方法；

西医的研究，主要运用了以物理学、化学为代表的方法。从逻辑学的角度上讲，中医研究主要运用了由综合到演绎的方法；西医研究主要运用了由分析到归纳的方法。

基于以上六项公理性，这里提出了医学研究的两类方法。医学实践中两类不同研究方法的选择，是由中西医各自不同的研究对象所决定的。这就像两类研究对象、两种研究方向、两类带头学科、两类科学体系、形而上形而下二重性的人那样，不能交换，也不可改变。自然，医学研究上两类研究方法的分类与应用，也同样具有公理性意义。

8. 两种医学的界定

中医学是以哲学与系统科学方法，研究人的整体层次上的机体反应状态，所形成的防病治病的科学体系。西医生物医学是以还原性科学方法，研究人的器官、组织、细胞、分子层次上的结构与功能，所形成的防病治病的科学体系[10]。

一个成熟的学科，应当具备 3 个基本条件。有可定义的研究对象，有成功地认识对象的研究方法，有以研究方法揭示研究对象特点而形成的一整套概念范畴体系。本节关于中西医两种医学的界定是以上述公理性原则为基础的。而且中西两种医学各自研究对象的本质属性和特点、两者研究方法上的区别，都已经交代清晰了。

9. 两种成熟的概念范畴体系

中医的概念范畴，是用类比概念来表述的，类比概念也称抽象概念、模拟概念；西医的概念范畴，是用具体概念来表述的，具体概念也称实体概念。

中医基础科学体系里的类比概念或者抽象概念，往往以"像什么"来表达概念的内涵。比如，"心者君主之官""肝者将军之官""三焦者决渎之官"等，都是借用人们已知的事物的属性与特点，以类比、抽象的形式来说明这一医学概念的内涵。类比概念与实体概念的所指不同，是看不见、摸不着的，只能在人的理性思维中来理解把握。西医基础科学体系里的具体概念或者实体概念，往往以"是什么"来表达概念的内涵。比如，这是心脏、骨盆、胸大肌、血液、体细胞、冠状病毒等，都是各具形态结构、质量、功能的实体或实物，是看得见、摸得着的。这是以形而上与形而下两大学科分类的特性决定的，而不是由人的主观意志为转移的。

中医基础科学体系里的概念，与哲学及哲学体系下的学科概念特性相同。比如，哲学里讲的矛盾、实践、辩证法、对立统一、质量互换、生产关系、上层建筑、平衡、阶级等，也都属于类比概念或者抽象概念。

西医基础科学体系里的概念，与物理学、化学体系下的学科概念特性相同。比如，物理学里的声、光、电、磁、热、力、电子、机械，化学里的氧、氢、碳、铁、钙、钾、合成、分解等，也都属于具体概念或者实体概念。

10. 两种医学的不可通约性

不同学科之间的研究对象是不可通约的；不同学科之间的研究方法是不可通约的；用不同的方法研究不同的对象，所形成的概念范畴体系必然是不可通约的。具备这三大要素的所有不同学科，相互之间都是不可通约的。

不可通约之说，出自美国科学哲学的研究学者托马斯·库恩的《科学革命的结构》[11]一书。不可通约，是针对不同范式学科之间的相互关系而言的。不同学科的范式上的差异，主要体现在研究对象、方法、概念范畴体系这些构成一个学科的基本要素上的不同。中西医两者的研究对象、方法、概念范畴体系各不相同，所以相互之间自然是不可通约的关系。这就像不能把物理学的概念搬到化学中来，也不能用化学的概念代替物理学的概念一样。

综合上述十项讨论，这里还可以将中西医分别概括为：中医是研究人的生命过程中表现在整体水平上的机体反应状态及其运动变化规律的医学；西医是研究人的整体水平以下的组成部分或零件的医学。鉴于哲学是研究原生态事物运动变化的方法学，故哲学也称之为生命哲学或者生命科学；物理学、化学是拆开原生态事物来研究其中某种现象或结构的方法学，它的巨大成功与贡献主要表现在非生命领域的人造之器。由此还可以说，中医是以生命哲学的观念与方法研究人的生命过程的医学；西医则是以非生命领域的观念与方法解释人的生命在非整体层次以下的结构与功能的医学。所以，中医的防病治病始终面对着生命过程中整体水平的人；西医的防病治病始终着眼于非生命、非整体的人在局部的结构与功能。这就进一步表明，中医与西医之间必然是不可通约性的关系；以西医的观念与方法对中医进行的解释与改造，是行不通的。

基于以上讨论，哲学公理表明，中医不能西化。尴尬的是，我们固执坚持了半个多世纪中医西化，却是不可能被西化的中医西化。至今不思悔改的中医西化，依然是对哲学公理性原则的无知与无视。在改革开放的年代里，在实现中华民族伟大复兴的今天，中国人无论如何不能再犯违背公理性的错误了。面对中医基础科学体系与中医临床技术体系的严重扭曲与解体，必须尽快拨乱反正，重铸中医之魂，才能赢得中国特色的医疗卫生事业的健康发展。

（三）十项公理性原则的普适性

本文揭示中西医关系的十项公理性原则，具有明显的普适性的意义。它是澄清中医西化这一文化冤假错案的理论基础，也是今后中医体制改革时系统化"顶层设计"的理论基础。这里仅围绕告别中医西化这一核心，从以下五方面加以说明。

第一，关于中西医关系的十项公理性原则，是实现中医复兴的方法论、认识论基础。中医学包含基础科学体系、临床技术体系和临床经验三个层次的知识内容。基础科学体系是其本，临床技术体系是其用，临床经验是尚未融入科学技术层次的医疗实践知识的聚集。复兴中医的核心，就是要复兴被扭曲与肢解的中医基础科学体系与临床技术体系。我们必须学好哲学，学好《黄帝内经》，只有站在中医基础科学体系的制高点上，才能成为一名合格的临床中医。我们只有立足于公理性原则，才能做到少走弯路，人类永远不可能在西医顶尖的基础理论上，找到中医发生的基因和发展的道路。

第二，《中华人民共和国宪法》（简称《宪法》）总则中"发展现代医药和我国传统医药"的被虚化，"中西医并重"的新时期卫生工作总方针被搁浅，这是对上述十项公理性原则的疏忽而造成的。这些公理性原则不仅有利于维护《宪法》的尊严，还有利于贯彻与落实新时期的卫生工作总方针，而且也是推动我国中医药事业系统内的医疗、教学、科研、管理等方面改革的科学理论根据。

第三，基于上述十项公理性原则，我国医疗卫生事业建设、发展的构想应当是：在中西医基础科学层面坚持并存并重、共同繁荣；在中西医临床技术层面实现中西医配合，优势互补；在中西医临床经验层面做到相互理解、合理借鉴。我国医疗卫生事业建设、发展面临的任务应当是：在《宪法》与全国卫生工作方针的范围内，逐步努力构建起中西两种医学共同繁荣、优势互补、特色独具的中国医疗卫生事业的新体制、新格局。

第四，随着经验的不断积累，独具中国特色的医疗卫生新体制、新格局才能堂堂正正地走向世界。当中国医疗卫生的新体制、新格局走向世界的时候，就是人类医学革命真正到来的时候。向世界传播中国医疗卫生的新体制、新格局，上述十项公理性原则，无疑是铺轨、开路的理论依据，是通向全球的道路、桥梁。

第五，当代世界上，人们对文化、科学、哲学等一些基本概念的理解，人云亦云，真伪混淆，定位不准，异见纷呈的现象十分突出，严重影响了不同区域与不同群族之间的学术交流与相互合作。因此在正确认识哲学与科学的关系时，在面对庞杂的科学体系进行分类研究时，上述前五项公理性原则，同样具有重要的理论与现实意义。

（四）总结

众所周知，社会的落后与进步，积弱与富强，文化是基础的基础，前提的前提。辛亥革命后百年以来摆在中国人面前的，关于东西方文化科学的整合与重构这一大课题，我们至今尚未完成。实现中华民族的伟大复兴，又一次向我们提出了研究这一大课题的必要性和紧迫性。本文在医学领域里讨论的实现中医的复兴梦，是整合与重构东西方文化科学的一个侧面，也是当代中国梦的重要组成部分。

习近平主席在澳大利亚皇家墨尔本理工大学中医孔子学院授牌仪式上曾经说过："中医药学凝聚着深邃的哲学智慧和中华民族几千年的健康养生理念及其实践经验，是中国古代科学的瑰宝，也是打开中华文明宝库的钥匙。"本文讨论的十项公理性原则，是实现中医复兴梦的理论基础，相信也是习近平主席所期盼的那一把钥匙。

参考文献

［1］罗光，李震．哲学大辞书［M］．台北：辅仁大学出版社，1993：1—276.

［2］周振甫．周易译注［M］．香港：中华书局有限公司，2002：2—315.

［3］丁福宁．多玛斯形上学［M］．台北：商务印书馆股份有限公司，2007.

［4］李致重．医医［M］．太原：山西科学技术出版社，2012：4—68.

［5］曾仰如．形上学［M］．台北：商务印书馆股份有限公司，1985.

［6］李震．中外形上学比较研究［M］．台北：中央文物供应社，1982.

［7］邬昆如．哲学入门［M］．台北：五南图书出版社股份有限公司，2003.

［8］斯通普夫，菲泽，西方哲学史［M］．丁三东，等译．北京：中华

书局，2006：8—69.

[9] 李致重. 医理求真［M］. 太原：山西科学技术出版社，2012：9—120.

[10] 李致重. 中医复兴论（增订版）［M］. 香港：奔马出版社，2005：10—98.

[11] 库恩. 科学革命的结构［M］. 王道还，译. 台北：允晨文化实业股份有限公司，1985.

（该文原载于《中华中医药杂志》2014 年第 29 卷第 2 期。这里的许多提法是在东西方文化、哲学、科学、医学上当代文化科学领域未曾提到过的。因此有必要进行一些说明与讨论。故以下讨论与答疑，即是围绕该文在师生之间展开的。）

二、专题讨论答疑九则

《中医西化违背哲学公理》在《中华中医药杂志》发表之后，引起了不少人的关注。当时香港及境外多位学生在北京攻读中医硕士、博士学位，多数是我在香港执教中医时的学生。他们在我出门诊时，如期来诊室抄方学习，讨论交流。我每次到香港，也常常有不少学生聚集过来讨论交流。围绕这一专题参与讨论交流的有：李凯平、李宇铭、房伟略、吴梓新、陈海勇、郑浩迪、林振邦、辜炳锐、陈楚为、肖子健、潘云、王慧娟、严依利、蔡鸿泰、林展弘等。专题讨论答疑九则即是在讨论与提问、思考与答疑的基础上，汇集整理而成的。李凯平、辜炳锐对讨论与答疑的文字汇集稿集中进行了整理。

（一）关于中医科学学、软科学

【讨论与提问】

我们知道，您是国内知名的中医科学学、软科学研究者，也有人说您是抵制中医西化的斗士。我们想知道什么叫科学学、软科学？您能谈一谈您在三十多年中医科学学、软科学研究中的经历与感受吗？

【思考与答疑】

回答中医科学学、软科学的研究之前，我想先谈一谈我对科学学与软科学的含义的理解。

科学学与软科学是 20 世纪 80 年代初从国外引入的概念。我国著名科学家、科学学的积极倡导者钱学森认为："科学学是把科学技术的研究作为人类社会学来研究的。研究科学技术的活动规律，以及与整个社会发展的关系。"美国学者普赖斯总结了科学、技术、医学的发展，以及其与历史、哲学、社会学、心理学、经济学、政治学、方法论等方面的关系之后，他对科学学有一个简要的解释："我们认为称之为科学的科学更好。"这句话里的第一个科学，指的是某一门具体学科的科学原理、特点等；第二个科学，指的是将这一学科与整个社会、历史的文化背景联系起来，对其自身发展道路与方法所做的最佳选择。所以用我的理解来讲：科学学是科学发展的基础，即关于科学发展的科学。后来有人问到什么是中医科学学时，我也借普赖斯的解释说：中医科学学就是关于中医学未来发展的科学。

软科学的"软"，对应的是"硬"，是借用计算机技术中"硬件""软件"的称谓而来的。人们把分门别类地科学知识视之为硬科学，把研究各类科学事业发展与管理的科学，称之为软科学了。所以用我理解的话来讲：软科学是管理科学的科学。也就是说，相对于各门科学来说，管理科学是软科学。可见，科学学与软科学的含义相近。只是人们在谈科学发展时，习惯用科学学；在谈管理科学时，习惯用软科学。

20 世纪 80 年代我国改革开放以来，管理科学受到了空前的重视，于是软科学研究应运而生。在后来的实践中，有人将软科学称之为"关于科学管理的科学"，有人则直接把软科学称之为"管理科学"，也有人觉得科学学、软科学之间没有什么太大的区别，往往时而称科学学，时而称软科学。而在中医界，多数人把中医科学学视之为中医软科学或者中医管理科学。

我是中医教育史上的首届硕士研究生，1980 年毕业后被分配到成立不久的中华全国中医学会工作。1979 年组建的中华全国中医学会理事会，凝聚了一大批当代中医精英。他们汇成了"振兴中医""保持发扬中医特色"的强大激流。在与他们朝夕相处的工作中使我深深地感到，如何把振兴中医的热情与实事求是的态度结合起来，如何按照中医自身内在的科学规律与特色确保中医健康、有序地发展，需要倡导中医软科学研究，从软科学研究中获得振兴中医的思想、智慧与方法。

钱学森是我国著名的系统科学理论的奠基者与实践家，也是软科学研究的积极倡导者。20世纪80年代初他多次指出："中医理论包含了许多系统论思想""人体是一个开放复杂的巨系统""人体科学一定要有系统观"。他也很关心中医的未来发展，关心中医软科学研究。

当时卫生部部长崔月犁是国内公认的振兴中医的旗手，在他担任中华全国中医学会会长期间，十分关心中医学术发展，重视中医科学学、软科学研究。经他提议，中华全国中医学会设立中医软科学研究学组，并由我担任该学组的负责人。中华全国中医学会是中国科学技术协会的组成部分，学术上由中国科学技术协会直接管理。20世纪80年代，中国科学技术协会内有一个直属的学术团体，叫中国科学技术讲学团。该讲学团吸纳了国内软科学、管理科学研究方面的学者，以巡回讲学、学术研讨等形式，在各地推进与普及管理科学与软科学研究的思路、方法与成果。经崔月犁会长推荐，我有幸成为该讲学团中医方面唯一的成员。那一阶段，中国科学技术讲学团的工作十分活跃，使我在其中开阔了视野，增进了知识，积累了经验，为以后的中医科学学、软科学研究打下了基础。

我一直认为，中医科学学研究是以中医学理论为基础的，是中医学自身发展所必需的纯学术研究，也是中医软科学、管理科学研究的前提与根据。就中医科学学研究的目标与任务而言，一方面要准确揭示中医学自身内在的科学规律；一方面要按照中医学自身的科学规律，进一步研究学术管理、事业发展的战略问题。在这两者之中，中医学自身内在的科学规律既是中医科学学研究的基础，也是中医软科学研究的基础。三十多年来我所研究的课题，主要集中在中医自身科学规律的探索上。至于学术管理、事业发展的战略课题，只不过是一些断断续续的个别涉猎，尚缺乏系统研究。

中医自身科学规律的探索，其实就是中医学科学定位的研究。1985年在与友人匡萃璋教授讨论这一问题时，他说：研究中医学的科学定位，就是要回答"中医我是谁""我是怎么来的"的问题。所以三十多年来我在中医科学学研究中，常常喜欢用"中医我是谁""我是怎么来的"这两个说法。它既是一种直接的自我反问，也是对同行们一种警示性的发问。"中医我是谁"是关于中医科学原理、特色的问题，也可以说是关于中医学的研究对象、研究方法是什么，中医学的概念范畴体系的本质属性、特点是什么的问题。这就是中医学的科学定位。"我是怎么来的"是关于中医学形成与发展的文化渊源、核心基因问题，或者说是关于产生、形成的方法论、认识论问题。三十多年来我在"中医我是谁""我是怎么来的"这两个问题上，花费的时间与心血最多。

从 20 世纪 80 年代初，为了寻求"中医我是谁""我是怎么来的"的答案，我先后经历了两次聚焦。这里为什么要用聚焦二字呢？我给予它的具体含义是：坚守既定的方向（以中医软科学研究为定向），锁紧研究的目标（以中医学科学定位为目标），拓宽比较的视角（放眼东西方文化、哲学、科学），咬定比较的核心（比较中西医的研究对象、方法与知识体系的特点），一边读书，一边思考，层层深入，反复论证的方向、目标与毅力。

第一次聚焦以中西医基础理论的比较研究为重心，即 1982 年到 1996 年那一阶段。1995 年《中国医药学报》发表的《中西医结合定义的研究》，1995 年《医学与哲学》发表的《论中医学的定义》，1996 年《中国医药学报》发表的《證、证、症、候的沿革和证候定义的研究》等，当属第一次聚焦研究的系统小结。那时候，对于中医学、西医生物医学各自的科学原理与特色，已经比较明确了；对中西医结合产生的原因，对中医学术发展造成的危害，以及由此造成的长期、复杂的思想混乱，也比较清楚了。

第二次聚焦研究大体是从 1996 年开始的。这一次研究着重把中西医两种医学体系，放在东西方科学史和哲学史的视野里，从流溯源地进行广角度、多层次的比较研究。从 2001 年起，我在香港浸会大学开设并主讲《中西医比较》一课的六年里，应该是第二次聚焦研究的集中与突破阶段。当研究上溯到东西方哲学源头的时候，令人格外兴奋而又异常惶恐地发现，长期困扰我们的中西医相互关系的难题，原来是科学和哲学源头上的公理性、常识性的问题。而持续半个多世纪的"中医西化"这一文化现象，竟然是一百年来人们对哲学源头上的一些公理性原则的茫然与无知。

2006 年香港《明报》发表的《中西医之间的公理化原则》，2006 年《浙江中医药大学学报》发表的《中西医之间的公理化原则和人类医学革命》，2009 年《中国中医临床杂志》发表的《中医学的科学定位》，2012 年的《医医》一书，应该是我关于"中医我是谁""我是怎么来的"结题报告或者系统总结，而《实现中医复兴梦的哲学公理》，则是在系统总结基础上提炼的结晶。在《实现中医复兴梦的哲学公理》面前，半个世纪以来形形色色的"西化中医"做法，将无地自容；在中医科学原理、特色为基础的中医理论与临床全面复兴，将指日可待。

你们在前面问到我，在三十多年中医科学学、软科学研究中有什么感受。其实这个话题，我的夫人也不止一次地问到过。我的回答只有一句话：我为我的三十年交上了一份满意的答卷，如释重负，身心坦然。

在从事中医科学学、软科学研究的三十多年里，思考的孤独与艰辛，善意的劝告与埋怨，恶意的刁难与打击，经受得太多太多了。可以说是以哀兵之势、悲愤情怀，在夹缝中孤军奋战的三十多年，也可以说是生于忧患，接受嘱托，背负使命的三十多年。以哲学公理为根基的中医学科学定位这一张答卷，或许还有不少不足之处，但肯定不会有原则性的缺失。所以我说的如释重负，只不过是今后所要做的，不会像以前那样艰苦卓绝而已。也许今后还需要对这一答卷做方方面面的补充与说明，相信已是轻车熟路，做起来就一定会轻松得多。亲人们一再劝我彻底放下，好好休息，我诚心诚意地感谢他们的关心和爱护！

正医

正本清源　复兴中医

（二）中医西化独大与原创中医边缘化

【讨论与提问】

中国是中医的故乡，中医兴衰存废的责任全在中国人身上。记得您在 2002 年给我们讲中西医比较的课程时，就曾经提到"中医西化独大与原创中医边缘化"的问题。为什么在中医的故乡会出现这种尴尬的局面呢？从中医软科学、科学学研究来看，改变这种局面的方法与途径在哪里？

【思考与答疑】

前面讲到："科学学是科学发展的基础""软科学是科学管理的根据"。六十多年来，尽管我们天天在讲提高和发展中医，但是我们却忘记了中医科学学和中医软科学研究才是推进中医发展的理论基础与科学依据。实践表明，不论讲学术的发展，还是讲事业的进步，不以中医科学学与软科学研究为支撑，则很难避免中医偏离正确方向与道路的尴尬局面。而要想改变中医西化独大与原创中医边缘化的尴尬局面，就必须认真展开并大力加强中医科学学与中医软科学研究，以利于从中找到告别中医西化独大与原创中医边缘化的正确途径与有效方法。在高扬科学发展观的当代，只有首先重视和加强中医科学学与中医软科学研究，才能逐步确立起正确的中医科学发展观。我们在此特别提出这一先后因果关系，相信是完全必要的，也是非常及时的。

其实中医西化独大与传统中医边缘化的问题，早就是几代老中医专家长期呼号的，制约我国中医健康发展的老问题。而在我国造成中医西化独大与原创中医边缘化的原因，除了缺乏中医科学学与中医软科学的支撑之外，还有两个不可忽视的突出情况。一是计划经济时期学术行政化的管理模式，二是中医学科定位的严重滞后。这是改革开放初期许多人已经意识到的老问题，也是中医科学学与中医软科学研究必须面对的前提性课题。在这两个前提性课题里，中医学科定位的研究不仅是揭开中医西化独大与原创中医边缘的立足点，而且是实现中医复兴的出发点，同时也是推进现行的中医行政化管理模式转变的科学依据。为此，这里从中医软科学、科学学研究的角度，就以下三个方面做进一步的说明。

第一，关于我国造成中医西化独大与原创中医边缘的时代原因。

这里围绕学术问题行政化的管理模式和中医学科定位的严重滞后，讲一些情况。

1978 年，中国最高领导层为解决中医后继乏人的问题，专发了《中共中央中发〔1978〕56 号文件》。我是这一年成为中医教育史上第一届研究生的幸运者，对此感触尤深。当时在传达学习该文件时，"后继乏人"这四个字在我们的头脑里引发了极其强烈的激荡。当一种文化没有人能继承的时候，就是该行将灭亡的预兆。所以中医后继乏人的问题，是关系到中医兴衰存亡的最大危机。为什么在我们这一时代使中医在自己的故乡遇到如此严重的危机呢？当时的想法主要有两方面。从宏观方面讲，这与一百多年来民族文化自信受到空前的挫伤有关。从六十多年来中医行业的自身讲，则与学术问题行政化、政治化管理体制下，重视行政号召而忽视中医自身科学规律，有直接的关系。这里的科学规律，其实就是我近年来常说的中医学的科学定位问题。

中医学术发展上行政化、政治化的问题，与计划经济时期的管理模式及其习惯影响直接相关。按照计划经济时期的管理模式与习惯，各行各业的人们总是习惯于向上看，看领导。然而在香港则不同，比如，在大学里，它靠的是学术自由、学术民主、教授治校，而校长的责任不是领导，是服务，是为学术需要所做的服务性管理。在国内，中医学术这种专业人员的分内之事，总是以推进中医事业方式，由行政部门来领导、号召、规划、管理。在这种计划经济式的管理之下，专家的特长与责任被淡化了，中医自身的学术特色与科学原理被忽视了，长官意志代替学术规律的现象则习以为常。轰轰烈烈创造"新医学、新药学"的努力进行了半个世纪了，学术界至今对中医的科学定位尚没有搞清楚，有的人声称中西结合医学"已经形成了"，有的人对中医后继乏人的问题忧心忡忡。这种离奇的现象，正是"口号代替了科学，科学变成了口号"的真实写照。这方面的情况与分析，我在《中医复兴论》与《医医》中都已经进行了比较详细的讨论，希望大家对照参考。

从中医的科学学、软科学研究角度看，中国是中医的故乡，在中国绝对不应当出现中医学术上后继乏人这种状况。中医科学学、软科学研究的前提是以中医自身的科学原理为依据的研究，所以从事中医科学学、软科学研究时首先要准确把握中医学的科学定位。否则，中医科学学、软科学研究将无法进行。同理，不论规划中医学术发展，还是研究中医事业管理，也要始终不渝地将中医的原理与特色作为不可动摇的出发点和立足点。

按照科学学、软科学的研究视野和思维方式，我在《中医复兴论》中提到一种"三三式"的思路：在研究讨论问题或困难时，要问题、原因、出路三方面综合考虑，以原因分析为重心；在研究讨论未来发展时，要历史、现状、目标三方面综合考虑，以历史研究为重心；在研究讨论发展战略时，要上策、中策、下策三方面综合考虑，以上策为激励，以下策为警示，法取乎中、进退有余。

从中医事业的角度看，这一事业不同于旅游、餐饮、房地产，也不同于农业、工业、商业、近代科技。一方面，中医事业必须依据中医学的科学定位，遵循中医学的原理与特色。另一方面，中医事业必须紧紧依靠专业学术精湛、医德高尚的专家群体。这两个方面，缺一不可，否则中医事业便失去了存在的基石。因此，推进中医学术进步，驱动中医事业发展，避免后继乏人悲剧的重演，保证行政决策与管理的科学性、可行性，就必须高度重视中医科学学、软科学研究。

面对中医在中国出现后继乏人的当代，尤其要重视中医科学学、软科学研究，方能对得起全中国人民大众防病治病的需要，方能对得起我们所在的这一时代。这方面，我在《中医复兴论》《医理求真》与《医医》中，也已经进行了比较详细的讨论，希望对照参考。

第二，中医西化独大与原创中医边缘化的举例与思考。

对你们提到的问题，下面围绕中医学术行政化、政治化和中医学科定位滞后这两个方面，讲一些 20 世纪 80 年代我亲身经历的一些事情，以便于大家对中医西化独大与原创中医边缘化的认识与理解，更希望唤起年轻人对中医前途的共同关注与思考。

20 世纪 80 年代我们感触最深的是，中医系统之内"坚持原创中医"与"坚持西化中医"两种倾向之间，存在着严重的对立情绪。

在这两者中，传统中医从一开始便处于被动的守势。好在那时我国尚有一批学术造诣深厚的名老中医为支撑，但是行外人往往不一定能体会到传统中医在中国的这种尴尬处境。与此相反，西化中医者从一开始即处于主动、上升的优势地位，尤其在科研上始终占有绝对的话语权和社会影响力。传统中医强调，中医与西医是两种不同的医学体系，应当相互尊重、团结。认为口头上声称的中西医结合，就是用西医实验研究的方法来研究、改造中医。表面上看是中医西医化，结果是中医理论体系与辨证论治的临床技术体系的彻底消亡。因此强烈主张应当按照中医基础理论与临床技术的规律与特点，发展我国固有的中医。而西化中医者强调：西医是建立在现代科学基础上的全世界公认的主流医学，认为中医与世界上其他国家、地区的传统医药一样，只不过是经验疗法或经验医学而已，不重视甚至不承认中医的基础理论与临床技术体系。因此与 20 世纪 50 年代初期卫生部有关领导人推行的"中医科学化"的立场、观点同出一辙，这就是坚持用现代科学的观念、理论、方法提高和改造中医，最终成为所谓中西医结合的一个新医学。

我在《医医》一书里明确提出，中医与西医各有其独特、完整的基础理论与临床技术体系，中医西化是违反科学常识的。同时还指出：中医与西医是两种不同的医学科学体系。《医医》出版之后，赞成的声音颇多，反对的声音鲜有。不论是无言以对，还是不屑一顾，在学术之是非上的如此冷漠，足以使人不寒而栗。

1979 年组建中华全国中医学会第一届理事会中，有三位资历深、行政级别颇高的副会长。一位是卫生部设立中医司以来的第一位司长吕炳奎先生。他早年献身革命，并从事中医临床工作，担任中医司司长前曾是江苏省卫生厅主管中医工作的厅长，在中医方面多有贡献。他曾提出"中医、西医、中西医结合三支力量长期并存，独立发展"的建议，希望为中医争取一个独立生存的空间，避免遭受中医西化的摧残。他是传统中医派的真正领军人，被人们尊称为"中医司令"。另一位是北京中医研究院（中国中医科学院前身）继任院长兼北京中医学院（北京中医药大学前身）院长，后来担任中国中西医结合研究会（后更名为中国中西医结合学会）会长的季钟甫生先。他早年对西医生理学研究有素，曾任卫生部管理西医科研教育工作的科教司司长。20 世纪 80 年代他主持北京中医研究院、中医学院两院的行政管理工作，成为中医西化方面的带头人。还有一位是中华医学会常务副会长鲁之俊生先。他早年先学西医，后学中医针灸，20 世纪 30 年代任延安和平医院院长，1956 年创建北京中医研究院（中国中医科学院前身）时为首任院长，1981 年担任中国针灸学会首任会长，1983 年担任总部设立在中国的世界针灸联合会首任会长。他认为中医与西医是两种不同的医学体系，中西医之间应当相互尊重、团结，中西医在临床上应当相互合作、配合，共同努力，提高疗效。

以上三位资深的长者既是权重一时的中医行政管理权威，又是观点各异的中医学术带头人。谈起发展中医的立场、态度及学术看法来，吕与季二位特别执着、强势，鲁则相对中和一些。有人把这三位资深长者称为中医界三大巨头，有人把他们称为中医行政与学术上的三驾马车。20 世纪 80 年代他们离开行政管理部门之后，一直以行政管理的特长和方式，在学术团体里坚守着各自的学术立场与阵地。

1981 年 11 月，曾担任北京中医研究院（中国中医科学院的前身）副院长，时任北京中医研究院广安门医院书记的余田民先生写了一篇文章，名为《引导中医按自身内在的科学规律向前发展》。他早年学过中医，接着以中医临床工作作为掩护参加地下革命工作。从研究院建院之初就是院党委办公室和院行政办公室的主任，对研究院情况了如指掌。1976年以后，新任的院长对西医的生物实验研究十分重视，在基础研究所的基础上搞起一个"动物实验研究中心"，以加强、拓宽西化中医的研究范围。这是关系到中医发展方向的一个大问题，因此引起了研究院内、院外传统中医，尤其是老一辈中医专家的普遍不满。在向上级反映而无效果的情况下，余田民先生在这一篇文章里写下了自己的意见与建议。他特地征求赵金铎教授的意见，并让焦玄和我协助他做一些文字加工。1981年岁末，他的故友，时任驻美国大使馆大使柴泽民先生正在北京。有一天老朋友约会，柴先生看到了他写的文章。柴先生十分激动地说："中国人要把眼光放长远一些，一定要把我们自己原汁原味的中医保护好，并且要发扬光大。"他随即将此文直接交给十分关心中医发展的国务院总理赵紫阳先生。后来总理批示卫生部：可在《健康报》发表，以展开讨论。于是1982年1月《健康报》全文发表了《引导中医按自身内在的科学规律向前发展》一文。

现在看来，为什么化学不存在东西方化学之争呢？原因很简单，化学的基础科学体系是东西方统一的，由其基础科学体系延伸而来的方方面面的应用化学技术，在东西方也是一致的。当化学由西方经过文字翻译传播到东方的中国以后，中国人不会对化学基础科学体系与应用化学技术加以改造，改造成中国的化学。数百年来，不论在中国还是全世界，历来不存在西方化学、东方化学之争，物理学也一样。近代物理学与古希腊时期亚里士多德的物理学，两者虽然名称相同，但是彼此的研究对象与方法各不相同。两者经过翻译传入中国之后，中国人并没有将近代物理学与古希腊物理学彼此混淆起来。更为直接的是，西医传入中国以后，中国人像对待化学、物理学一样，没有将西医改造为中国的西医。那么为什么人们至今仍固执地要将中国的中医，按照西医的观念与方法，加以改造呢？究其原因，仍然是学术问题行政化和中医学科定位不明确这两个问题。

1982 年 1 月余田民的署名文章在《健康报》发表之后，引起学术界的关注。1982 年 5 月，中国科学技术协会学会部部长谢东来先生看到我与焦玄在《健康报》上的争鸣文章，他打电话找我。他说，他们以往与老中医接触比较多，因为专业知识的原因，总觉得对中医的基本原理消化不透，把握不准。他要我找几位专业功底好一点的中年中医开一个小型的座谈会，以非专业者容易理解的表达方式，讲一讲中医的原理与问题。他还说，他会请国务院研究室的于若木主任来，希望大家放开讲。我和焦玄商量后，我们以系统科学与中医的关系为切入点，他着重从中医的历史、文化层面讲，我着重从中医的理论与临床层面讲。谢部长在会上听得很兴奋，他要求我们把中医当代的困惑与问题，作为今后一项课题来研究，他希望中医学会应当站在中医学术发展的战略高度，就各方面的认识、观点进行深入的研讨。老部长强调，在学术问题上要不唯上、不唯官，本于学术、唯真唯实，学术面前皆朋友，研讨会上无权威。他还强调，应当从源头上把中医的科学原理与特色彻底揭示出来，中医事业的发展、管理就有可靠的科学根据了。谢东来先生的话令我深受感动，从那时候起，我便不知不觉地投身于中医科学学、软科学研究，不求闻达，默默耕耘，至今三十余年。

待到《正医》出版时，我将以此书告慰谢东来先生的在天之灵：先生期盼的"应当从源头上把中医的科学原理与特色彻底揭示出来，中医事业的发展、管理就有可靠的科学根据了"，这一学术研究课题，我认真地做了，圆满地完成了。

1992 年 5 月，我与导师刘渡舟先生一起参加在杭州召开的一次学术会议。这是我研究生毕业以后，第一次与老人家朝夕不离的几天。他说我对全国的学术状况很清楚，他要我在学术研究上多努力；他特地要我多读《金刚经》，他说他给我的只是学术，而不是勇气和力量。三年之后 1995 年，我的专题论文《中西医结合定义的研究》和《论中医学的定义》分别在《中国医药学报》和《医学与哲学》上正式发表，并及时送给了他。前一篇是针对中医西化的理论研究，后一篇是关于中医科学定位的初步探讨。

这两篇论文发表后，中医界只有两个人来找我。一位是中医学会老会长崔月犁。他完全认同我对中西医结合问题的研究及基本观点，他以中华全国中医学会的名义将《中西医结合定义的研究》印发各省市中医学会，建议学术界展开讨论。另一位是时任中国中医科学院基础理论研究所所长的陆广莘教授。他认同我的两个定义，他强调首先从基础理论源头上分清中西医的差异，中医临床、教学、科研上的混乱就迎刃而解了。他谈到了他的"生生"之论，也谈到了他高调提出的要"中医研究"，不要"研究中医"的良苦用心。

这两篇论文发表后，中医界异乎寻常的平静，来自原创中医的赞同声音不多，而中医西化方面的批评声音也没有。我没有像导师刘渡舟老师谈到"中医的前景不看好"时，那样的伤感和痛心。因为我知道，平静与无声，是人们还没有意识到从源头上澄清中西医的本质差异，才是事关中医兴衰存废的首要学术问题。而平静与无声的背后，其实是一种呼唤，它呼唤我应当把中西医的本质差异，进一步讲得更透彻、更准确、更直白、更易懂一些。《专题讨论答疑九则》这一篇，其实是为"平静与无声"而设的。

今天看来，中西医本质差异这一首要的学术问题，是1956年创办中医科研机构与高等中医教育之时，就应当认真研究，彻底澄清的。不是人们把"求木之长者必固其根本，欲流之远者必浚其源泉"这句耳熟能详的话忘记了，而是人们对东西方文化交汇的大环境，以及由此而来的中医遇到西医后所产生的巨大冲击，缺乏心理、知识、经验上的准备。其一，多数传统中医，身在临床工作的人不一定精通中医基础理论，对中医临床与理论俱精通的人不一定洞悉中医与中国哲学、文化的血肉联系。其二，多数中医西化者，认为世界的主流医学是西医，医学的龙头老大是西医，不理解、不承认中医基础理论体系，更不知中医的科学源头在哲学，把中医视为经验疗法或者经验医学。其三，斯时斯世，学术界人心浮躁、学风颓废、束书不观、游谈无根、朝立一旨、暮即成宗，潜心治学者寡，随波逐流者众。其四，当今社会上有一种可怕的现象，或传统文化，或中医经典，凡是自己看不懂的，就称其为落后，侮其为糟粕，这几乎是不少人对待传统文化的态度。上述四种现象纵横交错，直把六十年前的问题像滚雪球一样，越滚越大，积压在了今天。

2013年9月，陆广莘老人临终前几天，他当着诸国本、李俊龙和我的面，几乎竭尽全力地高声重复着六个字："中医基础理论、中医基础理论、中医基础理论……"他所渴望的"中医研究"至今重视不够，他所反对的"研究中医"依旧大行其道。看着他临终前痛苦的表情，我的心为他在流血。他期盼的"首先从基础理论源头上分清中西医的差异"，最终成为他一生追求的未了之梦！

陆广莘老人终生未了之梦，正是今天的中医复兴之梦。我坚信，文化、科学内在的力量势不可挡。中医学眼前的这种状况，肯定是暂时性的，无论眼前的困难有多大，中医西化的盲动行为早晚要彻底改变。《医医》之后，接着还有《正医》。这应是为中医科学定位交上的又一份新答卷。随着《正医》的问世，我期盼展开一场讨论。期盼就"中医我是谁、西医它是谁，中医我是怎么来的、西医它是怎么来的"展开一场讨论。可以断定，只要把这四个问题分辨清楚了，"中西医结合""中西医结合学"这两个提法就会无缘面世，更遑论把中医西化美化为中医现代化、创新、发展。因为中医与西医是两种不可通约性的医学科学体系。两者不可能用相加的方式捏合为一种医学科学体系，也不能用中医同化掉西医，或者用西医同化掉中医。就像人们不能用哲学去同化化学，或者用化学去同化哲学一样。

第三，突破中医西化独大与原创中医边缘化的关键。

关于大家提出的为什么"中医软科学、科学学研究是解决这些问题的基本方法和主要途径"，我的体会是：中医软科学、科学学研究是突破中医西化独大与原创中医边缘化的基本方法和主要途径。不过，我想把这一问题的解决，留给你们来思考。相信你们随着我以下三个方面的安排，一步一步进行深入思考，你们所提出的问题就会得到答案的。

为了便于切入问题，我这里将人们普遍熟知的 10 个学科的定义，以及半个多世纪以来学术界流行的关于中医与中西医结合的提法与解释，一并抄录于后。相信你们对照以下材料认真思考之后，一定会理解长期制约中医学复兴的瓶颈，同时也一定会走进中医学复兴的门槛。如若不信，你们先仔细读完以下材料，再仔细想一想。

首先是人们普遍熟知的十门基础学科的定义：①数学是研究现实世界中事物的空间形式和数量关系的科学。②化学是在分子、原子或离子等层次上研究物质的组成、结构、性质、变化及变化过程中的能量关系的科学。③自然地理是研究地球表面环境特征、分布情况及其发展变化规律的科学。④历史学是研究和阐述人类社会发展的具体过程及其规律的科学。⑤生物学是研究生物的结构、功能、发生和发展规律的科学。⑥人体解剖学是研究人体形态结构及其发生、发展规律的科学。⑦人体生理学是研究人体各种正常功能活动和变化规律的科学。⑧组织学（亦即显微解剖学），是运用显微镜和切片、染色技术，研究生物体各种器官和组织的细胞形态及其联系的科学。⑨分子生物学是在分子水平上研究生物大分子（蛋白和核酸）的结构和功能，从而揭示生命现象规律的科学。⑩生物化学是研究细胞和有机体中存在的各种各样化学分子及它们所参与的化学反应的一门科学。

以上十个学科的定义，多数是根据该学科研究对象而确立的，一部分是根据该学科研究对象与研究方法而确立的。而我们中医呢？

其次是半个多世纪以来学术界流行的关于什么是中医的四种提法或解释：①中医药学是我国劳动人民与疾病做斗争的经验结晶。②中国医药学是一个伟大的宝库。③中医学是我国优秀传统文化中的瑰宝。④中医与西医是完全不同的两种医学科学体系。

这些提法，其实都是用华丽的语词包装起来的学术性"口号"。这种情况在当代自然科学、社会科学的专门学科领域，几乎找不到第二例。什么叫中西医结合呢？

再次是半个多世纪以来学术界流行的关于什么是中西医结合的十种提法或解释：①把创造新医学、新药学称之为中西医结合。②把临床上的中药和西药并用，或者中药和西药的杂投，称之为中西医结合。③把运用西医还原性研究方法，对中医进行验证、解释、改造的科研，称之为中西医结合。④把运用西药的理论与方法对中药进行西药化的研究，称之为中西医结合。⑤把教育上中医课程和西医课程双管齐下，混合安排的做法，称之为中西医结合。⑥把管理西医的思路和方法，用来管理中医的做法，称之为中西医结合。⑦把懂得西医，又懂得中医的医药工作者，称之为中西医结合人员。⑧把先学西医，再学中医的"西学中"工作者，称之为中西医结合的力量。⑨把中西医结合，称之为发展中医的重要途径。⑩把运用还原性研究方法经过西化的"中医"，称之为"中西结合医学"。

以上这十种提法，都是由中西医结合这一提法包装而来的学术性"口号"。在缺乏中医与西医科学定位的前提下，任何一条学术口号都是没有理论依据和实践根据的，因而也就没有任何科学的价值或意义了。你们想一想，我这样讲过分了吗？

我们国家为了发展中医事业而创办中医科研与高等中医教育机构将近六十年了，中医系统内传统中医与西化中医的争论将近六十年了，学术管理行政化与中医科学定位滞后的问题也将近六十年了。六十年我们留给历史的是，西化中医独大，原创中医边缘化。邓铁涛老先生二十年前关于"中医自我从属西医"的警示，而今已成事实。在这六十年的背后，尽管有中国人身患民族文化自卑症的百年沉疴，然而在不绝于耳的"中医现代化"口号声中的我们，总不能终日沉迷于"暖风熏得游人醉，错把杭州作汴州"之中，昏昏然不知自省。

由民族文化自卑症而衍生的传统哲学贫困与近代科学主义，不同程度地侵袭了当代一些中医人员。传统哲学贫困使中医丢掉了理论的源泉，倒退到经验疗法的窠臼；近代科学主义使中医失去了复兴的机遇，身陷于西化中医的迷途。因此欲复兴中医，需要从中国传统文化的自觉或启蒙开始，需要首先明确中医学的科学定位。无论我们曾经在迷途中彷徨了多久，要想回头，现实留给我们的只有这一条路。

（三）关于哲学的公理性问题

【讨论与提问】

您在正文标题里关于哲学公理的提法，在其他相关论文中也有提到。您对哲学公理是如何理解的呢？

【思考与答疑】

所谓"公理"，指的是一种众所公认的判断。既是众所公认的判断，所以公理通常解释为不需要证明的道理或者真理。我在讲《中医哲学导论》时，用三点来概括公理的特点，即"众所公认、一讲便懂、无须证明"的道理或真理。

第一次接触公理这个词，记得是在初中学几何的时候。老师讲的第一条数学公理是，两点之间可以引一条直线，而且只能引一条直线。老师在课堂上讲：公理是不需要证明的道理，这种道理就是真理。既然公理是不需要证明的，所以对"两点之间可以引一条直线，而且只能引一条直线"这一公理，你们应当牢记，用不着我再讲解和证明了。假如有人不理解这一条公理，请你们在一张白纸上随意确定出两个点，然后用你们手上的直尺画画看，谁能够在两点之间画出两条或更多条直线来，请举起手来。

数学中有公理，哲学上当然也有公理。哲学是以天下万事万物运动变化的现象为研究对象，而总结概括的智慧体系。因此就万事万物与某一具体事物而言，关乎万事万物的智慧，必然是某一具体事物的公理。因为某一具体事物所体现的道理，必然包罗于万事万物的公理之内。或者可以说，万事万物所遵循的共有之理，其实就是公理。因此从这种意义上讲，哲学研究追求的终极目标，就是认识和发现公理；哲学就是关于认识和发现公理的学问。

当哲学研究达到认识和发现公理的境界时，对于像老子、孔子、柏拉图、亚里士多德这样的大哲学家来说，公理便是自明的原理。所以在西方的纯粹哲学中，公理也称之为自明性原理。正因为哲学所揭示的是自明的、公认的判断，所以哲学公理也是无须证明的。台北著名的哲学家罗光先生说："公理应该具有普遍和永久的真实性，因为出自人性和自然界的自然律""公理的成立或存在，不是由人的推理证明，而是由于学术思想的先天程序，必然而有的。"

其实哲学公理，与中国人习惯上所讲的常理、伦理，基本是一回事。常理，也称常道。老子里讲的道，是关于万事万物的总原理、总规律、总法则。这总原理、总规律、总法则，就是常理，也就是公理。伦理的伦，在中文里即常的意思，因此伦理也就是常理或者公理。

在谈到哲学的体系结构时，台北有哲学家认为，哲学体系主要由四个方面构成：哲学史是哲学的入门，伦理学是哲学的用，知识论是哲学的体，形上学是哲学之母（也称哲学的哲学、哲学的皇冠）。在用、体和哲学之母三者中，伦理学中包括社会伦理、自然伦理等；知识论是关于获取哲学知识方式与方法的学问，主要包括认识的逻辑与方法等；形上学亦即亚里士多德所讲的形而上学，是关于哲学研究最基本的逻辑原理的概括。因此在伦理学、知识论和形上学三者中，公理性命题无所不在。比如，社会伦理学中，人具有守道、行善、避恶的天性，人人享有生而平等的天赋人权等；逻辑学中，三段论由大前提、小前提、介词三部分构成，整体大于部分之和等；形上学中的万有（或万事万物），真、善、美，第一原理，现实与潜能、原形与原质、存在与本质，因果律等，这一切，都属于公理。

罗光先生从逻辑学的角度强调说：公理"是一项成文的判断，不须证明，却用为一种学说或学术的基本"。可见公理不仅常常是一种学说、学科的既定准则，而且随着年代的久远，它几乎成为尽人皆知，用不着争辩的普遍常识。台北著名哲学家曾仰如在其《形上学》一书的导论中指出："形上学是一切学问的基础，学问之巩固、普遍有效性、合理性及确实性全基于形上学。是以形上学一被忽略、藐视，学术的进步及真理的揭发就于无形中大受阻碍，人类的推理能力也普遍地趋于薄弱，知识界也将变得混乱不堪，各学科所研究的对象、范围也认不清，因而在学术界里常有越俎代庖之事发生。"可见形上学所研究的关于万有（或万事万物），真、善、美，第一原理，现实与潜能、原形与原质、存在与本质，因果律等这些常理，尤其不可忽略，不容藐视。

大家知道，儒家学说在整个哲学体系里，讨论的主要是社会伦理学方向的内容。我们这里将《论语·学而篇第一》的十六条，不加选择地按顺序全文抄录于下。请大家仔细地读一遍，也请大家从社会伦理学的角度想一想，看一看哪一条讲的不属于我们今天依然需要遵循的公理。

子曰：学而时习之，不亦悦乎？有朋自远方来，不亦乐乎？人不知而不愠，不亦君子乎？（孔子说：学过了，再定时复习它，不也高兴吗？有学生从远方来求教，不也快乐吗？别人不了解，我却没有嗔怪，不也是君子吗？）

有子曰：其为人也孝弟，而好犯上者，鲜矣；不好犯上，而好作乱者，未之有也。君子务本，本立而道生。孝弟也者，其为仁之本与！（有子说：他的为人呀，既孝敬父母，又尊敬兄弟，却喜欢冒犯上级，这种人很少；不喜欢冒犯上级，却喜欢搞动乱，这种人是从来没有的。君子以事物内在的本质为其追求的目标，随着认识的不断深入，支配事物发生、发展、变化的法则、原理、规律就自然而然地显现出来了。所以孝敬父母、尊敬兄弟这些做人的基本原则，应当是一个人成长为仁人君子的重要基础吧！）

子曰：巧言令色，鲜仁矣。（孔子说：满口的巧言花语，满脸的讨好笑容，这种人是没有什么仁德的。）

曾子曰：吾日三省吾身，为人谋而不忠乎？与朋友交而不信乎？传不习乎？（曾子说：我每天多次反省，为别人办事是不是尽心尽力了？与朋友相处是不是真心实意呢？老师传授的知识是不是认真复习子曰：道千乘之国，敬事而信，节用而爱人，使民以时。（孔子说：治理有千辆兵车的大国，就要认真、诚实地工作，节约费用，爱护同仁，烦劳老百姓做的事要尽量放在农闲之时。）

子曰：弟子，入则孝，出则悌，谨而信，泛爱众，而亲仁。行有余力，则以学文。（孔子说：人从幼年起，就要养成在家孝敬父母，出门尊敬兄长，言谈诚实可信，待人和蔼宽仁的习惯。与此同时把精力和时间，都用在努力学习文化知识上。）

子夏曰：贤贤易色；事父母，能竭其力；事君，能致其身；与朋友交，言而有信；虽曰未学，吾必谓之学矣。（子夏说：对妻子要重品德不重姿色；奉父母要做到尽心竭力；对待上司的工作要做到全身心投入；与朋友交往要做到诚恳可靠。这样的人虽说没有受过专门的教育，我一定说他是很有学识的人了。）

子曰：君子不重则不威；学则不固。主忠信。无友不如己者。过则勿惮改。（孔子说：一个人若不温厚庄重，他就没有威严；这样的人读书做学问，也不会有恒心和毅力。人的修身要以忠、信二德为主。人要善于结交那些比自己强的人为朋友。一个人若有过失，就不要害怕改正。）

曾子曰：慎终，追远，民德归厚矣。（曾子说：恭敬地对待父母的丧亡，深切地怀念祖辈的荫德，人们的道德就会不断地成长和厚重起来。）

子禽问于子贡曰：夫子至于是邦也，必闻其政，求之与，抑与之与？子贡曰：夫子温、良、恭、俭、让以得之。夫子之求之也，其诸异乎人之求之与？（子禽问子贡说：老师每到一个国家，一定要知道那个国家的政事，他是主动打听的呢？还是别人自动告诉的呢？子贡说：是靠老师温和、善良、恭敬、平易、谦虚的美德而知道的。这就是老师获得知识、信息时，与别人所不同的地方吧！）

子曰：父在，观其志；父没，观其行；三年无改于父之道，可谓孝矣。（孔子说：一个人在上辈主事时，要看他认真、进取的态度；在上辈退却时，要看他主事、担当的行动；不轻易改变上辈合理、成功的经验，这也叫孝了。）

有子曰：礼之用，和为贵。先王之道，斯为美；小大由之。有所不行，知和而和，不以礼节之，亦不可行也。（有子说：礼的价值，在于凡事做得恰到好处，方是可贵。过去的明君治理国家，可贵就在这里；所以不论小事大事，都很圆满、自然。倘若遇到困难，先要从良好的愿望出发，以求得恰到好处的结果，如果达不到愿望与结果的统一，困难就得不到圆满、自然的解决。）

有子曰：信近于义，言可复也。恭近于礼，远耻辱也。因不失其亲，亦可宗也。（有子说：信守诺言表明正义，所说的话就能成为现实。举止恭敬表明知礼，可以避免遭受耻辱。由于重视相互的感情，彼此之间都很可靠。）

子曰：君子食无求饱，居无求安，敏于事而慎于言，就有道而正焉，可谓好学也已。（孔子说：学者吃饭不计温饱，居住不计舒适，做事勤谨敏捷，说话温和谨慎，遵从社会伦理，不断匡正自己，这就可以说是一个好学的人了。）

子贡曰：贫而无谄，富而无骄，何如？子曰：可也；未若贫而乐，富而好礼也。子贡曰：《诗》云，如切如磋，如琢如磨，其斯之谓与？子曰：赐也，始可与言《诗》已矣，告诸往而知来者。（子贡说：贫穷而不阿谀奉承，富足而不骄傲自大，怎么样？孔子说：可以了；不过还不如贫穷而乐于追寻人间正道，富足而重视社会礼义呀！子贡说：《诗经》上说，就像加工骨、角、象牙、玉石一样，先切料，再做出模型，接着精雕细刻，最后磨光而告成。就是这样的意思吧？孔子说：子贡呀，现在可以和你说《诗经》了。告诉你一点你就能举一反三有所发挥了。）

子曰：不患人之不己知，患不知人也。（孔子说：不怕别人不了解自己，怕的是自己不了解别人。）

　　《论语》前后二十篇，记录了五百条孔子与学生的对话、交流。这里毫无选择地以《学而篇第一》的十六条为例，与大家共同对照思考。这十六条对话、交流的内容，有哪一条不是至理名言呢？有哪一条不是哲学伦理呢？两千多年过去了，这十六条在人们治学成长的道路上，有谁不在它的指导下而饱受教益呢！这些哲学伦理中蕴含的客观真理性，一旦经过认真仔细的研读，就会印在人们的脑子里，落实在人们的行动上，难道还需要人们对它再研究和证明一番吗？

　　我们这里毫无选择地以这十六条为例，其用意在于说明伦理的公理性。从文字学上看，伦理就是常理，习以为常的道理，当然就是"众所公认、一讲便懂、无须证明"的哲学公理。所以，只要人们头脑里不存在理解上的偏见，也没有文字上的曲解，《论语》所讲的社会伦理，都应当是"众所公认、一讲便懂、无须证明"的哲学公理。两千多年来，以《论语》所承载的哲学公理，事实上早已成为中国人公认的人生观、价值观，它守护着中国人的精神家园，支撑着中国社会的公正、文明，繁荣至今。

　　近年来，富强、民主、文明、和谐、自由、平等、公正、法治、爱国、敬业、诚信、友善这十二个方面，是我国奉行的社会主义核心价值观。这十二个方面，其实都属于包括社会伦理在内的哲学伦理的范畴。它源于中国传统哲学，又增添了一些新的内容，因此同样是公理，同样符合"众所公认、一讲便懂、无须证明"这三个特点。既是全社会须臾不可偏离的行为准则，也是用不着证明、解释的真理。

　　如前所说，哲学本身就是追求公理性的学问。这一点，不论东方哲学，还是西方哲学，其实概皆如此。老子的《道德经》与《论语》相比，重心是关于天地万物自然伦理的学问，其立足点高，包罗的内容广。近三千年来被人们奉为"群经之首"。《周易》，不仅涉及自然伦理、社会伦理、生命伦理的各个方面，而且涉及西方哲学中称之为知识论、形上学的思想。只要我们用哲学的眼光和思维仔细读过，就会体悟到其取用不尽的公理性原则，领略到其滋养心灵的价值观源泉。尽管我们在前面举到了一些数学公理的例子，其实在伦理学、知识论、形上学方面揭示的哲学公理，则更丰富，更普遍。只是在我们所在的这个时代，被人们在很大程度上疏忽了，淡忘了，甚至背离了而已。

这里对于哲学公理和公理性原则这两种提法，顺便进行补充说明。在《实现中医复兴的哲学公理》中，既提到哲学公理，也提到公理性原则。我们前面所讲的，基本上是对哲学公理的解释与说明。而公理性原则，是在"形而上者谓之道，形而下者谓之器"这一哲学公理基础上的引申。因为公理性原则源于哲学公理，所以同样具有"众所公认、一讲便懂、无须证明"的公理意义；又因为公理性原则是引申，所以特用了"原则"二字。这与哲学是科学之母，哲学是科学的科学，其精神是一致的。

以往人们讨论哲学问题时，常常有一种偏见。认为近代实证科学的真理性，可以通过"证伪"的方法加以证明，而哲学则是"不可证伪"的。因而将近代实证科学的观念搬到哲学领域里来，认为无法证明某些哲学命题为假，便无法证明该哲学命题为真，并以此为借口，对哲学的科学性与真理性妄加质疑。基于前面的解释与说明，我认为提出这一说法的原因可能有二。其一是用近代实证科学的话语权来对待和讨论哲学的是非——这是观念、方法、标准的错位。其二是哲学贫困对哲学造成的误解——这是我们所在的这一时代的一个大问题。所以要消除人们在中国传统哲学认识上的上述偏见，首先是传统哲学在中国复兴的问题。

过去的一百年里，在持续不断的"砸烂孔家店""全面反传统""横扫一切旧思想、旧文化、旧风俗、旧习惯"的运动中，中国的传统人文与哲学横遭践踏。传统哲学留在人们头脑里的，除了被篡改的中国哲学史之外，再剩下的就是脱离了哲学体系支撑的一些空洞的观念，一些停留在口头上的诸如天人相应、整体系统、博大精深、文化瑰宝之类的口号而已。我所知道的事实是，哲学主体中的伦理学、知识论、形上学，在当代中医界已经所知甚微。半个多世纪以来，为什么中医的医疗、教育、科研、管理在"西化"的歧途上越陷越深呢？如果要从中医自身来找原因，这一点是中医界无可辩驳的不足之处。

接着以上的思绪往下思考：对哲学伦理学、知识论、形上学所知甚微，必然导致中医界的哲学思维枯竭；中医界的哲学思维枯竭，必然导致人们对中医基础科学理论的食而不化；对中医基础科学理论的食而不化，必然导致临床专业人员辨证论治思维能力的丧失；辨证论治思维能力的丧失，必然导致中医临床水平经验化；中医临床水平经验化的最终结果，必然是中医基础科学体系与临床技术体系的全面消亡；而中医基础科学体系与临床技术体系的全面消亡，最终就是中医在中国的真正消亡。以上环环相扣的六个因果关系的思考或叩问，表面上看好像偏离了这里讨论的主题，其实正是紧扣主题，正是我们不厌其烦地说明哲学公理重要性的真正原因。因为一百年来我们在中医问题上的失误，归根到底是我们违背了数千年来中国人在哲学公理上的一种极其低级、愚昧的错误。

从根本上讲，哲学既是追求公理性的学问，公理便是无须证明的真理。相信随着人们对中国传统哲学认识、学习的不断深入，随着中外哲学在知识论、形上学方面相互交流的不断延续，对于哲学公理性认识上的质疑及错误，一定会逐步得到化解的。

（四）道与器的公理性含义、关系与意义

【讨论与提问】

前面您讲过，一百年来中国人在中医问题上的失误，归根到底是一个违背哲学公理的低级错误。在《实现中医复兴的哲学公理》全篇，您始终是围绕"形而上者谓之道，形而下者谓之器"这一公理而展开的。请您系统地谈一谈您对这一公理的含义、关系及意义的认识。

【思考与答疑】

的确，《重铸中医之魂的哲学公理》，始终是围绕《周易·系辞传上第十二》"形而上者谓之道，形而下者谓之器"这一公理而展开的。

我这里用现代语言，将这一公理的核心意思概括为一句话："知识分形上与形下两门，科学分形上与形下两类"。尽管"形而上者谓之道，形而下者谓之器"这一公理同样是"众所公认、一讲便懂、无须证明"的，但是在这里还是要说明的。

1. 科学知识分类的公理

回想年轻时，头脑里的形而上学，只不过是近代哲学里的一个名词而已。它指的是用孤立的、静止的、片面的、表面的立场、观点、态度，看待或认识客观事物的思维方式与方法。在马克思主义哲学看来，这是典型的唯心主义的立场、观点、态度，是违反辩证法的思维方式与方法。

"形而上者谓之道，形而下者谓之器"一说，讲的不是思维方式与方法，而是人类科学研究对象、方向和科学知识分类原则的问题。它与近代哲学里形而上学这一个词所讲的内容与含义，完全不是一回事。这一点是我们必须首先讲清楚，并严格加以区分的一个关键性的问题，不可彼此混淆，更不能以辞害意。

我对"形而上者谓之道，形而下者谓之器"的理解与思考，是20世纪90年代的事。1998年，读过友人刘铁林先生介绍的《托马斯思想简介》那一本书后，才开始对亚氏的"形而上学"有了新的理解。2000年在香港执教以来，通过台湾学者罗光、李震、邬昆如、曾仰如、柴熙、胡安德、方东美、唐君毅、韦政通、成中英、黎建球、丁福宁、刘仲容、傅佩荣、曾仕强和大陆学者苗力田、李真、吴寿彭、冯友兰等人关于形上学方面的著作（译著），这才在原有的基础上，进一步汇通了儒、释、道，进一步认识了柏拉图、亚里士多德、托马斯·阿奎那。从此开始懂得，形上学原来是世界上一切学问的基础；形上学与中国哲学及其中的阴阳五行学说，文字表述虽异，思想原理却相互呼应；学习和研究中医，形上学是不可或缺的思想源泉。正是因为形上之说出自《周易》的"形而上者谓之道，形而下者谓之器"，所以后来中国人在翻译亚里士多德的《第一哲学》一书时，遂取意于《周易》之说，将该书译为《形而上学》。这一翻译不只是对亚里士多德的《第一哲学》一书最准确的译名，重要的是这一翻译为人们接通了东西方哲学本质上的血肉联系——东西方哲学都是关于形上学万事万物共有特性的学问。

按照《周易》太极生两仪的思想，天地上有阴必有阳。所以依据"形而上者谓之道，形而下者谓之器"的论断，人类认识世界所获取的知识与科学，有形而上学，必然有形而下学。尽管作为"群经之首"的《周易》是代表着成熟的中国哲学的璀璨明珠，然而她也同时预示了未来"形而下者谓之器"的不断繁荣。这种以哲学的视野对人类知识与科学前景的论断，其实就是超智慧的公理。当今，形而下学造就的无器不有的现代文明，雄辩地表明三千年前这一"众所公认、一讲便懂、无须证明"公理的真理性。

为《重铸中医之魂的哲学公理》的需要，这里将"形而上者谓之道，形而下者谓之器"这一公理，再做一些文字上的解释与说明。

2. 关于形的含义

形字，东汉文字学家许慎在其《说文解字》中解释说："形者，象也。"在古代，象、像二字相通。比如，《周易·系辞》说："象也者，像此者也"；又说"象也者，像也"。可见，形与象，二字相通，含义相同。后来，人们将二字合起来，组成形象或象形，这样的词汇，就是其例证。时至清代，在《说文大字典》的"形"字条下，进一步将形字释为"体也、容也、象也、状也"。在这里的体、容、象、状，都是客观事物的形或象，在人们认知中的反映。

今天，人们的习惯理解是：形字是有形的客观存在，象字是客观存在是人们认识中的反映。可见，这一习惯认识，与春秋至秦汉时期的理解是有差别的。其差别就在于形、象二字的相通并用上。这其中反映了一个非常有意思的哲学问题。即《周易》那个时代，人们认识客观存在时，主、客观相统一的色彩特别突出。人们见到的形，也就是实际中的象；或者头脑中的象，就是客观的形。这与胡塞尔"现象学"里所说的"主体间性"，颇为近似。可见哲学面对的对象，是生命过程中的表现，也可以说是生命过程中的现象。而这些现象是研究哲学的人，通过眼、耳、鼻、舌、身、意（即"六根"）所摄取和思考的。因此可以说，人的摄取量有多大，所研究的客体便有多大。在这种情况下的思考或思辨，是在主体与客体相统一的前提下的思考或思辨。胡塞尔将其称为"主体间性"，这与哲学普遍的认识论原则，是一贯的、一致的。

从认识论来讲，反映在人的认知过程中的事物，即人们感官中的形或象；只有被人们感知的事物形或象，在人们的认知过程中才具有真实性、客观性。所以，《说文解字》是从认识论的角度上，将形和象两个字释为相同意思的。并由此组成了形体、形象、形容、形状这一类词汇。

另外，在《周易》那个年代，人们制造用器的能力，还处于很低的水平。因此，《周易》所讲的形或象，都属于自然存在的事物。对于那时候的中国人来讲，这些自然存在的，而非人所制造的事物，也就是自在之物或天造之物。

这里说的自然，并非现代人们所说的自然界，或者自然科学的自然。依照老子"道法自然"之说，自然的含义即自然而然的意思。自然而然存在的事物，便是自在之物或天造之物。

由此进一步来说，不论老子所称的万物，还是亚里士多德、托马斯·阿奎的学说中所称的万有，举凡一切由天地所生的，而非人工所造的，抑或不因人的意志而改变的自然而然存在的一切客观事物，都是这里所指的形。比如，天地间的高山、流水、白云、蓝天是形；自然界的花草树木、鸟兽鱼虫也是形。再比如，借用佛家的话来讲，在所有的生物界和非生物界里，举凡通过人的眼、耳、鼻、舌、身、意所感知的色、声、香、味、触、法，所有这一切，也都称之为形。尤其需要强调的是，五官所感知的"色、声、香、味、触"是形，意识里由思维而知的"法"也是形；事物一词里所包含的以时间运动变化为特点的"事"是形，事物一词里所包含的以空间形态结构为特点的"物"也是形。总而言之，世界上一切因时间、空间而存在的事事物物，都是形。

也就是说，《周易》所讲的形，与老子所讲的万物，与西方哲学中所讲的万有，与佛家学说里所讲的色、声、香、味、触、法，完全是同一个意思——都是客观实在的事事物物，都可以统统地称之为形。

假设我们可以回到《周易》那个年代，我们可以想到那时候人们出门入户、抬头低头的时间与空间，所接触的到底是什么样的世界呢？当然是以上所说的自然而然的，一切自在的事事物物的形的世界。在《周易》那个年代，人们处的那个形的世界里，看不到今天的飞机、火车、汽车、宇宙飞船，看不到今天的高楼大厦，道路桥梁，更看不到今天的电子计算器、机器人及网络世界……因为今天的世界是形下之器的世界，《周易》的那个世界是形上之道的世界。这就是我们反复讨论的形或象的真正用意。

3. 关于道与形上

在《说文解字》中，道字的原意为"所行道也"。即人所走的路。以后，道字逐渐被引申为合理、正当、道路、理想、方法、通达等多种含义。不过，道字成为传统哲学和形上学的重要概念，《周易》之外便是老子。理解《周易》和《道德经》，千万不能用人所走的路，来解释道的含义了。

从哲学本体论的角度讲，老子所说的道，是生成万物的总原理、总规律。《道德经》中，道字先后出现过 69 次，都是从"道生万物"的本体论而言的。从逻辑学的角度上讲，"所行道也"的道，是具体概念。具体概念，逻辑学里也称实体概念。而"道生万物"的道，是模拟概念。模拟概念，逻辑学里也称抽象概念。在台湾、香港的语境中，抽象概念也有被称为类比概念的。这一点我们有必要讲清楚，以免误解。

庄子在其《大宗师篇》里说："未有天地，自古以固存……生天生地。在太极之先而不为高，在六极之下而不为深，先天地生而不为久，长于上古而不为老。"

这段话的意思是说，道这个东西，在未有天地之前，在从古到今以来，就已经无可怀疑地存在着……天地间的万物，都是由道所生成的。假如说道在"太极"之前就存在，不能为之高；假如说道在六极之下即存在，不能为之深；假如说道生于天地之先，不能为之长久；假如说道生于上古之时，不能为之古老。

《管子·内业篇》里说："冥冥乎不见其形，淫淫乎与我俱生，不见其形，不闻其声，而序其成，谓之道。"

其意思是，在冥茫中看不到道的形，在繁杂中道与万物同在。虽然人们看不到它的形，听不到它的声，但从万事万物和谐与有序的生成变化中，人们却清楚地感受到道的真实存在。

《韩非子·解老篇》里说："道者，万物之所以然也，万理之所以稽也。"又在《主道篇》里说："道者，万物之始，是非之纪也。"

其意思是，这个道呀，天地万事万物因它而成，天下万般道理皆根于它。《主道篇》的意思是，这个道呀，是万事万物的起始，是评判天下是非曲直的纲纪。

王夫子在其《正蒙·太和篇》说："道者，天地人物之通理，即所谓太极也。"

其意思是，所谓道，它是天地间人事生成变化的常理，因此它居于太极的高度，是至高无上的大原理，是总规律。

《周易·系辞传》说："一阴一阳之谓道"。

其意思是，道是天地万物生存变化的大原理、总规律，道体现在阴阳盛衰、进退、虚实、消长的变化中。

上面所举各家的说法，都是从本体论而言的。

台北哲学家李震《中外形上学比较研究》一书中，在通俗地说明"道是生成万物的大原理"的同时，围绕道的本体论含义，反复揭示了道的六个方面特性。即根本性、先在性、普遍性、内在性、超越性、模拟性。李氏接着引申说：从这六个方面的特性已不难明白，对于事物的生成以及事物外在的形、象而言，"道必然是形而上的"。冯友兰的看法也相同，他在《中国哲学简史》里说："《老子》书中大部分论述的是试图显示宇宙万物变化的法则。在这些道家看来，事物虽然千变万化，但在各种变化的底层，事物演变的法则并不改变。"他还说："这些法则是关于宇宙论的，亦即本体论的，是'名可名，非常名'的。""凡'无以命名的'必定是形而上的。道家所说的道和德便是属于这一类概念。"道既属于形上性的，所以就道和德这两个概念的逻辑属性而言，道和德都属于模拟概念，亦即抽象概念。

如果从认识论的角度来看人对"道"的认识过程，我们大体可以这样来概括：面对"自然存在的事物"，人们不仅要研究它"是什么"，而且要进一步研究它由何而生、因何而变、缘何而灭的"为什么"。"是什么"是由感官来认识的，"为什么"则是由理性思维来认识的。感观认识的是现象，理性思维才能认识事物的本质。所以人对道的认识和感悟，往往是在对具体事物本质特性的认识中，不断加深的。退而言之，一个人若满足于对事物感性的认识，不善于追求事物本质的理性思维，也就难以领悟到道的本体性含义了。

如果用上述认识论的方法，来解释《道德经》中关于道的认识过程，我们似乎可以这样说：在人们的认识实践中，人们欲了解自己所面对的"自然存在的事物"，首先要通过观察某一事物的形或象，以及形或象生生化化的变易过程，接着还要进一步考察与形或象相互关联的其他事物彼此之间的关系与联系。在此基础上经过多次的反反复复，才逐渐追寻到该事物"由何而生、因何而变、缘何而灭"的初步原因。然后，把许许多多事物不断生生化化的初步原因彼此综合起来，再与天地（宇宙）万物的生生化化的变易过程一起进行考察，便可以逐步领悟出其中的共性与内在联系，这就是万物内在的总原理或总规律。这种总原理或总规律，才称得上万物生生化化的本体。此本体，老子则名之曰"道"。

上述这种认识论的思维路线，孔子称之为"下学而上达"。这种"下学而上达"的思维路线，台北哲学家邬昆如先生则通俗地将其称为"向上攀爬"的认识路径。因此从事物的形或象出发，或"向上攀爬"，或"下学上达"，从而认识到道的认识论，即称之为形上认识论。

由此可见，人们从研究形入手，就必然要追寻到道。除此之外，没有别的选择。尤其在形下认识论尚不发达的《周易》时代，形上认识论自然成为人们认识"自在之物"的唯一重要方面。所以，《周易》的认识论是以形为出发点的；"易有太极，是生两仪"之道，是《周易》对自在之物认识的总结。所以"形而上者谓之道"一语，不仅生动地指出了从形而到道的认识过程，而且也准确地揭示了形以道为依存的从属关系。这种从属关系是：形从属于道，道是形的本体。这一点，天经地义。

4. 关于器与形下

器，《说文解字》的解释是"皿也"。指的是盛饭食所使用的工具。比如，锅、碗、瓢、盆，皆属于器。后世逐渐对器的含义不断扩大引申，举凡为日常使用的所有用具，人们都将其称之为器。由于所有的用器皆出于人之手，所以都是人造之物。这当然不同于"自然存在"的"自在之物"了。

清代段玉裁《说文解字注》在注解"器"字时说："有所盛曰器，无所盛曰械。"这里可以看到，随着人们制作"人造之物"能力的提高，器字含义也随之扩大。在那时，作为桎梏的"械"，已包括在器字的范畴之内了。其实到了今天，器字的应用范畴正以前所未有的速度急剧地扩大与膨胀。可以说，所有名目繁多的"人造之物"，都在"器"字的囊括之中。比如，古代的石器、陶器、铁器、铜器为器；后来用木材所做的诸多用具，包括诸葛亮的木牛流马也为器；今天的汽车、飞机、家用电器、机器人，统统都是器。

《周易·系辞上》曰："以制器者尚其象。"指的就是由人的能力制造出来的，供人们日常使用的这一类有形、有象之物，皆称之为器。尽管《周易》的作者很难预料人造之器在当今急剧地扩大与膨胀的情景，但是《周易》早就站在哲学的高度上，为人造之器确定了合理的分类学空间。

如果要讲到人造之器的古今不同，可以这样说，古代人们在制造用器的时候，所用的原料都来自"自然存在的事物"。无论非生物界的石头、陶土、铜矿、铁矿，还是生物界的木头、棉花、蚕丝、羊毛、骨头，都是人用来制造器的原料。从本体论而言，这些原料都是由形上之道所生成的。又因为制造器物的技术或方法来自人，而人的自身则属于"由形上之道所生成的"，所以西方哲学家叔本华说："人是天生的形上动物。"然而讲到形和器的关系及其区别时，不论将器与形来相比，还是将器与道来相比；不论将器与人相比，还是将器与人的形上属性相比……总而言之，无论如何，器和制造器的技术、方法，均应归属于形而下的范畴。

进一步谈得更具体一些，只有先拆散了形、打破了形，才能谈得到制造器。所以除了以上关于形与器的两个根本区别之外，这里需要特别强调，拆散与不拆散形，打破与不打破形，是形上与形下二者至关重要的分界线。这就是说，在不拆散、不打破形的前提下，人类认识的方向或者知识与科学的进步，必然走向形而下；在拆散、打破形的前提下，人类认识的方向或者知识与科学的进步，必然走向形而下。故曰："形而下者谓之器"。

5. 关于形与器

基于上述，《周易》讲的形与器，是完全不同的两类客观实在的概念。这两类完全不同的客观实在，在今天的理性思维中仍然是不容混淆的。这两类概念的本质区别，以及我们强调其本质区别的意义在于。

第一，形，是自然存在的事物，在天的道是形的本体。我们可以说，形是由天道本体生成的事物，我们也可以说，是自然而然的道生成了自然而然的事物。器，是人所制造的器物，人是器的本体。我们可以说，没有人的直接加工与制造，天下不会有现成的各种器物。人类在现代这一无器不有的生存空间里，高楼大厦、道路桥梁及日常衣食住行所需要的一切用具，统统是《周易》所指的形下之器，而不是天道生成的形。

第二，人不可能制造出有生命的形。至少到了今天，人类只可以制造出许许多多非生命的器物，却制造不出一种具有自我新陈代谢能力的任何生物。哪怕是一个最简单的基因，或者由几个基因片断连接起来的病毒，人类至今制造不出它，也很难对付它。换一句话说，人类颇为陶醉的近代科学技术，至今只可以制造出非生命的种种器物，却制造不出有生命的形。所以，人既然制造不出生命，人就不可能完全驾驭生命，人也就不能忽视生命的本体，以及与生命本体相关的形而上的生命之道。这一点，在我们理解中医与西医的关系时，尤其重要。

其实这一事实及其深层的原理，亚里士多德、托马斯·阿奎在其哲学的形质论中，早就讲明白了。按照形质论的哲学原理，事物由原质与原形的相合而成。（注：有的翻译中，原质被译作质料、元质，原形被译作形式、元形。）比如，桌子是原形，构成桌子的木头、塑料、金属等是原质。又如，整体地活着的人是原形，构成人的组织、器官、细胞、分子、元素是原质。与形质论相比较，《周易》所讲的形，当属于原形；《周易》里所讲的器，当属于原质，或者构成器的材料。

今天，人们制作器物所用原质或者材料的质量与水平，比起《周易》那个时代来，不知道提高了多少倍。但是从原质的本质意义上看，原质仍然是制造器物的材料。一张桌子，不论是由木头、塑料、金属等材料制成，作为桌子本质意义的原形或用途等，并没有改变。作为自然而然的"自在之物"的原形，比如，前面讲到的高山、流水、白云、蓝天，花草树木、鸟兽鱼虫……其原形的本质意义也没有变化。作为高级动物的人，从黄帝时代到现代化的今天，"理性动物"的原形及其本质，也没有变化。认识和讨论中医，这一点是绝不能忘记的。

第三，从人们认知的环境和历史角度上看，从古到今的确有相当大的变化。当年的《周易》时代，人们所面对的是一个形的时代。而今天令人们陶醉的，却是一个"器的时代"——即一个从四面八方用器把人包围起来的时代。这种变化直接影响着当代人们的思维方式，当然也包括人们对历史的误解和偏见在内。因为在这样一个时代里，存在于人们认知领域和思维方式中的，一定是器的概念或意识多，而形的概念或意识少。这其实正是当代文化科学面临的问题或危机之所在，也是认识和讨论中医兴衰存废时必须高度警惕的问题。

第四，不论人们对无器不有的时代如何陶醉，人类依然生活在一个从古到今的形与器并存的大环境里。人类从来没有"跳出三界外，不在五行中"，透过无器不有的表面繁荣，人类面临的形、器并存的世界本质，并没有因此而被颠覆。如果一定要说有所改变，那就是人类把自己置身于一个由器包围起来的小环境之后，有时候思维变得狭隘了，目光变得短浅了。无论如何，宇宙的大时空不会因为人们思维的狭隘，目光的短浅而有所改变，《周易》"形而上者谓之道，形而下者谓之器"的哲学公理当然也不会有所改变。这也是认识和讨论中医问题，必须清醒的关键之一。

6. 关于形上与形下

形上与形下，是对人类的理性思维而言的。它代表着两种相反的理性思维的方向或路径，也代表着两种完全不同的理性思维的方式或方法。形成这两种思维的原因，不是人的主观意志，而且也与唯心或唯物之说无关。

形成人类形上与形下两种思维方向、方式的决定性的根据，是人们直面的客观实在。而客观实在呈现给人类的，古往今来就是形上与形下这两大类。所以人类从事科学活动时直面的研究对象，除了形上就是形下，只能有这两大类。因为人类以科学研究名义进行的一切活动，都是以特定的客观实在为其研究对象，为其根本出发点的。

人们在不同的场合或者不同的研究领域里，绝大多数研究者毕其一生的精力，不是固守在形的领域，便是固守在器的领域。当然，这并不意味社会上没有人相兼并进，只是相兼并进、研究有成的人极少而已。因此人们面对着形上与形下两类研究领域，久而久之，就自然形成了这样两类不同的理性思维的方向和方法。这是人们所面对的两类客观实在所决定的，甚至与人类的愿望或意志无关。

人们研究某一形（亦即自在之物），往往有两种选择。一种是人们没有办法解剖它，比如，天体、地球、气候、人文等。另一种是它本身不适用解剖的方式方法，比如，历史、社会、思维、生态环境等。这时候，人们则必须以"原形"来对待它、研究它。直接研究天体、地球、气候、社会、思维、生态环境的状态及其过程所展开的研究就是这样。在这种情况下，人们研究的方向和方法大体是：第一，综合地、尽可能全面地掌握研究对象在各个不同阶段上，变化、运动着的不同状态及其过程。第二，这时候，人们需要运用哲学思辨及系统科学的方法，将所掌握的种种状态及其变化、运动过程，视为一个相互联系、相互作用的不断变化、运动着的整体系统。第三，由此进一步而追溯到本体论的高度，以其发生、发展、变化的根源上考察其背后的总原理、总规律，即居于形之上的道。因为形生于道，道隐于形，所以欲知其形，必明其道；欲明其道，必察于形。这就是人们常说的自下而上的，由现象到本质的认识方向与过程。从逻辑学上讲，即从综合到演绎的认识方向与过程。

显而易见，形上思维的方向和方法是人们研究和认识人文、社会、历史、天文、气象、生态等领域的问题时，最普遍的思维方向和方法。中医学的理性思维，也属于这一类。

人们欲研究和制造某一种器物，比如，我们要制造汽车、建造楼房、生产计算机等，因为摆在人们面前的任务或研究对象，其内在的特点变了，属于形下性的了，这时候人们的思维方向和方法也要随之而改变。这种相应的研究方向和方法大体是：其一，首先从制造这一种器的结构和材料的研究入手。用亚里士多德、托马斯·阿奎的理论来说，即是从原质的研究入手。其二，人们需要用解剖、分析的方法，或称之为还原性的方法，获取制造器所需要的材料。当然，除了近代的物理方法、化学方法外，也可以从自然存在之物中直接获取材料。这时候，人们就具备了制造器物所需要的原质（质料）。其三，人们或模仿自然存在之物，或按照自己的需要，用自己制作的材料，制造出供自己使用的种种用器来。

以上这三个环节，大体是形下性的研究方向和方式。西医解剖分析的研究思路与方法，即是从形下的研究方向和方式里派生出来的。也可以说，是从非生命领域里引进的研究思路与方法。

由此可见，形上与形下两种理性思维路线，是朝着两个相反的方向而延伸的。而且，这是形与器两类不同的研究对象所决定、所需要的。同样，这两种不同的思维路线和研究方向，与人类的愿望或意志无关。人们应当懂得，形上与形下两种理性思维路线和思维方向，在两类不同的研究对象之间，是不能相互取代，不能相互交换的。就像不能用中医的形上性方法研究西医的问题，也不能用西医的形下性方法研究中医的对象一样。人们更应当懂得，在人类科学研究的实践中，形上与形下两类不同研究对象的并存，形上与形下两类不同研究方向、方法的并存的格局，是永远的，既不可能改变，也不可以相互交换或代替。

地球上总是先有天造之形，而后才有人造之器。由形和器所代表的，其实是两个不同的时代，或者两个不同的世界。而人们对形和器的探求，便产生了两种不同的理性思维方式，派生出两类不同的研究方法。表面上看，这两个时代或两个世界相距一千五百年之遥，似乎很久远。但是从人类文化进步的长河来看，由形上到形下，只不过是人类的左腿和右腿各向前迈进的一小步而已。然而这"两小步"，乃至由这两小步延伸出来的所有的文明成果，对于人类来说，都是不可或缺的。陶醉在石器时代与现代无器不有时代的人，都必须明白这一条道理。

以上讨论的，可以说是关于《重铸中医之魂的哲学公理》的大体说明。由此引申而来的十条公理性原则，即是以上述讨论为理论根据的。"形而上者谓之道，形而下者谓之器"这一句话不朽的意义在于：它在三千年前，基于人们对天、地、人关系的深刻认识，就已经准确地揭示了形和器、形上和形下的关系。它在第一次人类文化高峰到来之初，就已经准确地揭示了关于人类科学知识上形和器、形上和形下的两大分类原则，并预示了第二次文化高峰的基本特征。尤其重要的是，"形而上者谓之道，形而下者谓之器"这一公理对于当今国际间共同发展多元文化共存的文明时代，具有现实的指导价值；对于西学东渐以来在我国实现中外文化的整合与重构，也具有重要的理论意义。

（五）东西方文化的整合与重构

【讨论与提问】

多年来您一直在东西方文化比较的基础上进行中西医学比较，以明确中医学的科学定位。您在东西方文化比较中有何体会？您对东西方文化在中国的整合与重构有何看法？

【思考与答疑】

首先我要对东西方文化这一提法进行说明。东西方文化这一提法，其实并不准确。文化的东方与西方，不是地理、区域性概念，不是早晚或历史性概念，不是先进、落后的概念，也不是民族、种族的概念，不是经济、军事性概念，也不是文化、科学性概念。它只是因习惯而约定俗成的提法，充其量只是强调彼与此、他与我之间的区别与不同而已。而对彼与此、他与我不同文化进行研究比较时，要排除因习惯而约定俗成的空洞概念的影响，要着重于所研究比较的问题的特质。即使在研究同一问题时，彼此立场、观点、态度、内容的不同与区别。摆在我们面前的中医与西医，就是这样。所以在讨论文化的不同与区别时，尽量避免轻率地使用东方、西方之类的提法。由于约定俗成的原因而不得不用时，一定要把它限定在文化特质的不同上。在下面的讨论中，我将尽量遵照这一原则。

西学东渐的一百多年，是中国进入东西方文化比较的一百年，其实也是西方社会认识中国传统文化，进入东西方文化比较的一百年。由于中国是在外来军事征服与清王朝衰败的特殊情况下，被迫面对东西方文化比较的，因此比较的心理发生了极大的倾斜——以自我传统文化自卑的心理，面对西方文化的到来。我在《医医》一书的第一章里，对近代中国人的传统文化自虐、自残心理以及种种错误的做法，进行了仔细的分析，这里不再重复。以下谨就以往文化比较的反思，应当着重比较的两个重点及体会，文化整合与重构的任务及战略要点，谈一些思考。

1. 对以往文化比较的反思

辛亥革命以来的一百年，可以说是中国在东西方文化比较的一百年。回顾一百年的是是非非，以下几点值得我们认真反思。

第一，时空错位的东西方文化比较。

长期以来一讲到中外文化，我们总是以国外发达的近代，与我们落后的过去做比较。其实国外发达的现在，是欧洲文艺复兴以来在近代物理学、化学不断取得发展的基础上，逐步形成的物质文明。用形上与形下的分类原则来说，即形下性科学带来的无器不有的文明。然而进行东西方文化比较时，人们往往将我们落后的过去，在时间上无原则地放大了，把落后的原因归咎于祖先。连英国人李约瑟的《中国科学技术史》，也犯了这样的错误。他质疑近代以物理学、化学为代表的科学技术发展为什么出现在西方，而没有出现在东方。他却忽视了科学技术体系完整、成熟的形上性的中医学，为什么出现在中国的古代而没有出现在西方的近代。

从无器不有的形下性科学上看，鸦片战争时我们落后，辛亥革命前后我们落后，抗日战争时我们落后，直到 20 世纪的改革开放之前，我们仍然明显落后。然而改革开放四十年来的今天则明显不同了，我们与西方相比，差距缩小了，迎头赶上了，某些领域甚至领先了。我们与发达国家一样，生活在同一个无器不有的形下性科学时代。

从形下性科学上看，19 世纪的鸦片战争使中国人明显地感觉到了自己的落后。鸦片战争之前中国的物质、经济、军事是什么状况呢？从世界范围来看，鸦片战争前不久，人类基本上处于农耕、游牧、渔猎文明时代。那时候，中国是世界人口最多的国家、疆域最大的国家，也是经济上生产总值（GDP）最高的国家。从汉代以来到鸦片战争前后，中国国内生产总值始终占世界经济生产值的1/3以上，最高时甚至超过了一半。当然，经济并不能代表文明的主体。精神文化的繁荣与社会的和谐，是形上性文化作用和价值之所在，这才是铸就中国两千年文明最主要的财富。所以从形上性精神文化的繁荣与社会和谐来看，我们没有理由认为中国传统文化是落后的。

第二，互不了解的东西方文化比较。

东西方文化比较的前提是，首先要分清形上性文化科学与形下性文化科学的界线。如前所述，形上性文化科学是在不拆散、不打破原生态事物的前提条件下，研究其发生、发展、运动、变化的现象及其过程。这在中医来说，即症候及其发生、发展、运动、变化的过程。形下性文化科学是在拆散、打破原生态事物的前提条件下，研究其局部结构及其功能。当代中国人在讨论中西方科学比较时，缺乏科学分类上的这些基本意识。甚至可以说，当代中国人对科学这一概念的理解与使用，至今仍然是模糊不清、残缺不全的。这的确是一件令人十分难堪和深感不幸的事。

当代出版的辞书里，对于"科学"这一概念的定义普遍是：关于自然、社会、思维的知识体系。这里的自然、社会、思维三者，是关于科学知识的三个领域，而不是对什么是科学的诠释。而且它重点解释了其中的一个"学"字，却忘掉了另一个"科"字。因此更不能视为一个严格、合格的关于科学这一概念的定义。

按照常规，要给一门学科下定义，核心的内涵是研究对象、研究方法、概念（范畴）体系这三条。或者说，研究对象、研究方法、概念（范畴）体系这三条，是定位任何一门学科的三个基本要素。在此前提下如果有人要我对科学这一概念下一个定义，我则说：用特定的研究方法研究特定的研究对象所形成的概念（范畴）体系，称之为科学。这里用了"特定的研究方法"与"特定的研究对象"，是为成千上万的"分科之学"所留下的填写空间。因此这一定义，至少比当代辞书里对科学这一概念的解释要更加准确。

如果从形上、形下的特质来看，社会科学与思维科学基本上属于形上性科学，而自然科学中一部分属于形上性科学，另一部分则属于形下性科学。倘若这些分类原则不清楚，东西方文化科学的比较，就无法进行与展开。

辛亥革命以前，东西方形上性科学（包括哲学）的交流极少，六十多年来国内翻译的西方哲学著作也较少。我学习西方哲学是在香港、台湾工作的近十年里，通过台北辅仁大学为代表的，一大批兼通中西的哲学家的专著，才逐步入门的。另外，经过五四时期的"全面反传统""砸烂孔家店"，经过"横扫一切牛鬼蛇神""横扫四旧"（即旧思想、旧文化、旧风俗、旧习惯）之后，国内除了几本《中国哲学史》之外，中国哲学的血脉在本土已几近枯竭。近三十年社会流行的带有东西方哲学比较意味的一些说法，在振振有词的背后，常不免带有东西方互不了解的肤浅与不接地气之感。

哲学是人类文化的核心与灵魂。东西方文化的比较，需要中国传统文化（包括科学哲学）的全面复兴，也需要东西方文化（包括科学哲学）广泛深入的相互学习与坦诚交流。

第三，以西方为标杆的互不平等的文化科学比较。

不论古往今来，还是东方西方，社会的进步与繁荣首先是文化（尤其是哲学）的进步与繁荣。而文化的进步与繁荣，既是现代的，也是历史的，就其本质而言，它永远是内在于传统的历史性演进。

因此辛亥革命以来，摆在中国人面前首要的任务，是在东西方文化（尤其是哲学）比较的基础上，实现当代中国文化的整合与重构。这就是在中国传统文化的基础上，把西方历史与现代的优秀文化整合过来，重新建构起中国的文化（包括科学哲学）新模式。

然而我们长期以来所做的，不是东西方文化相互平等基础上的比较，而是文不对题的削足适履式的自我篡改。所谓文不对题，即前面讲的时空错位的比较，拿国外发达的现在，与我们落后的过去做比较。所谓削足适履式的与自我篡改，一方面我们对历史上的优秀传统文化横加自虐、自残，一方面我们把西方近代科学作为真理的唯一标杆，对中国优秀的传统文化重新诠释和篡改。

几十年来我们在中医科学研究上所做的，不仅是以此为模式的文化诠释和篡改，而且是对优秀传统文化的自残与自杀。

我在《医医》一书的第一章，对慌乱盲目的文化抉择，对民族文化自卑症的产生与启示，对五四新文化运动以来文化与文化精神的衰落，对国学名流贬中医的离奇现象，进行了具体的分析。这是形成"以西方为标杆的互不平等的文化科学比较"的社会与历史原因。这些社会与历史原因，也是现在研究"当代中国文化的整合与重构"时应当认真借鉴的。

2. 东西方文化比较的两个重点及体会

按照人类文化（包括科学哲学）形上与形下的两大分类，东西方文化比较亦应遵循这一公理。比较的重点，当然是与此相应的两个方面：其一是形上性文化、科学、哲学方面的比较，其二是形下性文化、科学方面的比较。

当前在中国，东西方文化比较的现状大体是：形下性文化、科学方面的比较在中国已经进行近一百年了，而且中国正在接近、赶上甚至超越国外先进水平的进程中。而形上性文化、科学、哲学方面的比较刚刚开始，尚未引起人们广泛关注和高度重视，比较的思路、方向、方法、内容等，尚在探讨摸索之中。

我在香港执教中医期间，面向香港浸会大学、香港大学、香港中文大学的中医专业的学生，开设了中西医比较一课。从 2002 年到 2007 年，连续对先后六届学生讲授了这一课程。主要是沿着形上与形下两类研究方向，从研究对象、方法和概念范畴体系三个方面，对中西医进行比较。

中西医比较虽然仅仅是两种医学体系之间的比较，但是这一比较左右横贯了人类文化、科学、哲学中形上与形下两类研究方向，上下穿越了人类三千年文化、科学、哲学发展的历史。如前所说，形下性文化、科学方面的比较在中国已经进行近一百年了，而且中国正在接近、赶上甚至超越国外先进水平的进程中。所以开设中西医比较一课时涉及比较多的问题，是形上性文化、科学、哲学方面的比较。就时间而言，比较重点集中在春秋战国时期，因为那是形上性文化成熟的高峰时期。就内容而言，比较的重点集中在哲学上，因为在形上性的文、史、哲的文化家族中，哲学是其核心，而且东西方哲学比较研究的难度最大。

为什么东西方哲学的相互比较研究的难度最大呢？主要有三个方面。其一，一百年来我们对优秀传统文化的自虐与自残。哲学既然是传统文化的核心，那么文化自虐与自残的重灾区当然是中国的传统哲学。所以进行东西方哲学相互比较的第一步，首要的问题是我们自己在传统哲学上的全面补课。连我们自己都已经将传统哲学批臭了，丢尽了，怎么会有能力与西方哲学进行比较呢？其二，一百年来我们对西方哲学的学习、了解、交流有限，翻译方面也还很不够。这不仅需要我们敞开心胸，丢掉芥蒂，放下既往先入为主的偏见，而且需要我们有甘受寂寞和很下苦功的决心，才能在西方哲学上逐步登其堂奥，见其真谛，夯实比较研究的基础。其三，东西方哲学的比较研究尚处于起步阶段，与台湾、香港相比，大陆明显落后了许多。2002 年我在香港独家开设中西医比较课程时，通过阅读台北辅仁大学为代表的一批哲学家的中文版哲学著作，才懂得了一些西方哲学的基本知识，并在教学相长数年里不断地加深了理解。台北辅仁大学的哲学家中，不少人是研读西方哲学经典原著出身的学者，因此出于他们之手的中文版哲学著作，是带领我们从西方哲学经典走进西方哲学领域的最为可靠的捷径。

我们应当看到，哲学是人类思想的殿堂，智慧的宝库，文明的基石，进步的动力。东西方哲学的相互学习、比较、交流及发掘提高，将会对人类的共同进步产生巨大的推动作用。刚刚从百年文化自虐与自残中清醒过来的中国，必将是最大的受益者。而最先受益的，当然是处于消亡边缘的中医。

基于上述，有以下三点体会，愿与大家共同分享。

第一，我读亚里士多德《形而上学》时的一段有趣的经历。

20 世 80 年代研读儒家和老子学说、《周易》之后，我在北京买了一本吴寿彭先生翻译的亚里士多德的简体字版《形而上学》。这一本书我拿起来又放下，放下后又拿起来，反反复复多次，就是读不懂。后来书丢掉了再买，买到第三本，还是读不下去。2000 年到香港后，遇到台北出版的北京大学李真先生翻译的繁体字版《形而上学》，还是读不下去。2000 年末在香港浸会大学图书馆，第一次见到了台北曾仰如先生的《形上学》，那是他在几家大学讲授亚里士多德、托马斯·阿奎那等人的哲学思想时，编写的一本教材。读完之后才对亚氏的《形而上学》略知大概。

2003 年在香港书店，买到了一本台北出版的中国人民大学苗力田先生翻译的繁体字版《形而上学》，又一次引起我通读亚氏《形而上学》的念头。于是我将繁简字体不同、译者不同的三本《形而上学》，一节一节地对照阅读。遇到难以理解之处，再参阅曾氏的《形上学》教材。后来读到将近 1/3 的时候，我索性只读苗力田的翻译本，必要时再参阅曾氏《形上学》。就这样，我终于通读了亚氏《形而上学》的原文翻译。这是我有意研读亚里士多德《形而上学》二十多年来，第一次完成通读。相信与我有相似经历的读者，恐怕不在少数。

回忆研读《形而上学》的经历，使我想到中国人读西方哲学的困难及其原因。我以为，一方面是我们自己哲学的功底太差，另一方面是不同时代、不同文种的不同哲学著作里，文字表述形式及名词术语的差异。最重要的，当然是翻译的准确程度问题了，这是由翻译者所拥有知识的广博程度和严肃谨慎的治学态度所决定的。没有在中外两种语言及文化背景方面的雄厚底蕴，没有对中外两种哲学精深研究的坚实基础，就不会有精准优秀的哲学翻译读本。这是我读台北哲学家的中文版西方哲学著作时，一点难忘的体会。

第二，关于中国无哲学、无逻辑的问题。

中国无哲学，这一说来自于国外，在国内也时有所闻。这当然是无稽之辞，原是不必细究的。我们长期对中国优秀的传统文化不知珍惜地

"砸烂""横扫"，还怕别人说长道短吗！重要的是我们自己如何拯救，如何继承发扬的问题。

这些年都讲"国学热"，但什么是国学，却众说纷纭。国学是辛亥革命以来的提法，也有人称之为国故，即"一国故有之学"。但是"故有之学"的圈子太大，内容太广，总该有个范围吧。于是有人说儒家的十三经是国学的代表，有人说是四书五经，有人说四书就够了，还有人主张以"六艺"为主。近几年的"国学热"，有人把《三字经》《弟子规》《百家姓》《千字文》之类的普及读物也捧为国学之列，未免太泛了，太俗了些。

我以为，给国学确定范围，应当有两个原则。第一是时间，第二是内容。中国传统文化累积、成熟的年代是夏、商、周，广泛应用的繁荣年代是战国以来。因此习惯说，春秋战国秦汉之际是中国传统文化的高峰时期。所以国学应当以经典名著为代表，从春秋战国秦汉那一历史阶段中遴选。从具体内容来看，中国传统文化的核心是文、史、哲，而哲学是思想的思想，核心的核心。所以国学的经典，哲学所占的比重应当大一些。我觉得把四书五经作为国学经典的代表比较可取，只是哲学的内容偏少了一些。

2005 年在香港开设中医哲学导论课时，我是在汉代司马谈"论六家之要旨"的基础上，参考了胡适的《中国哲学史》（上）和冯友兰的《中国哲学简史》，制订课程大纲的。该大纲在道、儒、名、阴阳四家的基础上，突出了《周易》的地位，增入了佛家的思想内容。确定这一课程大纲的考虑是：一是在中国哲学的体系里，《周易》、道家及儒家的《大学》《中庸》，讲形上学的内容比较多。尽管中国的形上学是"寄生"于或者散见于相关哲学著作之中的，缺少像西方亚氏《形而上学》那样系统的形上学，但是形上学在哲学中的地位不可忽视，既有的形上学内容不能不讲。二是名家主要是讲名实关系的，与西方哲学中知识论、逻辑学相似。尽管这也是中国哲学体系里的薄弱环节，但作为哲学史，也应是重点内容之一。三是阴阳五行是中医构建脏象学说的哲学方法基础，这当然是必需的课程内容。四是在中国哲学的体系里，道家的自然伦理、儒家的社会伦理、佛家的生命伦理各有其长。伦理即是哲学常理、公理，人们因伦理而形成观念。所以课程大纲以先道，再儒，然后佛的原则，适当进行了安排。五是由于哲学的伦理、观念，基源于形上学、知识论。离开了形上学、知识论，观念就成为缺少生命力的教条。考虑到中国哲学里缺少系统的形上学的情况，在教学的具体环节上，随机增加了西方哲学的一些形上学的内容。现在看来，不论从中国哲学的特点上讲，还是从哲学体系的完整性上与西方哲学相对应来看，当时中医哲学导论的课程大纲，还是比较全面、合理的。基于以上的回忆，现在回到这里讨论的国学内容上来，我觉得在四书五经的基础上，道家、名家、阴阳家和佛家的一些哲学内容，应当加入国学重点内容之中。

最后再补充一句，以上所讨论的，也算是我对有些人所讲的中国无哲学、无逻辑，所做的一个回答吧。

第三，我对阴阳五行与西方哲学相关思想同一性的认识。

2003 年读台北李震先生《中外形上学比较研究》一书时，遇到一个令人颇感兴趣的问题。书中介绍了中国哲学中阴阳五行学说之后提出，如果能够沟通西方哲学与阴阳五行之间的内在关系，那将是在中外哲学研究上的一大贡献。为什么一位汇通中西的大哲学家，会提出这样的问题呢？2006 年我在讲授中医哲学导论课程时，学生们也向我提出了相似的问题。连续几天的思考之后，我大体是这样答复学生提问的。

我觉得中国的阴阳五行学说，与西方哲学形上学中现实与潜能、原形与原质、存在与本质、自立体与依附体这些概念，在表述形式、内容与含义上，是基本相通的。问题是阴阳五行学说的相关哲学著作里的表述，明显过于笼统。比如，《周易》是现存首先提出阴阳关系的专著，"一阴一阳之谓道"是其名言。但它集中于符号逻辑方面的描述，对形上学理论的系统讨论相对不足。又如，董仲舒的《春秋繁露》主要是从社会关系方面讲阴阳的，在哲学意义上的讨论显然不够。再如，战国时期邹衍的《邹子》《邹子终始》是专门研究阴阳五行的专著，但后来却亡佚了。今天人们看到的邹衍，只是司马迁《史记》里的一篇介绍，并无学术价值可考。不过值得中国人庆幸的是，邹衍与《黄帝内经》的作者是同一时代的人，而且阴阳五行的理论表述与实践运用，充分展现于《黄帝内经》之中。我们完全有理由说，历史以一种近乎开玩笑的形式，填补了《邹子》与《邹子终始》的亡佚而在中国哲学史上所造成的缺憾。把哲学的阴阳五行学说，安排在一部医学名著之中，历史用这种巧妙方式，既讲其理，又讲其用，反而更鲜明，更生动地体现了阴阳五行学说的哲学价值与学术意义。如果汇通中西的大哲学家李震有缘与中医的《黄帝内经》相遇，相信他不会将这一哲学难题留给我们。这也许是历史又一次让李震先生开了一个玩笑，通过我们把阴阳五行学说还原给中国哲学。

下面举一些西方形上学中现实与潜能、原形与原质等原理，与阴阳比较的例子，相信大家参照原著分析思考之后，会认同我们以上判断的。

亚氏形上学的现实与潜能原理认为，现实与潜能的观念来自变动，而变的定义就是"从潜能到现实的过程"。《周易》认为，太极生于无极，易的本意就是变动，故"太极生两仪"，即无极因变动而产生阴、阳两仪。《黄帝内经》认为，"气合而有形，因变而正名""动则生阳，静则生阴"……

亚氏形上学的质形与原质原理认为，各物都是由原形与原质相合而成的；原质与原形结合而成一完整物性。《周易》认为，万物皆由阴阳而成。《黄帝内经》认为，"阴阳者，天地之道也，万物之纲纪，变化之父母，生杀之本始，神明之府也""人有阴阳，脏腑亦有阴阳……"

亚氏形上学的质形与原质原理认为，原形是现实，原质是潜能；原形是限定、存在、行为的根源，原质是执行限定、存在、行为者；原形是物的类别的决定因素，原质没有固定的物形……《黄帝内经》认为，"阳者，天气也，主外；阴者，地气也，主内。""阴者，藏精而起亟也，阳者卫外而为固也。""阴在内，阳之守也；阳在外，阴之使也。""积阳为天，积阴为地，阴静阳躁，阳生阴长，阳杀阴藏，阳风气，阴成形。""阴阳之要，阳秘乃因，阳强不能秘，阴气乃决，阴平阳秘，精神乃治，阴阳离决，精气乃绝"……

下面再举一些西方哲学与中医学中五行的例子，也希望大家参照原著，思考理解。

在西方哲学中，从来没有五行这一概念，只是早期哲学中有元素、原子之说。元素与原子，指的是构成事物的因素、粒子，就其本质而言，倾向于形而下的特性。中医的成功之处在于，它通过哲学的五行学说，将推动人体生成、发展、运动、变化的五种不同要素以及要素之间生克相关的动态联系，组合为一个整体性、形上性的脏象理论模型，并以这一脏象理论模型指导着中医辨证论治的全过程。正是因为西方哲学至今未能衍生出这种形上性整体生命模型，所以不同于西医，类似于中医的医学模式，至今未能出现在西方。

钱学森从系统论的角度把这种形上性整体生命模型，称之为复杂的、开放的巨系统。台北的邝芝人把这种形上性整体生命模型，作为一般系统理论。我在《中医复兴论》中则说，中医学基础理论是人类医学史上第一个成功的人体信息系统模型。

今天看来，倘若当代人的确有意将中国的中医学移植到西方世界，那么西方当代人就要首先接纳中国阴阳五行学说的哲学价值与学术意义，并首先认真学习《黄帝内经》。如此，这里讲的"它通过哲学的五行学说，将推动人体生成、发展、运动、变化的五种不同要素及要素之间正反相关的动态联系，组合为一个整体性、形上性的脏象理论模型"，才能真正地成活在西方人的心里。只有这样，中医辨证论治的临床优势才能得到真正发挥，中医卓越的临床疗效才能全面彰显出来。

3. 文化整合与重构的任务及战略要点

前面讲到的，以往东西方文化比较中时空错位、互不了解、互不平等的问题告诉我们，在中国实现东西方文化的整合与重构这一历史任务，目前还没有引起人们广泛、高度的重视。在长期从事中西医比较研究的实践中，我们已经认识到三千年来"形上类研究的成功在前，形下类研究的成功在后"这一人类文化发展的历程；我们已经充分地认识到我国一百年来自虐、自残形上性文化、科学、哲学的事实；我们也清醒地认识到中医的生命系于形上，西医的生命系于形下的本质特点。因此在复兴中医的强烈愿望的焦灼中，头脑中常常萦绕着一种新的思绪。这就是加强东西方文化的比较研究，促进东西方文化在中国的整合与重构。中医存在的文化大环境改善了，中医的复兴自然水到渠成，指日可待。

东西方文化在中国的整合与重构的比较研究新思路，大体是这样的：东西方文化的整合与重构，是一个全方位、时代性的文化发展战略问题。其目的是全方位地集人类文化、科学、哲学的全部优势，整合与重构于我们所在的这个时代。而整个比较研究，应以人类形上与形下两类研究方向为总纲，来进行东西方文化、科学、哲学等横向的比较研究，以期在中国实现东西方文化、科学、哲学优势的划时代的整合与重构。从小的方面讲，这是中医复兴的必由之路；从大的方面讲，这同样是研究我国文化发展战略的一个重要方面。

当前在我国，东西方文化、科学、哲学的横向比较研究，并不难开展，任务也不是很大。一方面，无器不有的形下性文化、科学的比较研究，目前大体已经完成。另一方面，东西方形上性文化、哲学的比较研究，我国已经有一定程度的积累，而台湾就是一个现成的东西方形上性文化、哲学的基因库。前面与大家分享的几点体会，都是受益于台湾这一哲学基因库而产生的思想火花。只要人们能够充分认识长期以来存在的传统哲学贫困和近代科学主义思潮，真诚面对由此而来的严重影响与干扰，相信在实现中华民族伟大复兴中国梦的今天，东西方文化在中国合理、明智的整合与重构，一定能够早日实现。

（六）科学与哲学的特点及其关系

【讨论与提问】

您在《中医复兴论》《医医》中，曾就科学与哲学的含义进行过讨论，您能否就科学与哲学的特点与相互关系，谈谈您的认识和体会。

【思考与答疑】

科学与哲学的问题，我在《中医复兴论》《医医》里从科学与哲学这两个词的来历与含义以及科学与哲学一般分类，都有不同的介绍与讨论。这里从对比的角度，再对科学与哲学界定和理解，进一步做一些梳理。

1. 成熟科学的标准及其特点

前面说过，从科学包罗的范围上讲，科学是关于自然、社会、思维的知识体系。这是辞书里的普遍说法，算不上是对科学的定义。什么是科学呢？我从分科之学的角度，对科学的定义是这样的："用特定的研究方法研究特定的对象所形成的知识体系，就叫作科学。"将这一定义分开来看，其中包括了特定的研究对象、特定的研究方法和所形成的知识体系这样三项内容。知识体系是以概念范畴的逻辑形式表达的，所以有时也称之为概念范畴体系。上述三项内容，其实是每一种特定的学科都必须具备的三个基本要素。这三个基本要素，通常也被视为定义科学的三条标准。当然，用特定的概念范畴所表示的这一知识体系，还必须是表述单一的，具有可重复性的，经过实践检验的知识体系，才称得上是成熟的科学。关于科学的含义与特点，在《医医》一书中已经有所论述，这里进一步从以下六个方面对科学的特点，加以概括和说明。

第一，科学是客观、理性的。

人面对着天地间的种种客观实在，欲认识其发生、发展、变化的缘由，需要用自身理性思维的特长，进行详尽的研究与思考。这些研究与思考，大体通过两个步骤来完成。种种客观实在，首先是人的感官所能感知的，关于自然、社会和人类自身的那些内容。然后将感官所能感知的客观实在，通过人的理性思维的综合与演绎，分析与归纳，以认识自然、社会和人类自身的发生、发展、变化的缘由。换言之，这些关于缘由的认识，是人由感性认识上升为理性认识的结果；是关于自然、社会和人类自身的本质的认识。所以这些认识来自客观实在，是对客观实在本质的探索与认识。可见科学一词，是客观与理性的同义词。它既包含着人们对客观实在要有实事求是的严谨态度，也包含着理性思维必须遵照"一切从实际出发"的基本原则。这种严谨态度与基本精神，通常也称之为科学的态度与精神。

第二，知识是科学的基本属性。

在古希腊，"科学"最早的含义，即知识。最有代表性的，如亚里士多德在其《形而上学》一书中，开宗明义的第一句话便是："求知是人类的本性，我们乐于使用我们的感觉，就是一个证明。"这里的"知"，就是"知识"，亦即人对客观实在发生、发展、变化的认识。科学一词尚未出现之前，15 世纪的弗朗西斯·培根有一句在西方影响很深的话："知识就是力量。"这句话同样可以表述为"科学就是力量"。我国 20 世纪 50 年代创刊的《知识就是力量》，是一本传播科学知识与励志的科学普及性期刊，在当年全国的青少年中影响很大。今天回忆起来，我们心中的"知识就是力量"与"科学就是力量"相同。所以当代著名哲学家苗力田翻译的亚里士多德的《形而上学》时，在前言中直接说："知识也就是科学。"中国人常说的学问、学识，其实就是科学的同义词。

第三，科学是分门别类的知识。

科学的"科"字，是分门别类的含义。因为是分门别类之学，所以叫作科学。在自然科学领域的分门别类，几乎尽人皆知。物理、化学、数学、天文、地理、生物是范畴性的分门别类之学。而在这六大范畴下进一步的分门别类，更是数不胜数。

常常有人说，哲学影响了科学的分化，影响了科学分门别类的研究，这是不应有的偏见或误会。在哲学体系里，包括了形上学、知识论、伦理学、心理学、哲学史等范畴。形上学是关于人们认识整个客观实在的理性思维中，最一般、最普遍、最根本的理论知识与逻辑原则。知识论是人们在形上学指导下的理论思维的形式与原则。伦理学是关于人与人、人与社会关系的原则、方式的学问。心理学则是以形上学、伦理学为基础，关于人的心理、行为的研究。而哲学史则是对古往今来哲学研究、发展的概括、讨论。以上诸方面总括起来，就是哲学基础上的社会科学与思维科学。况且，人们熟知的社会科学里的军事、政治、经济等，与前面提到的分科之学形式相同，无一不是哲学体系下分门别类的具体学科。设于北京的中国社会科学院，其下有四五十个研究所。每一个研究所都有其研究的对象、范畴，每一对象、范畴之间又有若干具体的研究项目或专题。即是分科最好的说明。

第四，科学必须是确切的学问。

所谓确切的，即真实不虚的意思。前面提到，每一门学问都有特定的研究对象，都有特定的研究方法，都有以特定的研究方法来破解研究对象而形成的概念范畴体系。有了这三者，累积而来的每一门学问才算得上确切的学问。比如，细胞学，它是以生物的细胞为研究对象，以解剖分析为主要的研究方法，以揭示细胞形态结构、功能变化为核心内容的概念范畴体系。而且用这一概念范畴来解释细胞的形态结构与功能变化，实践证明是准确、有效、可重复的。这样的细胞学，就是确切的学问。否则，便不能称之为确切的学问，用它来指导相关的技术性工作，也便靠不住了。

第五，科学应当是系统的学问。

比如，西医学必须以生理、解剖、病理、药理等为基础，并以此为支撑而形成诊断、治疗体系，合起来即可称之为系统的医学科学。再如，以脏象、病机、诊法、治则、方剂、药物六方面知识体系为中医学基础，在此基础上衍生出内科、外科、妇科、儿科、针灸、推拿等临床诊疗技术体系，组合起来即称之为中医学系统。倘若此六者不是完整、确切的知识体系，由此衍生的内、外、妇、儿等各科临床技术体系则是不完善、不可靠的。所以，科学应当是系统的学问，指的是该学问能够完整地、准确地解释其研究对象的发生、发展、运动、变化的全过程。至少对于研究对象，能够进行有效的解释。

第六，科学是理论性的学问。

基于以上五个方面，即科学是客观理性的、知识性的、分门别类的、确切的、系统性的，才可以讲到科学的第六个内涵，这就是，科学是理论性的知识。

人们习惯上讲到科学，往往说科学包括理论科学、技术科学、经验科学三个部分，这一说法并不恰当。理论科学与技术、经验，是三个不同层次上的知识，不应当将三者统称为科学。

理论科学是关于某一特定的研究对象的发生、发展、运动、变化原理、规律、法则的学问。或者说，科学是以认识事物发生、发展、运动、变化"永恒和必然规律"为目的的学问。所以苗力田先生说："科学是目的不是手段。"相比之下，技术是以应用为手段的，而不以技术应用为手段的学问，才能切实地保障这一学问的严肃性、真理性。所以，把科学视之为理论科学，或者基础科学，是比较准确、比较合理的。

应用技术一般来源于两个方面：一方面，技术由基础科学而派生，以理论科学为前提。比如，当代的电子技术及其产品，皆源于物理、化学的基础科学理论。另一方面，技术出于经验，从经验的积累中逐步升华为技术。比如，我国古代的"四大发明"，都是在长期实践经验的基础上，不断总结提高而来的技术发明，而非科学发现。

至于经验，它是人类在认识事物初级阶段的，以感性知识为主要倾向的知识。当然，人类的科学知识固然起源于经验，但是不能把经验等同于科学。否则，科学则被人为地矮化了、低俗化了。

当代人们常常把"高新技术"称之为"高新科技"，或者技术创新称之为"科学创新"，这是把技术误认为科学的现象。还有的把经验等同于科学，甚至把某一些微不足道的雕虫小技夸大为科学，更是不可容忍的错误。

2. 关于哲学的特点

"哲学"一词在希腊文里的原意是"爱智慧"。日本明治六年，日本最早的西方哲学传播者西周在翻译由西方传来的"爱智慧"（Philosophy）之学时，取意于中文里"哲人之学"的意思，第一次用了"哲学"二字。从此"哲学"便成为英文文献中"Philosophy"一词的对应词。1912年前后，当时的教育部在中国高等教育的课程设置里，首次出现了哲学一课。从此哲学一词成为中国通用的一个新概念。

"爱智慧"之说，突出了强烈追求智慧的态度，"哲人之学"之说，突出了哲学是学识非凡的大人物所做的大学问。当代的辞书和曾经读过的哲学专著里都说：哲学是对关于自然、社会、思维的一般规律的高度概括。这里的"一般"，是普遍、全方位的意思；这里的"规律"，说明其理论性明显高于知识；至于"高度概括"，则明显强调了哲学与科学相比在价值意义上的悬殊。我常常希望人们能用一句话把哲学的本质特点讲明白，但实践的感受是，给哲学下定义的确是一件十分困难的事情。由于我十分关注哲学的定义问题，对哲学的定义头脑中也曾经有一些琢磨，这里大胆地讲出来，供大家参考。好在这里是关于《重铸中医之魂的哲学公理》的"思考与答疑"。希望大家不要理解为答疑，可以理解为我不成熟的思考，与大家共同交流。我对哲学定义的思考是："哲学是以理性思维方式，将感觉界万事万物（包括人的思维）内在的原理展现出来的学问。"

这里按照前面关于学科定义的三项要素，我再做一些说明。"理性思维方式"是哲学的研究方法；"感觉界万事万物"是哲学的研究对象；"内在的原理"与"人的思维规律"则是哲学研究展现出来的哲学知识、学问。

关于哲学的含义与特点，在《医医》一书中也已经有所论述，这里从以下六个方面，对哲学的特点做一些进一步解释说明。

第一，哲学是哲人之学。

古之《尚书·虞书·皋陶谟》里，有"知人则哲"之说。所以在中国历史上，人们往往把见识才能超常的那些高人称之为哲人。《黄帝内经·上古天真论》里所讲的至人、真人、圣人、贤人，大概都应当算得上是哲人。这与古希腊哲学一词的"爱智慧"，有异曲同工之妙。

在希腊，智慧与知识，其含义有很大的差异。简单地说，智慧高于知识。知识可以学而知之；智能却需要哲人们更多、更深的知识积累，才可能见到思想火花。所以，从求知的欲望上看，"爱智慧"所显示的则更炽烈、更迫切；从知识的层次上看，哲学具有更高的概括性和超越性。在中国，为人敬仰的那些至人、真人、圣人、贤人所知的知识，自然具有一般人所不及的概括性和超越性。老子如此，孔子、孟子也如此。可见哲人之学，才可能是智慧之学。

除此之外，哲人之学，还表现在它的研究对象上。下面接着讲的生命之学、现象之学，都是从哲学研究对象上讲的。

第二，哲学是研究生命之学。

生命这一概念，有狭义与广义之说。狭义的生命，指生物所具有的由生到死的变化过程。比如，植物的生命，动物的生命，人的生命等。广义的生命，指一切事物发生、发展、运动变化的全过程。大到宇宙的生命、地球的生命，小到每一具体事物兴衰、变迁的过程都是广义的生命。

生命的本质是变化，一切变化及其过程都是生命。只是有些生命由生到死变化的周期太长或太快，超过了人对时间关注的区限；有些生命由生到死变化的范围太大或太小，超过了人对空间关注的区限。然而，不论狭义的生命，还是广义的生命，其共同的特点，都是变。用《周易》的话讲："生生之谓易。"就是说，生命的发生、发展变化的特征就是易，亦即变。因此，生命的本质就是变化。

对于一切生命，人们干扰或者忽视了生命的变化，生命在人的视野里即成为非生命。比如，松树砍倒了，松树的生命终结了，而人从中获取的是非生命的木材。可见认识生命的真谛，维系或保护生命，则必须从生命变化的过程入手。而这正是哲学研究的对象和目的。也就是说，哲学家面对万事万物（包括整体的人）是不断变化的状态及其过程；而这正是生命存在的本质特征。所以法国近代哲学家柏格森认为，哲学就是研究生命的学问，亦即生命哲学。台北哲学家罗光、黎建球等人更将他们的哲学专著，直接命名为《生命哲学》。

第三，哲学是现象之学。

如前所述，哲学是生命哲学，而生命的本质在于变化。什么是变化呢？用哲学现象学里的意思来说，变化的状态及其过程，就是生命的现象。如果生命的现象不存在，就意味着这一生命的消亡。

事实上，世界上每一个、每一种生命都是由一个又一个，一种又一种现象以链条的方式，组合连接而成的。这种生命现象，是现代哲学的"现象学"所讨论的核心。也可以说，不断变化着的生命现象，是哲学研究的对象。只是人们往往看到某些现象变化的环节，而没有把当下的现象与其过去、未来联系起来分析，因而忽视了从哲学角度对现象的系统思考。

现象学创始人，德国的胡塞尔在讨论现象学问题时，对现象进行了说明。其中有一点尤其值得我们注意，即他反复强调了现象是"环节"，而不是"片段"。所谓环节，是指现象学里所讲的现象，是某一生命变化中的阶段性过程。环节也是变化着的，有始与终、头与尾的。一个接一个的环节联系起来，便体现出生命变化的过程。而片段与环节不同，片段就像从电影胶卷中取下来的一张胶片。它本身没有头、没有尾，不动也不变，只是一张有几何空间的片段而已。当这张胶片与整个胶卷连为一体，由放映机播放为电影时，才展现出运动变化的故事环节来。放映机一秒钟播放24张不同的胶片，24张胶片好比24个片段。而一秒钟之内播放的第1张胶片与以后的23张胶片是各不相同的，这才表现为一秒钟之内故事变化的一个环节。所以现象学所研究的，是事物运动变化的阶段性环节及其变化。这里的环节，与中医所研究的证候的

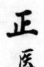

正医

正本清源 复兴中医

运动变化，实质是一致的。

所以，哲学是生命之学。所有的生命都是由现象（环节）连接起来的，因此所有的生命都是运动变化的。生命之学是通过研究现象及其变化而产生的，因此现象必然是哲学研究的对象。由于研究对象决定了一个学科的研究属性，因此哲学就是现象之学，或者研究现象的科学。这里我想特别强调，现象是哲学的研究对象，只要你打算学习、研究、思考哲学的问题，哲学的研究对象这一基本点，是你千万不能忽视的。

以往人们有一种偏见，这就是将哲学上所讲的现象，与生命中所见的"表象"混为一谈了。人们提到表象时，往往只把表象作为被认识的客体来对待，因而与认识的主体，即人的理性认识相割裂了。这些表象即使被人们的感官觉察到了，由于没有认识主体的理性思维的参与，因此这种表象就如同前面所说的片段一样，是不能与哲学里的现象相提并论的。现象学里有一个范畴，专门讨论"主体间性"的问题，有人感兴趣希望认真研读，这里不再细述。

第四，哲学是思辨之学。

哲学是研究现象的科学，而认识现象的主体方法，是人的理性思维。这种理性思维的能力，也就是人的思辨能力。

钱学森等人在《一个科学新领域——开放的复杂巨系统及其方法论》一文中提到："人脑有 1012 个神经元，还有同样多的胶质细胞，它们之间的相互作用又远比一个电子开关要复杂得多。所以美国 IBM 公司研究所的 E. Clementi 曾说，人脑像是由 1012 台每秒运算 10 亿次的巨型计算器并联而成的大计算网络！"还有人预测，人脑所记忆、存储的信息量，相当于美国国立图书馆全部藏书的信息量的 8 倍多。一个人大脑记忆、存储的知识量越多，这个人大脑的思维创造力就越大。可以说，关于人类理性思辨上可开发的巨大潜能，连人类自身都是难以想象和估量的。古今中外的大哲人，都是大脑训练有素的巨人。这是哲学发展中的历史和实践充分证明了的。哲学家如此，历代的中医名家也如此。

《在北大听讲座》一书中说："在西方，亚里士多德几乎掌握了希腊人所有的知识。他的著作包括了生物学、经济学、政治学、物理学、哲学、心理学等。今天，任何一门历史深远的学科，一打开哲学史，都会发现这门科学或学科的创始人是亚里士多德。"那时候，希腊的哲学精神和科学成就，可以说达到了高峰。打开中国哲学史，其实更是如此。除了《周易》的作者无可稽考外，老子、孔子、庄子、管子、孟子、韩非子、墨子、荀子……无一不是理性思辨的巨人。这里的理性思辨，是以哲学为基础的思辨，也可以称之为哲学思辨。

从现象到本质的认识路径，是哲学乃至哲学体系下的各门科学研究中的共同路径。从研究对象而言，哲学乃至哲学体系下的各门科学都是研究现象的科学。只是哲学以万事万物的现象为研究对象，而各门科学则以某一事物的现象为研究对象而已。从研究方法而言，哲学乃至哲学体系下的各门科学都是思辨的科学，只是思辨的对象表现在感官上的现象有别而已。需要强调，现象是生命的运动变化状态及其过程，而用解剖、分析的方法拆开或阻断生命之后，作为整体生命层面上的现象便不复存在。于是，对生命现象的哲学思辨从此自然终止，人类哲学的发展也将因此而终结。由此我们还可以联想到，一定的研究对象，必然会选择一定、有效的研究方法；研究对象对于研究方法，是选择和被选择的关系。这就像解剖、分析的方法不能代替人的哲学思辨，人的哲学思辨也不能代替解剖、分析方法一样。解剖、分析方法需要有理论、技术、设备、条件的支持，人的哲学思辨更需要对大脑进行长期的知识积累和思维能力的训练。因为哲学是思辨的科学，所以一个人知识积累和哲学思辨能力的训练，就如同精密的解剖刀和健全的实验室一样重要。与解剖、分析方法不同的是，知识积累和思维能力的训练是个人的事，不能简单地期望于群体的人，更不是解剖、分析方法领域的实验室所能代替的。

如何提高一个人思辨的能力呢？方朝晖先生在其《思辨之神》一书的开头，对哲学的含义这样概括："哲学这个词有这样两种不同的含义，一种是指哲学在日常生活中被人们使用的含义，另一种是指哲学作为一个专门的理论科学含义。"其意思是，就哲学的实用性而言，哲学的结晶蕴含着千古不变的道理，是人类取之不尽的智慧源泉，它启示着人们对社会、自然、人生的正确理解与认识，一般属于哲学伦理学范畴的内容，这是方先生所说的一个方面。另一方面属于哲学认识论、方法论范畴，即哲学对于人们理性思维能力的训练，是比哲学伦理学更为重要的哲学在开发智慧方面的价值与功能。正因哲学认识论、方法论在开发智慧方面的价值与功能，所以方先生把人类的理性思维称之为"理性土壤里的自由之花"。可以肯定地说，只有那些具有哲学认识论，方法论底蕴的人，才能自由地游弋于理性思维的海洋里。

学贯中西的当代哲学大师苗力田先生翻译《〈尼各马可伦理学〉札记》一书时，为该书起的另一个中文题目，就是来自亚里士多德的一句名言："思辨是最大的幸福。"在他看来，古希腊哲学的精髓在于："爱智慧、尚思辨、学以致用。""爱智慧"包含着对哲学的追求态度，"尚思辨"是研究哲学必需的方法。有了这两条，便是一位热爱智慧、善于思辨、学以致用的学人了。

第五，哲学是形上之学。

《周易·系辞传》上第十二章中说："形而上者谓之道，形而下者谓之器。"关于形上与形下的详细解释，我们在以上讨论中已经讲过了。这里只就与亚里士多德《形而上学》相关一些内容，简单说明如下。

"形"在《周易》那个时代，指的是天然生成的客观实在，今天可以理解为天造之物，它是以不断运动变化着的现象及其过程呈现出来的。"器"在那个时代，指的是由人加工而成的客观实在。比如，人们用石头、钢、铁、木材加工而成的种种器具。今天可以将其理解为人造之物。那个时代因为人们制造器具的技术、材料十分有限，这在一定程度上，便将人逼到了认识天造之物的一条道路上。于是，透过现象认识产生这一事物之前的原理、规律、终极原因，便成为人们思辨的基本内容。

这里讲的形上，应有两层含义。一是研究、认识现象事物时的思路与方向；二是作为哲学之皇冠的《形而上学》的普遍原理。这两层含义，既代表了哲学及其基础上的相关科学研究的思路与方向，也包括了哲学研究上最高的普遍原理与逻辑规则。从这个意义上讲，哲学就是形上之学，或者可以说，哲学更是形上性科学。

第六，哲学是科学的科学。

基于上述，哲学以现实事物为研究对象，以"向上攀爬"的思路与训练有素的思辨为基本方法，形成了久经历史与实践检验的智慧学体系。科学的本意是知识，集智慧而来的哲学，无疑也是科学。如何进一步理解哲学是科学的科学呢？下面我们将就这一问题，进行些具体的讨论和说明。

3. 关于科学与哲学的关系

前面讲到，科学是关于自然、社会、思维的知识体系；哲学是关于自然、社会、思维的一般规律的总概括。这里的一般，是普遍的意思。一般规律，指的是各类、各种科学，都受哲学普遍规律的指导。仅仅一门天文、气象、物理、化学、医学、生理、解剖知识，是不能代表自然、社会、思维领域的全部的。哲学面对的是自然、社会、思维整体，是关于整体的总规律的高度概括。所以对于哲学体系下的科学而言，哲学更可谓科学的科学了。

其实，哲学家最明白哲学与科学的关系。台北哲学家邬昆如在其《哲学入门》一书中，用"定位宇宙、安排人生"八个字来形容哲学的价值。我在理解邬先生这八个字的时候，将其中的"定位"换成"认识"，并修改了一些内容，在原意的基础上拓展为十六个字："认识宇宙，安排人生，开发大脑，收获智慧"。仔细想一想，用这十六个字不仅准确说明了哲学的价值，而且进一步指出了哲学在提升人们思维能力，开拓人类智慧资源上的重要意义。所以觉得既准确，又全面。

近代德国著名哲学家，现象学的创始人胡塞尔有一本名著，书名叫《哲学作为严格的科学》。不难想到，作为"认识宇宙，安排人生，开发大脑，收获智慧"如此重要的哲学，岂能不是最严肃、最严格的知识、学问吗？

　　台北哲学家李震在其《基本哲学探讨》里，援引中世纪西方最著名的哲学家托马斯·阿奎那的观点，把知识由低到高分为五个层次，依次是：感官知识—经验知识—技术知识—科学知识—形上学。这由低到高、拾级而上的五个层次，包罗了人类知识的全部。前三个层次，这里不必说。后两个层次，托马斯·阿奎那显然将科学知识，排于形上学之下。还应当补充，这里的形上学应属广义的。它包括了伦理学、逻辑学、知识论等全部哲学内容在其中。

　　邬昆如先生在谈到哲学的内容时说：知识论是哲学的入门，形上学是哲学的体，伦理学是哲学的用。这里的形上学，应是狭义的，主要指亚里士多德《形而上学》那一层面上的内容。这里的伦理学，应是广义的，包括自然、社会、生物、生命在内的发生、发展、运动、变化的基本规律、原理等。所以邬先生接着进一步强调：形上学可以称之为哲学的核心，哲学中的皇冠。由此可见，当人们讲到哲学是科学的科学时，还要接着再讲一句：形上学是哲学的哲学。所以，不论从事科学研究还是从事哲学研究，都必须从训练一个人理性思维的能力做起。举凡从事学术研究的所有的人，都应当首先读好形上学，这才能真正知道自己所做的学问在哪一个层次，在哪一个方面。

　　说到形上学，这里有必要粗略地说明一下它包括或讨论的主要内容。它的内容大体包括五个方面：第一是万有（即天地间自然而然存在的万事万物）的先在性、单一性。第二是界定或区分万有的首要原理，即同一律、排中律、矛盾论原理。第三是万有的真、善、美的超越特性（名实相符之谓真，物之所欲之谓善，物之自然、悦目之谓美）。第四是万有的现实与潜能原理。其中包括现实与潜能，原形与原质，存在与本质，自立体与依附体等重要范畴。第五是万物生成、变异的因果率，或称因果原理。基于以上这五个方面内容，中国不少研究西方哲学的学者也认为，形上学不仅是哲学的哲学，还可以称之为思想的思想、逻辑的逻辑，应当成为人类理性思维（思辨）的法律。

基于上述，我们可以简要地小结：从哲学是科学的科学这一观点来看，前面关于科学的六个方面特性，即科学的客观性、知识性、分科性、确切性、系统性、理论性，是科学与哲学的共同特点。其后关于哲学的六方面特征，即哲人之学、生命之学、现象之学、思辨之学、形上之学、科学的科学，却是哲学独有的特点。

在为科学与哲学共同的特点和哲学独有的特点做小结的同时，也给我们提出了一些应当思考的新问题：其一，从科学与哲学两者之间共同的特点来看，哲学无疑也是文化，也是科学。为什么我们过去一直认为"哲学阻碍了科学的发展"，并把近代科学未能首先出现在中国的责任，强加于哲学呢？其二，从哲学独有的特点来看，如何正确看待科学与哲学之间的关系，如何正确对待哲学及哲学体系下的这一类科学的生存与发展呢？其三，基于哲学与科学的共同特点及哲学独有的特点，如何医治长期顽固干扰中医生存发展的哲学贫困与近代科学主义思潮呢？

当代的中国人应当懂得，无论复兴中国优秀的传统文化，还是重铸中医之魂，我们首先要下决心把文化之魂的哲学，重新请回到人类文化科学的殿堂中来。这不仅是摆在我们面前一项紧迫的学术任务，更是我们面临的刻不容缓的时代责任。重铸中医之魂，全面复兴中医，我们必须从这里起步。

（七）大科学才是人类科学的全部

【讨论与提问】

您在中西医比较的课堂里曾经提到，当代中国一定要有大科学观。什么叫大科学观呢？为什么当代人们一定要有大科学观？您大体讲一讲大科学的结构框架好吗？

【思考与答疑】

什么是科学呢？哲学及哲学体系下的科学，属于形上性科学；近代物理学、化学体系下的近代科学，属于形下性科学知识。而囊括全部形上性科学与形下性科学的总称，就是这里所说的大科学。大科学是人类整个文化知识的核心，既包括形下性科学，更包括形上性哲学与科学。在形下性科学为人类带来空前物质繁荣的当代，人类社会一旦偏离或忽视了形上性科学，混乱与灾难将骤然降临。什么是大科学观呢？以和而不同的文化境界为基础，人们共同尊重形上性科学与形下性科学知识的态度与立场，就是这里所说的大科学观。

我在前面谈到科学的定义时说："科学是以特定的研究方法研究特定的研究对象所获取的知识体系。""特定的"三个字，既是对种种不同学科及其不同研究对象、方法的概括与说明，也是对学科门类无限性的解释。这正像亚里士多德讲的那样，"世界上有多少可定义的研究对象，便可能形成多少种不同的科学"。科学的门类难以计数，不同学科的研究对象与研究方法也各有各的不同。

按照哲学的定义："以人类理性思维的方式，将感觉界万事万物（包括人的思维）的内在原理、规律展现出来的学问，称之为哲学。"尽管哲学的研究对象包罗万象，然而从大科学观来看，在无限"特定的"之中，哲学只是其中的一个门类。而近代物理学、化学及其体系下的众多学科，当然也是如此。

一个人承认不承认大科学，一个人有没有大科学观，不是因为历史与现实中是否存在着形上与形下两类科学的问题，而是在一个人的主观上是不是存在着一种沉积已久的习惯性偏见。

人所共知，科学一词是伴随着近代物理、化学的崛起而走红于全世界的。随着时间的沉积，这种"走红"已经成为近代许多人主观上一种无意识的习惯。人们已经无意识地把近代物理学、化学及其体系下的知识，坚定不移地称之为科学；人们已经无意识地把这些科学视之为人类科学的全部，视之为人类科学的唯一标准。与此同时，人们甚至无意识地将形上性哲学及哲学体系下的科学，排斥于人类科学的殿堂之外。一百年来中医一步一步濒临消亡的遭遇，不就是在这一连串的无意识之下造成的吗？

这种无意识习惯的可怕之处，还在于人们文化心理的麻木。当我们把哲学及哲学体系下的科学知识排斥于科学知识之外后，难道我们真的与哲学及哲学体系下的科学无缘了吗？在我们意识到人类与哲学及哲学体系下的科学不能分离的时候，究竟如何公正地对待形上与形下两类科学呢？20世纪80年代，原卫生部老部长崔月犁就指出，中医事业在过去的一段时期严重受挫，高呼保持发扬中医特色，振兴中医。20世纪90年代国家制订了"中西医并重"的卫生工作总方针。而在"实现中华民族伟大复兴的中国梦"的今天，中医医疗、教学、科研、管理的"国家队"，依然在"中西医结合"的招牌下，沉浸在西化中医的麻木里。这种不思反省，不求进取的麻木状态，使中医的改革大业又一次落后于我们所在的时代了。

在这里我要提到一个人，这个人名叫陈之藩（1925—2011）。他早年毕业于北洋大学电机学系，颇得胡适赏识并资助他留学美国。获宾夕法尼亚大学数学硕士并执教数年之后，转身奔赴英国剑桥大学攻读哲学学位并获博士学位。他的传统文化功底很厚，是一位广受仰慕而且著述颇多的散文作家和出色诗人。历任美国休斯敦大学教授、香港中文大学讲座教授，直到临终前仍笔耕不辍。他的《一星如月》散文集里载有1976年12月于台湾中兴大学的一篇演讲，题目是《知识与智慧》。文中从英国剑桥大学的学者对"两种文化"的思考开题，论证了他自己在"两种文化"上的思考及其态度。通篇文采感人，睿智喷发，读之犹如醍醐灌顶，令人茅塞顿开。文中有这样一段话："我们乍看起来，文、哲、艺术的知识与科学（注，指近代物理、化学等）的知识，在中学里是不同名称的功课，在大学里是不同名称的院系，在社会上是不同名称的部门，但其为学术，其为知识，好像是相同的。

可是仔细一想，你就会产生一种异样的感觉。为什么柏拉图我们拿起来就可以看，就一直在引用；为什么阿基米德我们只说他那个原理，再没有什么别的传下来的了？为什么希腊的人文、制度、史诗至今为人所引证，而希腊的化学、物理则仅是一些名词，其余均不堪入目了？为什么莎士比亚几乎每句话都被世人反复诵读；而中世纪的炼金术几乎完全不为人所知了？为什么三千年前的庄子寓言还为人所乐道，而三十年前的化学元素只有九十二种已落后得一塌糊涂了？就是在一个普遍家庭中，解释一首杜甫的诗，子女要请益于父母；而算一题新数学，父母要求教于子女？一言以蔽之，有些知识，好像是变得很少，是越老越值钱；有些知识却是变得很快，变得很多，是越新越可贵。于是我们慢慢感觉出来，真的文、哲、艺术的性质，与科学（注，指近代物理、化学等）的性质有所不同。如同站在泾渭交汇的地方，凝视这一半是清的泾水，凝视另一半却是浊的渭水，两水虽然流入一个河床中，却区分得如此鲜明，如此显著。"

他接着讲："现代的文化学者，比如，哈佛大学的布瑞顿也爱把知识界一分为二，一种是累积性的知识，一种是非累积性的知识。

非累积性的知识，可以用文学的例子来说明。两千多年前，一位希腊文学家把一些观念提出来，从而阐明是与非、善与恶、美与丑等。两千多年后，我们所面对的差不多还是这些，在知识的领域里并没有增益多少。

累积性的知识则不同了。希腊科学家所谈的星座，所谈的物质的要素，所谈的原子，现在不会有人重视了。换句话说，如果亚里士多德、柏拉图，忽然降临20世纪，给我们一个演讲，我们听来还是头头是道。可是希腊的科学家，比如，阿基米德，忽然降临20世纪，他们要补习许多物理上的功课，学习许多数学上的术语，才能与波耳或爱因斯坦交谈。

或者我们用另一个方式说，一位中兴大学的学生，并不比希腊的一位科学家聪明，但他比希腊科学家有更多的物理知识。他自然在文、艺、哲学上比两千五百年前的希腊人知道更多的事实；但在科学上，他不仅是知道更多的事实，而且他明了更多事实间的关系，也就是说他知道更多的定律，更多的原理。

这种累积性的知识和非累积性的知识的区别是非常重要的。这种区别绝对不是说科学好而有用，文、艺、哲学坏而无用，这只是说就累积而言，这两种知识是不同的。凡是有人说艺术劣于科学，或另一种人说科学劣于艺术，都是没有注意这种累积性的区分，而随便以自己习见的尺度来衡量别人的长短。

一个公平的文化学者，必须冷静地正视与辨识累积性和非累积性的知识，去追踪它们相互间的关系，去研讨它们对人类行为的影响。这两种知识各有其重要性，是自不待言的。

我们回顾过去三百年，可以说累积性的知识累积得很快，而过去三千年，非累积性的知识累积得很慢。而快与慢，并不能以之为判断优劣的标准。"

陈之藩先生以举例的形式讲述了以上内容之后，他在演讲的最后有一段满怀激情的话。他说："知识不论是累积性的，或非累积性的，都能产生巨大的影响。累积性的知识不能剥夺非累积性的知识发言的权利，正如非累积性的知识不能剥夺累积性的知识发言的权利。因为就学术本身而论，各人干各人的事，无资格批评对方……大家在累积性与非累积性的知识中寻取灵感，吸取教训，是无可厚非的。但不能不以谨慎与诚实的态度，做小心仔细的验证与努力。

目前最可怕的，也是历史上空前可怕的，是以高喊的声音压下自己的空虚。明是自己一无所有，一无所知，却偏横眉怒目要发挥'正义'的火气，剥夺了别人发言的权利。弄得大乱的天下更加紊乱，不堪的时代更加不堪。"

陈先生的文字准确、优美，论理简洁、明快，用不着再做解释。2000 年以后在香港执教中医的近十年里，我将此文推荐给许多同行与学生。陈先生关于非累积性的知识与累积性的知识，就是我所讲的形上性科学与形下性科学，或者哲学及其体系下的科学，与物理学、化学及其体系下的科学。陈先生关于两类文化知识相互关系的论述，总体上与我提出的大文化与大科学观是一致的。只是陈先生关于非累积性与累积性之说，出自一位科学、哲学家的诗性感悟，而我们的大文化与大科学观则是以科学学、软科学研究为基础的理性思考。

其实，建立在形上性科学与形下性科学基础上的大文化与大科学观，是《周易》的作者早就告诉世人的公理。应当明白，今天重提大文化与大科学观的文化背景，是人们对两千多年之前既有的哲学公理的遗忘。中国人忘记了《周易》里"形而上者谓之道"的明训，西方人忘记了亚里士多德与其《形而上学》。

在这里，不能不使人联想到台北哲学家曾仰如先生在其《形上学》里的一段名言，亦抄录于后。

"形上学是一切学问的基础。学问的巩固性、普遍有效性、合理性及确实性，全基于形上学。是以形上学一被忽略、藐视，学术的进步及真理的发扬，就无形中大受阻碍，人类的推理能力也普遍地趋于薄弱，知识界也将变得混乱不堪。各学科所研究的对象、范围也认识不清，因而在学术界里常有越俎代庖之事的发生。"

曾仰如先生是台湾知名的哲学家，他站在形上学的角度高屋建瓴地讲这番话，是无可辩驳的。人们将哲学排除在科学之外，是十足的"思想方向混乱"，因而导致了"各学科研究对象不清""研究范围不明的问题"。而用西医的观念与方法改造中医，也是典型的"越俎代庖之事"。曾仰如先生的这一番话，其实是站在形上学的高度对大科学和大科学观的呼唤。若欲在中西医并存的中国，确保中医与西医的健康发展，则必须有大科学的思想与观念。

按照《重铸中医之魂的哲学公理》前五条公理性原则：中医研究的对象是形上性的人，证候的人，即人的"生命过程中表现在整体层次上的机体反应状态及其运动变化"；而不是西医解剖刀之下"构成人体的组织、器官、细胞、分子"。中医中的思维方法，是在哲学、系统科学方法基础上的由综合到演绎的逻辑方法；而不是西医在近代物理、化学基础上的由分析到归纳的逻辑方法。中医概念范畴体系里的专业名词术语，绝大多数属于类比性概念，亦即抽象概念或模拟概念；而西医的专业名词术语，绝大多数属于具体性概念，亦即实体概念。所以中医与西医两种医学相互之间，是不可通约的两种医学科学体系。这就决定了中医与西医两种医学科学体系之间相互并存，各自发展的必然格局。

六十多年来，由于我们缺乏大科学的思想与观念，中医的学术发展与事业建设，至今没有找到正确的方向与道路。《中华人民共和国宪法》中"发展现代医药和我国传统医药"的规定和"中西医并重"的卫生工作总方针，至今得不到真正的贯彻与落实。只要人们承认大科学结构的框架与理论，人们就会彻底地、自觉地告别中医西医化的歧途。

辛亥革命一百年来，实现东西方文化在中国的整合与重构，这一时代性的大课题，至今并没有真正地完成。大科学结构的框架与理论，事实上已经为东西方文化在中国的整合与重构，提供了一个可以进一步交流、讨论、研究的理论基础与讨论平台。衷心希望在大科学结构的框架与理论的基础上，在实现中华民族伟大复兴的"中国梦"的伟大潮流里，把一百多年来尚未完成的东西方文化在中国的整合与重构，通过广泛讨论，尽快形成共识。

（八）中医继承与发扬的悖论性问题

【讨论与提问】

中医学术界经常说"要处理好继承与发展的辩证关系"，这说明处理好这一关系的难度实在太大。而您从大科学观出发常对我们说，"继承靠中医、发扬靠西医"是困扰中医前进的一个逻辑悖论。请您讲一讲形成这一逻辑悖论的原因究竟在哪里？

【思考与答疑】

中医学术的继承与发扬之间，本来就不是对立的关系，而是一个问题的两个方面，或者相互统一的同一件事。在中医学术上，只要人们"学而时习之"的继承功夫夯实了，发扬便自然而然地寓于继承之中了。从这个意义上讲，中医学术的继承与发扬之间，根本不存在什么难

正医

正本清源
复兴中医

以解决的辩证关系。

其实，长期当作口号高唱的"要处理好继承与发展的辩证关系"的背后，真正的用意是"继承靠中医，发扬靠西医"。这本身就是一个二元悖反的逻辑错误，两者之间根本不存在可以达到统一的"辩证关系"。这是当代中国人头脑里缺乏大科学理论与结构框架的反映，也是中国人尚未认真思考东西方文化在中国整合与重构之前的一个误区。具体到医学来讲，这是学术界在尚不明白中西医科学定位的前提下，在中医发展方向与道路的二元悖反的逻辑错误。因此"继承靠中医，发扬靠西医"的"辩证关系"，不是哲学认识论方面的问题，也不是辩证思维能力的问题，只要人们头脑里有大科学的理论与结构框架，只要学术界真正明白了中西医的科学定位，这种二元悖反的逻辑错误就不会困扰人们半个多世纪。

为了说明中医界长期存在的"继承靠中医，发扬靠西医"这一悖论，这里需要联系大科学理论与结构框架，从文化发展历史观的角度，简单地谈一些认识。

第一，从地球上出现人类以来的历史看我们的文化史观。

原中国社会科学院副院长李慎之先生在《辨同异、合东西》一文中，有这样一段话：如果我们"相信这个宇宙已经有一百五十亿年的历史，如果我们把这一百五十亿年浓缩为相当于地球上一年的三百六十五天，那么我们就可以看到，人类的出现是在十二月三十一日的晚上十点三十分，文化的出现是在此后最后十秒之内的事情。"李先生的这一段话，其实是关于人类文化历史观的一种比喻。

按照李先生的说法，我们做了一番还原性的计算之后知道，人类出现文化的历史大约只有五千年。这在人类全部历史的长河中，只是占0.2%的那么一小段时间，相当于李先生所说的"最后十秒之内的事情"。据此我们知道，世界上出现人类之后，人类全部历史的99.8%是在文化蒙昧之中度过的。据此我们还知道，在这不足十秒钟的五千年里，前面差不多一半的时间是文化萌芽到累积的阶段。其后的五秒钟，也就是迄今两千五六百年的小段文化历史中，包括两次文化高峰。一次在两千五百年前后，一次在五百年以来。至于人们对两次文化高峰的研究、认识与比较，以及以公正的态度对两次文化高峰的继承、学习与发展，不论在西方还是在东方，这方面的工作其实才刚刚开始。借用李先生的说法我们同样知道，人类在两次文化高峰的认识、比较中，共同分享东西方不同的文化成果的努力，至今也只有 1/5 秒钟，也就是近两三百年之内的事情。所以我们有理由认为，李慎之先生煞费苦心以时间游戏的方式提醒我们的，其实是一个人类文化史观的大问题。他希望我们应当以正确的立场和态度，来理解人类全部历史的 99.8% 与 0.2%；他希望我们应当珍惜和善待人类全部文化史的五千年，珍惜和善待人类共同分享不同文化成果的当今这一时代。我相信，这就是李先生所要告诉我们的人类文化历史观。

按照上述文化历史观，我们每一个人在人类文化历史的长河中，能够做一点什么呢？

如果把人类的年龄以 70 岁来计，一个人的一生有 1/3 的时间在睡眠，1/3 的时间在吃饭、活动、休息、调整自己，1/3 的时间在学习和工作。而在学习和工作的 1/3 的时间中，继承性、重复性的学习和工作是主体，是绝大多数人一生所做的事情。而经过重点培养提高以承担着科学研究与创新任务的人，只是同行业人群中极少数精英们的事。文化、科学上的真正创新，从来不是靠群众运动，从来不会像万马奔腾那样一拥而上的。因此就大多数文化人的成长而言，他首先应当是一个文化的学习者、继承者，或者一个普普通通的从事文化工作的劳动者。人们最向往的教师、医生、律师职业中的绝大多数人，其实都是一生辛勤努力的文化工作者。

在整个人群里，只有那些知识累积丰富、深厚的极少数的文化工作者，才可能成为在"崎岖小路上攀登的"文化产品的创造者。而绝大多数文化人终其一生的努力，他可以称得上一位合格的学者，但是未必能成为一位真正的学家。人生最忌讳的是，千万不要动不动就自称是什么文化科学新理论、新学说的创造者。况且由于人生苦短的自然节律，即便是一位文化科学新理论、新学说的创造者，他对人类文化科学的贡献必然是局部的，十分有限的。应该懂得，人类文化科学发展的历史，是由无数生命苦短的思想者一点一滴累积起来的。而对于文化科学上曾经的贡献者来说，谁也不会是银河系里一个不起眼的星星，最多也不过天空中一片转瞬即逝的云彩。

然而人类文化、科学形成与发展的历史，人固然是文化的创造者，人同时也是人类文化的破坏者。这里不必说秦时的焚书坑儒，也不必说汉时的废黜百家、独尊儒术，仅就五四运动以来横扫一切"旧思想、旧文化、旧风俗、旧习惯"而言，人们对中国传统文化的摧残，已经是举世触目惊心的了。

联系到上面所讲的"人们应当正确理解人类全部历史的99.8%、0.2%，应当珍惜和善待人类全部文化史的五千年，更应当珍惜和善待人类共同分享不同文化成果的当今这个时代"，如果以此为李先生所要说的人类文化历史观，似乎还应当补充一些内容。这就是人类应当克服自身的愚昧又狂妄，自卑又骄傲，既鼠目寸光又自以为是的局限性。这一点，应当成为人类对待文化史观的重要内容之一。

应当痛心地看到，在近代科学技术带来的人类物质文明空前提高的当代，由于人性卑微的本性而形成的轻视、歧视非主流文化的意识，已经膨胀为一种既顽固又普遍的文化偏见，一种见怪不怪的社会文化"常态"了。为了自己既得的名与利，人们不仅缺乏人类文化多元的全局意识，甚至对非主流文化造成的严重破坏幸灾乐祸、落井下石。西方精致的利己主义者是这样，东方精致的利己主义者也是这样。所以在当今，一个人要想避免沦为文化的破坏者，他首先要从上述文化史观出发，深刻认识由人的天性卑微而产生的种种文化偏见，正确面对社会上存在的种种非理性的文化状态。

讲到这里，我想向大家说一点个人的感受：人生在世，从空间上看，只不过沧海一粟，渺小得很；从时间上看，就好像白驹过隙，短暂得很。人类文化的进步需要每一位文化人珍视历史，尊重现实，自知卑微，不躁不狂，实事求是地发挥自己一点一滴的正能量。中医学子们若能如此，我们就可以众志成城，挽中医于既倒。

第二，不要把两次文化高峰视为一条线。

我们在《重铸中医之魂的哲学公理》一节提到，人类第一次文化高峰在中国的春秋战国秦汉之际，第二次文化高峰在欧洲的文艺复兴以来。第一次高峰以哲学的成就为代表，第二次高峰以物理学、化学的成就为代表。而且我们还强调，人类文化科学发展到今天，"从文化科学发展的总体上看，也只能是两次高峰"。这里仅就人类第一次文化高峰的形成，进行简要的复习。

我们已经知道，人类出现文化的历史大约只有五千年。这五千年"在人类全部历史的长河中，只是迄今为止仅占 0.2% 的一小段时间"。所以世界上出现人类之后 99.8% 的时间里，人类是在没有文化的盲昧之中度过的。在这样的历史背景下放眼两千五百年以来的两次文化高峰，就好像一个人迈出的两小步一样。这两小步的历史先后，只是天性卑微的人的一种感觉而已。在人类生存的历史长河中，文化发展上的这两小步，只不过同一时间维度转瞬之间的事情。所以最需要人们以理智面对的是，人类文化发展上不同空间维度的这两步，其实谁也离不开谁。

值得中国人庆幸的黄帝轩辕时代的仓颉造字，距今大约四千七百年。它是人类文化史上出现最早的文字之一，标志着人类知识文字化时代的开始。在人类知识文字化的过程中，知识催生了文字，文字成为知识的载体；文字助知识登上了文化宝座，文字也使自己成为文化的重要组成部分。因此文化与文字，一体而两用。正是因为人类知识的文字化，这才使得文化在快速的传播中，步入文化捷足先登的快车道。所以黄帝轩辕时代的仓颉造字，把中华民族传统文化最早送入繁荣与辉煌的快车道。对于中华民族优秀传统文化而言，仓颉造字功不可没。忘记，就意味着对文化的背叛。

仓颉之后的两千年，是中华民族文化快速累积的两千年。那时候由于制造器具的水平仍然十分有限，人们在物质生活的享受上不像近代人如此的富有，所以我们的祖先把上帝赐予人类的自由意志，集中地投入于客观世界（包括人自身）的认识与理解上。这是我们面对中华民族优秀传统文化时，不可忽视的重要立足点。随着形上性智慧不断丰富着人类，我们的祖先逐步总结为形上性智慧之冠的哲学。在这里，我们只要简单地回顾一下夏、商、周那三个朝代，我们就会明白在哲学带领下，中华民族传统文化一步一步迈向成熟的发展轨迹。

春秋战国秦汉之际六七百年间，是哲学带领下的中华民族文化广泛运用、充分发挥的成功时期。因此后来的历史学家一致认为，这一阶段是中华民族历史上文化最繁荣、最辉煌的伟大时期。尽人皆知的"诸子蜂起、百家争鸣"，就是这一时期最令人鼓舞的集中体现。为什么中医领先于世界各地，在这一时期迈入理论思维的成熟阶段，根本原因就在于哲学的繁荣和思维的活跃。到了现代，正是因为中国传统文化，尤其是传统哲学的百年尘封，这才造成了人们对中医学的百年困惑乃至百年自残。

其实夏、商、周和春秋战国秦汉的年代里，整个人类都处于形上性智慧累积与发展的时期。我们联系起来想一想，为什么印度佛陀的出现，西方宗教的形成，两河流域文化的繁荣，希腊"三哲"的一路突起，都集中在那一时期呢？因为那时候整个人类制造器具的能力普遍有限，在物质的生活与需要上相对匮乏，所以文化先哲们无一例外地把上帝赐予人类的自由意志，集中地投入到对客观世界的认识与理解上。由此便形成了东西方人类文化的进步，基本上是同步的局面。应该说，人类在春秋战国秦汉那一历史时期，随着形上性智慧的日渐丰富，共同生活在一个由哲学营造的人类形上性文化的高峰时期。

如果我们面对着地球的北半球，由东到西对哲学为带头的人类形上性文化加以分析和思考，我们还会发现另外一个事实。两千多年来以哲学带头的形上性文化根基，大体集中在地球北温带的国家、地区；而形上性文化根基犹存的那一些地区，后来首先成为欧洲文艺复兴的摇篮，成为以物理、化学带头的形下性近代物质文明的发源地。为什么先后两次不同的文化高峰都出现在地球北温带的国家、地区呢？这个谜当然不是我们所要思考的。但是应当懂得，哲学是智慧的源泉，思想的思想，科学的科学。也就是说，哲学智慧是人们面对万事万物的复杂现象及其复杂关系，所揭示的关于万事万物本质的知识结晶；哲学思维是人们在哲学熏陶下所形成的，关于认识种种复杂事物背后本质的思辨方法。一个没有哲学智慧和哲学思维的人，是难以成就一位真正的文化大师的。这一点，相信是人类文化进步的根基所在。

英国的李约瑟在其《中国科学技术史》中曾经提出一个质疑：为什么文艺复兴没有出现在文化积淀雄厚的中国呢？其实，这是李约瑟自己向自己提出的严肃质疑。一方面，他忘记了他在写《中国科学技术史》的时候，是站在西方近代物理学、化学的科学立场上来对待中国科学技术的，而不是站在人类文化两次高峰的立场上来思考问题的。用我们前面所讲的"大科学观"来看，李约瑟在写《中国科学技术史》时，并没有包括哲学与近代科学在内的大科学、大文化的视野。作为东方文化老大，中国在哲学体系下的科学、技术方面，有着雄厚的积淀；相信在近代物理学、化学体系下的科学、技术方面，也一定有足够的创造才能。另一方面，造成中国近代物理学、化学体系下的科学、技术落后于西方三百年这一事实，真正的症结不是科学、文化的问题，而是三百年来中国的社会历史与制度问题。如果今天中国的社会与制度可以提前三百年的话，相信李约瑟的质疑肯定不会存在。

从第一次文化高峰夏、商、周的累积到春秋战国秦汉的繁荣，前后跨越了一千余年的历史事实来看，中国、印度与欧美诸国一样，都处于人类第二次文化高峰的同一个历史时期。如果再以李慎之先生的说法来看，中国曾经落后的三百年只不过是转瞬之间。这在人类文化史上其实就像第一步与第二步一样，原本是用不着大惊小怪的。正是因为中国在第一次文化高峰中都有雄厚的哲学基础，有相似的"智慧的源泉，思想的思想，科学的科学"的积淀，所以中国当代摆脱社会因素的羁绊，焕发出文化创造力的时候，短暂的落后便随之迅速改变。这种迅速改变的主要动力，仍然是第一次文化高峰中所造就的"智慧的源泉，思想的思想，科学的科学"的力量。我们在这里重复说明哲学基础在文化创造、发展上的重要作用，仍然在于当代中国人一定要有大科学、大文化的视野与境界。

应当说，今天的人类正需要透过语言文字的差异，加强两次文化高峰中的两类文化成果的比较与交流。换一句话说，就是超越语言和文字的障碍，对东西方形上性文化或形下性文化，分别进行比较与交流。应当说，东西方形下性文化的比较与交流已经在快速的进展中，但是东西方形上性文化的比较与交流，尚需要全面地展开并加强。通过形上与形下两方面文化的比较与交流，不仅有利于形上与形下两类文化的各自提升与融合，而且更有利于开创一个共同分享两次文化高峰成果的人类文化新生活、新时代。

所以，不要把两次文化高峰视为前后贯穿的一条线，而是以形上与形下两类文化为基础而突起的高峰。在人类共同分享两次文化高峰成果的文化生活新时代里，充分理解与准确把握两次文化高峰之间的不同，无疑是人类文化发展战略上至关重要的基本原则。在中国，这一至关重要的基本原则，首先摆在了中医的面前。对此，中医界应当倍加重视。

第三，历史上成熟的科学永远是新的。

我们在前面说过，通常所讲的文化，包括传统文化与现代文化，精神文化与物质文化，科学、哲学是文化中的核心。按照我们的大科学观，科学包括哲学体系下的科学与物理学、化学体系下的科学两大类。前者属于形上性科学，后者属于形下性科学；形上性科学成熟于春秋战国秦汉之际，形下性科学成熟于欧洲文艺复兴以来。因此，科学不是以先后，以新老来进行分类，来评判价值的。如果人们出于世俗的心态，喜欢以新为美，以新为荣的话，那么凡是成熟的科学，都应该是不会被历史遗忘的新科学。

陈之藩先生在前面关于新老几代人之间对不同知识的理解和看法，都是他在现实中感觉到的一种文化现象及体会，他当然不是在讨论科学分类的问题。而且他在其中提到的"科学"二字，自然与我们大科学观的含义也不相同。然而他在模糊中所思考和体会到的，却完全是我们提出的大科学观的内容。而他关于泾水与渭水的比喻，对于人们理解形上性科学与形下性科学关系时，具有一定的借鉴意义。尤其他用"越老越值钱""越新越可贵"两句十分通俗的话，既形象、鲜明、生动，又十分客观、准确、理性，恰当地表明了人们对待形上性与形下性两种科学，必须具有的正确立场和态度。这与我们关于"凡是成熟的科学，都应该是不会被历史遗忘的新科学"的提法，在大科学观上也是完全雷同的。所以，仅以"越新越可贵"作为评判文化、科学之优劣、是非、兴衰、存废的说法，毫无疑问是片面的，不公正的。

判断一门科学是否成熟，关键看它自身是否揭示了本学科研究对象内在的基本规律。亚里士多德早就说过：世界上有多少可定义的研究对象，便会有多少门科学。这就是说，科学产生于对研究对象内在本质的追求，是因研究对象而分门别类的。在研究对象的基础上，成熟的科学应当具有三条主要标准。其一，它有特定的研究对象和特定的研究方法。其二，有以特定的研究方法，揭示对象内在规律而形成的概念范畴单义性的理论体系。其三，经过实践证明这一整套单义的概念范畴体系，是可以重复的。所以，不论形上性与形下性，也不论过去与现在，凡是符合以上三条主要标准的任何一个学科，都可以称之为成熟的科学。

在这里我们要特别提醒大家，一定要注意"特定的"三个字，特定的研究方法，是由特定的研究对象所选择，所决定的。也就是说，形上性的研究对象，必然要选择形上性的哲学方法，形下性的研究对象，必然要选择形下性的物理学、化学方法。忽视了"特定的"三个字，交换与错用研究方法，在科学研究上是绝对不能容许的。

基于上述，我们可以说：凡是成熟的科学，都是人类的文化殿堂的瑰宝；凡是成熟的科学，它将永远保持着鲜活的文化生命力；凡是成熟的科学，它在人类面前便不会老去，并永远是新的。

另外还需要说明，在一门成熟的科学体系之内，往往存在科学、技术、经验这样三个层次的知识。科学知识是这一门科学体系的基础理论部分，是这一门科学体系的核心。技术是以基础理论为依据的，是这一门科学体系在实践上的应用与发挥。经验比技术更低一层，往往是技术操作过程中的实践发挥。今天人们常常挂在口头上的"高新科技""科学创新"，其实是高新技术、技术创新，它基本上是以物理学、化学的科学原理为根据的，是物理学、化学的科学原理的技术发挥。因此，不要把科学、技术、经验三者的关系颠倒了，尤其不要把技术、经验混同为科学。这是我们在讨论成熟科学时需要特别加以说明的。

第四，文化断裂、研究方法错用的中医继承与发展。

记得2004年11月在北京召开的293次香山科学会议上，我曾说过这样一段话：当代中国人常常在谈到中华民族文化史时，存在着一种自相矛盾的错误。我们一方面气壮山河地说，中华民族有五千年的文明史；我们一方面又偷偷地将这五千年"除了一个二"，把两千五百年前的春秋战国时期视为中华民族文化原始的起点。当我们把中华民族文化史拦腰斩掉了一半的时候，中华民族在第一次文化高峰时期的文化繁荣与辉煌也就无以为继了。这其实不是简单的中华民族文化史被扭曲的问题，而是传统文化在近代走向衰落的文化断裂现象。这一罕见的传统文化断裂现象，是一百年来接连不断的"全面反传统""砸烂孔家店""横扫"一切旧思想、旧文化的文化运动造成的。这一文化断裂现象，自然也使一百年来的中医在劫难逃。

中医是中国传统哲学孕育的医学科学。这里的"孕育"二字，强调了哲学是构建中医学的方法论、认识论的地位与作用。就是说，没有哲学方法论、认识论的观念和原理，中国就不可能形成基础科学与临床技术相统一的中医学，就不会有以《黄帝内经》为代表的中医基础科学体系，更不会有以《伤寒杂病论》为代表的辨证论治的临床技术体系。

"正确处理好继承与发扬的辩证关系"，是半个多世纪以来流行于中医行政管理上的一贯提法。从辩证唯物主义的立场与观点上讲，中医的继承与发扬，既是历史性的，也是内在性的。如果用一句话来概括中医的继承与发扬的辩证关系，那就是内在于中医传统的历史性的演进。从中医学术的实际情况与特点来讲，既然"中医是中国传统哲学孕育的医学科学""哲学是形成中医学的方法论、认识论"，那么中医的继承离不开哲学，中医的发展也离不开哲学。反过来说，如果中医离开了哲学这一特定的方法论、认识论，那就既谈不上继承，也谈不上发扬。从逻辑学上讲，哲学的方法论、认识论，包括了综合－演绎的方法，而非分析－归纳的方法。所以中医的继承与发扬，离不开哲学的方法论、认识论，当然也包括综合－演绎的逻辑方法。以上这三点，相信是中医行政管理上"正确处理好继承与发扬的辩证关系"的最准确、最合理的解读。

长期以来，中医界对"正确处理好继承与发扬的辩证关系"，也有一个很形象的表述："继承而不泥古，发扬而不离宗"。这里的"不泥古"，是对中医在发扬、发展、进步上的认同；这里的"不离宗"，是对中医内在传统、原理、特色上的坚守。中医内在传统、原理、特色，是中医继承与发扬的立足点；中医继承与发扬离不开这一立足点，当然离不开哲学的方法论、认识论，也包括综合－演绎的逻辑方法。

然而，由于前面提到的"西化中医独大，传统中医边缘化"客观现实，数十年来，"正确处理好继承与发扬的辩证关系"，在很大程度上被歪曲为"继承靠中医，发扬靠西医"。以致名目繁多的中医西化，以及在漂亮口号下的中医现代化、中医规范化、中医标准化、中医创新科技等，无一不是在"正确处理好继承与发扬的辩证关系"名义下，以发扬中医的招牌大行其道。

与我们前面关于"正确处理好继承与发扬的辩证关系"的解读相比，所谓"发扬靠西医"，就是以西医所依托的近代物理学、化学的观念与方法来"研究中医"。而近代物理学、化学的观念与方法，也就是逻辑学里分析－归纳的研究方法。所以，"发扬靠西医"的本质，就是以西医依托的分析－归纳的研究方法，对中医进行"西医化"的改造。这是人类科学史上罕见的科学研究方法的错用。因此"发扬靠西医"掩盖下的，以分析－归纳方法所进行的中医西化，是不折不扣的研究方法上的偷梁换柱。这样做的结果，必然是中医基础科学体系与临床技术体系的全面解体。可悲的是，这种偷梁换柱的做法不仅与继承、发扬中医的初衷完全相反，而且数十年来已成为难以撼动的一种"常态"，至今依旧困扰着中医正常的继承与发扬。

从"正确处理好继承与发扬的辩证关系"，到"继承靠中医，发扬靠西医"的蜕变，其中埋伏着一个严肃的学术问题，即中医学科学定位历史性落后的问题。《黄帝内经》以来的两千多年里，中医本来就是在"继承而不泥古、发扬而不离宗"的道路上，在辩证统一的历程中，按照自身内在的传统、原理、特色一步一步地走过来的。而"继承靠中医，发扬靠西医"，却是我们高扬唯物辩证法的这个时代里，一个违反唯物辩证法的典型案例。如果我们在 20 世纪 50 年代提出中西医结合之初，首先从源头上搞清楚"中医我是谁、西医他是谁，中医我是怎么来的、西医他是怎么来的"，相信不会出现如此违反唯物辩证法的典型错误。如果我们当初能够深入、反复地想一想两个最一般的问题：为什么世界上没有人用物理学、化学的观念与方法解释、改造哲学？为什么也没有人用哲学思维的观念与方法解释、改造物理学、化学？也许我们用不着为中医基础科学体系与临床技术体系全面解体而忧心忡忡了。《医医》与《正医》出版的确晚了一些，不过对于中医走出"发展靠西医"窘境，肯定是有益处的。

在我们讨论不能将分析－归纳的研究方法错误地用于中医发展的时候，有关药物的问题需要补充说明。

从天然的矿物、植物、动物中，提取西医认为的有效化学成分，这是西药发展的传统老路。借用中药临床分类的知识，从中提取西医认为的有效成分，这也是世界各国新药研制中广泛关注的一个话题。对此我们完全理解，并应当积极配合。但是必须明确强调，这绝不是中药现代化与发展的新方向、新道路。比如，从青蒿中提取的青蒿素，从麻黄中提取的麻黄碱，从黄柏中提取的小檗碱等，这不是中药现代化的成果，而是不少国家认同并纳入药典的新西药。即使今后从中药复方基础上生产出来的，通过西药临床药理、毒理、安全性实验的，用于肌肉注射、静脉注射的药物，也都属于西药，而不是中药。中药与西药的划分，不是以原料的来源为根据，而是以中医药与西医药各自的系统理论为根据、为标准的。

我在《中医复兴论》中，曾经对中西药的划分做了定义性的说明："以中医经络脏象、病因病机、诊法治则的理论为根据，按照四气、五味、升降浮沉、功效、归经的原则和指标，在中药材基础上生产的供中医临床辨证论治使用的饮片和成品药，当属于中药"。"用西医药物物理学和药物化学的方法，按照西医生理和病理的原则，从中药材中提取西医认为的有效成分，然后根据西医临床药理的指标，用于西医临床的药物，应划归为西药。"因此，以中药材为原料，从中提取化学有效成分的研究项目，是西医西药方面的课题。借口"发扬靠西医"而将此纳入中药研究的领域，同样是偷梁换柱、张冠李戴的错误做法。

"发扬靠西医"的错误做法，在中国蔓延半个多世纪了。收录于《中医复兴论》的《西化——中医科研的致命错误》，以始于 20 世纪 50 年代末的"肾的研究"为例，对贯穿于肾的研究全程中的思路转换及其具体做法，由前到后从八个方面进行了剖析。

一是自设跳板。研究者一开始便以文献综述的形式，在对相关文献回顾的过程中按照自己既定的想法，对肾的脏象概念及临床表现进行了剪裁与曲解。从而为自己的立题编造出堂而皇之的借口。

二是阉割在先。借着表面的"文献综述"而实际上的自设跳板，研究者阉割了肾与中医脏象经络、病因病机学说的理论联系，阉割肾的临床证候在中医体系里的完整性与真实性。

三是弃中就西。研究者接着以"症候群诊断模式",代替了建立在中医脏象经络与病因病机学说基础上的临床诊断;再以西医肾上腺皮质功能的相关指标,代替了症候群诊断模式。从而为"肾的研究"的弃中就西,铺平了道路。

四是欲西非西。研究以中医的"补肾药又具有肾上腺皮质激素样作用"一句空话,瞒天过海地把中医的补肾药与西医的肾上腺皮质激素等同起来,却无西药药理研究的支持。中医中药不能接受,西医西药也不能承认。

五是实验不实。研究者对中医肾阳虚而自行设计的实验方法、数据、结果评判,存在严重不真实的问题。

六是假设更假。研究者关于"中医的肾阳虚病人在西医临床上有垂体-肾上腺皮质系统兴奋性低下现象"这一假设,没有找到切实的西医实验与理论的肯定。对其结果在理论或前瞻性上的评估,随意性太强,无可信性。其后,研究者又围绕下丘脑-垂体-肾上腺皮质、甲状腺、性腺三轴内分泌系统进行了十数年研究。结果是越陷越深,最后不了了之,无果而终。

七是殃及池鱼。"肾的研究"是国内启动西化中医研究之时最早的样板项目之一,它严重违背了实事求是的科学精神,为西化中医研究在国内的泛滥,立下了一个很坏的榜样,在国内影响很大。时至今日,学术界未对"肾的研究"进行认真、彻底的反省与总结,它依然作为中医研究的样板,误导着当代中医科研的方向。

八是大道不孤。中医是不同于西医的另一种成熟的医学科学,它的理论与实践蕴藏着强大的生命力。有幸的是,"肾的研究"所形成的误导与损害,影响了中医事业的健康发展,却未能改变中医学术内在的科学原理,未能损坏中医学的科学基因。只要人们回到实事求是的科学态度上来,中医走出西化误区并实现全面复兴,相信是历史的必然。

希望大家仔细读一下《中医复兴论》的《西化——中医科研的致命错误》,并与本书《重铸中医之魂的哲学公理》一章中的十项公理性原则相互比照。或许有利于从学术的角度进一步认识"发扬靠西医"的错误实质，有利于从思想深处主动告别中医西化。

在香港执教中医时，我面向香港在校的中医学子，讲过六遍中西医比较的课程。当时曾多次向学生们讲过：只要你认真听一遍这一门课，你就不会陷入"发扬靠西医"的歧途。十年以后的事实表明，香港一大批青年中医对中医西化的免疫力，的确比内地的青年中医要强许多。

第五，关于以仁为志、方可言医的文化精神。

我在香港执教中医时，常常与学生们谈到我的两个幸运。世界上最受人向往的职业有三，一是老师，二是律师，三是医生。老师是析疑解惑、教书育人的职业；律师是手持法律，维护人身、财产权益辩护的职业；医生是救死扶伤，为人治病的职业。我既当医生，也当老师，当然是两个幸运。另外，我还有两句与学生们共同勉励的话：人乃生灵医因贵，道出岐黄德为基。这句话的意思是：人是天地万物之灵，与天地并列为"三才"，所以从事救死扶伤工作的医生，必然会倍受人们的尊重和爱戴。中医之道源自《黄帝内经》，所以每一位品德高尚的人，都会为自己所从事的神圣职业"焚膏油以继晷，恒兀兀以穷年"。这与人们常说的"以仁为志、方可言医"，是同一个道理。这就自然会使人联想到另一个问题，即中医执业者的文化精神。

人们习惯认为，实事求是是一个人做人的标准，学者的治学态度，都应当坚守实事求是的原则。对于合格的中医，我认为这还是不够的。我在《医医》里曾经提到过"文化精神"这样一个概念。

文化里包含着科学，中医是科学的一部分。文化精神是催生文化和文化传承的真正动力，所以文化人首先要有文化精神。我对文化精神的理解是："只对文化负责，不为功利所使的那么一种彻底、纯粹的治学态度或学究意识。"

对于文化精神，我们需要从三个方面来理解。

第一，所谓"只对文化负责"，指的是在文化生成与传承过程中，必须坚守文化自身的严肃性和圣洁性。文化是前人的生命结晶，面对文化的生成与传承，我们应当心存虔诚和敬畏。记得在北京的一次专题讲座中，我问台下的中青年中医师：仔细通读过一遍《黄帝内经》的人请举手。大家面面相觑，竟然没有一个人举起手来。没有仔细研读过《黄帝内经》的人，你凭什么搞中医科研工作，你凭什么给人把脉看病呢？我觉得，这起码是对文化、对中医、对生命心存虔诚、敬畏的一个大问题！

第二，所谓"不为功利所使"，是指文化的生成、传承，与文化服务于社会，应用于现实是不同的。这正像当代哲学家苗力田讲的那样：科学是目的，而不是手段。这里的目的，是指基础科学是以认识事物本质，认识真理为目的的，科学与功利没有直接关系。这里的手段，是指应用技术，应用技术是科学基础上的延伸，是直接面对社会，与功利相关的。古往今来，科学是学者的心力结晶，与功利无关。所以在科学面前，真就说真，假就说假；是就说是，非就说非。人常说，"非关因果方为善，不计功名使读书"。两千年来，凡是被历代一直称之为经典的东西，既可以说是先贤们真知灼见的积淀，更应当说是天地运行千古不变的真理大道。尽管历代不乏盗用《黄帝内经》只言片语以妄自尊大之徒，但是《黄帝内经》全书绝无任何可挑剔的功利性痕迹。

第三，所谓"彻底、纯粹的治学态度或学究意识"，是对文化工作者内在的人性特质上的要求。作为一个从事文化、科学生成与传承的人，他应当具有全心全意、严肃谨慎、不求名利、不畏艰难的精神，也应当具有性存温雅、志定神敛、从容谦恭、举止和柔、无自妄尊、不做矫饰的人格修养。只有既懂得文化、科学的严肃性与圣洁性，又具有彻底、纯粹的治学态度或学究意识的人，才可能成为一个具有文化精神的人，一个催生和传承文化、科学的开拓者。中医在西化中走向衰落几十年了，这种衰落正在呼唤着文化精神，呼唤着具有文化精神的一大批莘莘学子。

当今社会上有一种可怕的狂妄，面对中华民族的优秀传统文化，面对《黄帝内经》以来的所有中医经典，只要是他没有看过的，看不懂的东西，他就统统视之为糟粕。这是一种典型的、愚昧加狂妄式的文化精神溃败。半个多世纪以来，这种文化精神溃败在中医医疗、教学、科研、管理等方面，表现得越来越突出。你在《黄帝内经》《伤寒杂病论》方面用功不深，理解不透，你的临床水平怎么会提高呢？你对中医我是谁，西医他是谁，中医我是怎么来的，西医他是怎么来的这些最基本的学科定位问题尚不明确，你为什么死守着"发展靠西医"名义下的中医西化、中西医结合、中西医融合而不进行反思呢？但愿人们在清洗功利心之后，会逐步丢掉愚昧和狂妄，重新恢复明智，重建文化精神。

在香港讲学期间，有一位朋友对我说："为什么中医界博士的帽子满天飞舞，教授的牌子遍地都是，而问到什么叫中医的时候，不是张口结舌，就是云山雾罩，不着边际呢？"我反问道："你能说一说最核心的原因在哪里吗？"他想了一会，反问我说："不就是您在《医医》一书里所说的文化精神溃败吗？"我静静地望着他说了一个字："是！"

"人乃生灵医因贵，道出岐黄德为基""病人唯恐医误其病，医学最怕病染在医"。而今最严酷的事实是，中医学病了，而且病得不轻。因此当前急需要医治的，是纠缠着人们灵魂的文化精神溃败。

（九）中医亟待一场传统文化大补课

【讨论与提问】

您经常对我们讲，学习中医必须打好传统文化的基础，我们这一代人也知道需要认真补上传统文化这一课。希望您联系自己读书与实践，向学习中医的年轻人推荐一些学习国学与哲学的图书。

【思考与答疑】

这些年我在许多场合讲起复兴中医的时候，常常有几句重复的话：遵照中医自身的科学特点，如果把中医比作一棵硕果累累的大树，那么中国传统文化的文、史、哲（尤其哲学）是其根，以《黄帝内经》为代表的基础科学体系是其本，以《伤寒杂病论》为代表的辨证论治的临床技术体系是其主要枝干，而内、外、妇、儿各科的治疗及其方剂、药物等则是其分支、花叶与果实。这是我深入研究中医的科学定位之后，对中医学体系的简要概括。其中的根、本和主要枝干，是中医的主体，是中华中医之魂。不论讲中医的继承，还是讲中医的发展，都必须牢记中医的主体，坚守中华中医之魂。可惜近百年来，我们以"科学研究"的美名将中医学体系里的中医之魂，几乎丢完了。写《正医》这本书就是希望通过正本清源，复兴中医。大家希望我推荐一些学习国学与哲学的书目，我当然很高兴。

如果这里把"中国传统文化的文、史、哲（尤其哲学）是其根"这句话再进一步解释，应该说文、史、哲是孕育中医学的沃土，其中的哲学更是中医学之根。一方面，哲学的基本思想观念，哲学展现的伦理学价值及其体系，与文、史血肉相连。另一方面，哲学的知识论是开发人的哲学思维，建构中医学体系方法论的源泉。基于这两个方面我们可以肯定地说，没有哲学思维之根，就不会有以《黄帝内经》为代表的中医基础科学体系之本。

我从小受家庭影响，耳濡目染中对儒家关于人生、道德、观念方面的伦理了解比较多一些，因而养成了凡事刨根究底的习惯。后来在"以师带徒"学习中医经典中，也读了不少文、史、哲方面的书。在北京中医药大学读研究生阶段，进一步研读了道家、《周易》及佛家的读物，但是在不少方面仍然有似懂非懂之感。直到20世纪90年代以后，才读了较多的东西方科学史及西方哲学方面的读物，逐步奠定了文、史、哲的广泛基础。这对我以后的中医基础理论研究、中西医比较研究，以及中医科学学、软科学等方面的研究帮助很大，受益良多。不过严格地讲，直到今天我在东西方哲学方面，仍然是一个半道起家的学生而已。大家要我推荐学习国学与哲学方面的图书，我觉得还是先与大家讲一讲从业中医以来，我在学习文、史、哲方面的一些点滴体会。

这里先就国学，谈一些自己看法。

第一，陶冶道德、人格，中国人离不开国学。

人们知道，中国有史以来，是一个没有成熟宗教的地区。应该说，道家的学说在中国哲学上的影响很大，但是一千多年来的道教并不为中国大多数人所认同。佛教起源于印度，而佛学里的禅宗与中国传统文化相融，其哲学价值广为人知，但小乘佛教的不利影响反而使正统的大乘佛教的思想受损不少。相比之下，并非宗教文化的儒家哲学伦理，一直是中国人事实上的精神乐园，支撑着中国数千年文明的主体，发挥着并非宗教的宗教作用。有人感于儒家伦理在陶冶道德、人格方面所发挥的正能量，常把它称之为"准宗教"，这是符合历史事实的，当然是很有见地的。

梁启超谈到中国人读国学太少时，感叹地说："若因此未读，真不能认为中国学人矣""你的人格，先已不可问了"，那如何做一个合格的中国人呢？他还特别强调："学问之道……所难者莫如立身，学者不求理义之学以植其根柢，虽读尽古今之书，只益其为小人之具而已。"

中医是救死扶伤、济世活人的学问。天地之间，人命最大。所以人们常用"医者父母心"，作为医学工作者仁心与仁术的最高标准。医学工作者，不论西医还是中医，若不能首先在道德、人格上完善自我，即使你有精湛的医术，也不过"小人之具"而已。若就"医者父母心"而言，其实是一种可怕、可悲的事。

第二，要知道中国文化的核心价值，就必须读好国学。

当代是一个文化多元的时代。文化多元的意思是，文化有属于形上性的，有属于形下性的；有来自国外的，有生于本土的；有历史上形成的，有当代产生的……各有各的特色，各有各的优秀，这就叫文化多元。

五四运动时期有一个年轻的学者，名字叫周策纵，后来移居美国，长期执教于哈佛大学。2001 年在香港浸会大学主办的"二十一世纪中国传统文化论坛"上，他谈到如何正确对待东西方文化的态度时，其观点既全面，又准确。概括起来，共十四个字："求同异，存同异，同固然好，异更可喜"。所谓"求同异，存同异"，讲的是东西方文化之间不抱偏见、实事求是、知同知异、不论存废的明智与务实原则。所谓"同固然好，异更可喜"，讲的是彼此尊重、相互借鉴、和而不同的公正与平和态度。费孝通先生在一次"文化论坛"上有一篇文章，也讲的是对待不同文化应有的立场与态度。其主旨观点也用四句话来概括："各美其美，美人之美，美美与共，和而不同。"可惜一百多年来中医学术界在对待中西医关系问题上，既没有"求同异，存同异""各美其美，美人之美"的公平态度与认真精神，也没有"同固然好，异更可喜""美美与共，和而不同"文化视野与道德情操。

五四运动以来的中国人，文化多元的意识淡薄。因为急于学习国外的文化科学，对中国传统文化极尽"砸烂""横扫"之能事。在国学惨遭践踏的同时，传统文化的核心价值则几乎荡然无存。这是有史以来中华民族传统文化遭受的近乎断根掘源的严重破坏。由这种严重破坏所造成的传统文化的断代现象，涉及一百年来包括我们在内的四五代人。今天我们讨论的形上性文化和形下性文化这一最基本的文化分类，社会上真正懂得的人，恐怕不占多数。因此以国学为重点的传统文化补课，目前有待全面启动，而中医界尤其迫切。

第三，国学是每一个人做学问、成才的基础。

中国作为尽人皆知的千年强国、大国，国学是中华民族的精神家园，文化是国富民强的坚实基础。一个人早年学好国学，对于增强记忆、铸就人格、成才发展，是十分重要的。即使一个学习近代科学技术的人，只要你在中国工作，你就要有坚实国学的基础。当年梁启超在清华大学执教时就强调，所有的专业，"无论学矿、学工程学"，对国学"皆须一读"。至少要把中国书和外国书平等待遇。倘若不这样，"任你学成一位天字第一号形神毕肖的美国学者，只怕与中国文化没有多少影响"；倘若中国人不懂国学，"我们把美国蓝眼睛的大博士抬一百几十位来便够了，又何必诸君呢"？

接着再就开发思维，简单地谈一些体会。

哲学是理性思维的科学。训练一个人理性思维的能力，必须学习中国的文、史、哲；提升一个人理性思维的能力，则必须学好中国的传统哲学。一个健全的人格，需要有丰富的人文知识；一个成功的专门人才，更需要有广博的人文基础。西方的弗朗西斯·培根也曾讲过：史鉴使人明智，诗歌使人巧慧，数学使人精细，博物使人深沉，伦理之学使人庄重，逻辑与修辞使人善辩之类的话。可见造就人才的"大成之基"，不论东方还是西方，都十分重视人文素质的修养。可惜六十多年的中医教育，片面重视数、理、化，严重忽视了文、史、哲，尤其忽视了理性思维基础的哲学，常令人产生愚不可及之慨。

以诗而论，诗是文学中堪称精华的一种艺术形式。讨论诗，必然会言及比兴。这里的"比"，相当于哲学逻辑思维里所讲的综合、类比；这里的"兴"，相当于哲学逻辑思维里所讲的演绎、抽象。人们在综合的观察中通过思维类比，由此演绎出最有感召力的艺术想象，这就是诗词里的比兴。李白把香炉中袅袅升起的紫烟，比作悬挂于眼前的瀑布，把飞流而下的江水，比作由天上泻下的银河。从而使人们于类比中，形成了现实在大脑里的逼真再现，而且是无问老幼、令人震撼、永久不移的再现，这就是类比、抽象在思维上的意义。所以人们欣赏或者写诗，应当是综合－演绎的逻辑思维方法在文学领域的运用与体现；人们学习中医或者从事中医临床，头脑中也常常在综合－演绎的逻辑思维中往来。

文学里更多的是音乐、书画、艺术、小说故事等，这其中的核心都是哲学。以排在最后的小说故事来讲，小说的支柱是天道、伦理，是作者对真、善、美的人生态度及其取向。小说中通过宏大的曲折颠倒的种种故事，绘声绘色展现出人生百态中的各样人物；通过各样活灵活现人物的极尽表演，为读者在天道、伦理及真、善、美方面提供了思考与选择。即使我们不去纠缠小说作者的目的或人生态度的取向，但是各样活灵活现人物的极尽表演，就足以为中医的临床实习提供一个有意义的环境与条件了。

在谈到望诊与闻诊时，我曾多次半是真实半是调侃地说：希望认真地读两遍《红楼梦》。第一遍是熟悉人物所在社会环境、相互关系及故事情节。第二遍是进入人物的内心世界。当《红楼梦》中的人物，还原到当今活跃于我们前后左右的现实人物时，我们望诊与闻诊的临床功夫，就会在不刻意的读书与实践中自然而然地长进。这是因为中医与人文，在哲学逻辑思维上本来是相通的嘛。

以史而论，史学是对历史的现象及其过程的总结。研究者综合地观察了许许多多的历史现象，从中体悟、演绎出某一具体的结论，或者发现、推衍出某一重大的历史观，于是形成了史学。弗朗西斯·培根"史鉴使人明智"的史鉴二字，绝不是一次历史经历的效果，而是综合了无数次历史效应之后才演绎出使人明智的结论来。所以一个读历史或者研究史学的过程，同时也是体会或者提升综合－演绎的逻辑思维方法的过程。一个没有读历史或者研究史学的人，一个没有在实践中反复精心观察过某一现象的人，一个没有在临床中长期深入思考过中医的证候及其演变过程的人，他就不会真正理解由史鉴到明智，由综合到演绎的真正价值和不朽意义。

如上所述，哲学体系里包括哲学史、哲学伦理学、知识论、形上学等四个层次的知识内容。哲学史是哲学的入门，是对哲学发展的历史、种种哲学流派及一般性哲学知识的简要介绍或描述。哲学伦理学是对各种哲学流派成熟观念的介绍与传播。知识论是关于哲学思维的认识论与方法论的学问。形上学则是哲学认识论、方法论之上，关于哲学思维的根本性原理、原则的概括。对于专门研究哲学的人及研究哲学体系之下的具体科学的人，知识论与形上学的基础一定要学好。否则，如果只停留在哲学史或伦理学上看问题，就可能陷于哲学流派或者某一些表面的哲学观念之中，很难达到形成或提升自己创造性哲学思维能力的境界。这对于一位从事哲学工作的人而言，你可能称得起一位学者，但未必是一位哲学家。而对于从事中医工作的人而言，你可能称得起一位医者，但未必是一位中医学家。

比如，中医界经常讲的天人合一观、整体观、系统观等，倘若对哲学的知识论与形上学不了解，这些观念与中医学体系很可能成为流行于表面的口号，或者与中医学体系不连接中医的空话。大家不妨想一想，为什么我们一讲到中医理论特色时，都会理直气壮地说出天人合一观、整体观、系统观来，为什么我们一谈到中医的脏象时，思维却跑到西医学的有形脏器那里去，当了西医学的俘虏呢？这就是哲学观念离开了知识论、形上学，就等于脱离了所在的哲学体系。这个道理为什么被我们疏忽了呢？其实是我们的头脑里往往缺乏完整的哲学体系，只不过一点空洞的概念或口号而已。这是在中华民族优秀文化断代的一百年来中，值得中医界认真对待的首要学术问题。

为此，这里以中医脏象学说为例，简要谈谈哲学孕育下的中医脏象理论。

第一，中医的脏象是什么含义呢？象，指的是所见于外的现象。因此从本质上讲，中医的脏象是形上性的，它的核心不是形下性结构的脏器，而是现于外的形上性的象。所以人们常常说，"见象而知脏"。它与西医形下性结构的脏器完全不是一回事，这一点是首先要明白，不容有歧义的。

第二，我们已知脏象学说起源于形上性的象，那么人们通过对象的思考，进一步懂得了什么呢？人们通过对象的观察与思考，发现了人的健康与天、地、人的诸多相关的因素（或要素）。于是人们把天地与人健康相关的方方面面的要素汇集起来，并形成了天人合一的观念，所以《黄帝内经》总结说："人以天地之气生，以四时之法成。"

第三，人们通过象，进一步察知人自身的四肢、九窍、表里、情志与健康相关的方方面面，并把人自身这些要素与天地相关的要素汇集起来。到了这一步，人们参照哲学里万事万物都有阴阳及五行的道理，把以上诸多与健康相关的要素综合起来，演绎出了与形下性脏器完全不同的形上性的中医脏象学说。

上述综合起来形上性的要素，仅在《黄帝内经》中的《金匮真言论》《阴阳应象大论》《五运行大论》中记录的，即有35种之多。可以说，中医的脏象是在阴阳五行哲学基础上，把与人身健康直接相关的35方面要素综合起来，演绎为形上性的中医基础理论之基础的脏象学说。

中医基础理论中的脏象，恽铁樵在其《群经见智录》里称之为"四时阴阳之五脏"。我则在四时阴阳之说的基础上称之为"天、地、人多因素相关的中医脏象理论模型"。由此可见，中医形上性的天、地、人多因素相关的脏象理论模型，与西医形下性的解剖刀下所见的脏器，完全不可混淆，不可同语。

过去有人依据《黄帝内经》在《胃肠篇》《脉度篇》粗浅的解剖记载，强调中医的脏象也是由解剖而来的。此种说法明显地将主与次，本与末的关系颠倒了。《黄帝内经》中粗浅的解剖记载，只能说两千多年前的祖宗们也曾经探索过形下性的那一条路，但是由于当时受形下性技术的局限，祖宗们在形上性哲学基础上，走上了"见象而知脏"的一条成功的新路。

基于上述，国学是形上性的文化，哲学是形上性科学。形上性的文化与科学，是人的大脑思维的产物；形上性文化与科学价值的应用与实践，也是由大脑的思维为基础来完成的。因此，学习国学与哲学，是领悟和训练大脑思维的开始。随着一个人学习国学与哲学范围的拓宽与深入，他的形上性思维能力便会一步一步提升。与此同时，处理形上性事物的水平与效果自然会不断提高。中医是形上性的医学科学，学习中医的过程，是领悟和训练中医思维特点的过程，临床诊疗过程是运用和发挥中医形上性思维的过程。所以学好国学，对于学习中医至关重要。

下面我们再进入正题，谈谈大家提出的推荐读书目录的问题。

首先我要声明，在这方面我也是学生，只不过比大家早走一步而已。过去我是按照梁启超先生《国学入门书要目及其读法》的指点，读相关国学图书的。今天我仍然将《国学入门书要目及其读法》中的书目抄录给大家。

1923 年梁先生在他的《国学入门书要目及其读法》一书中，将他认为的"要目"分为五类。即修养应用及思想史关系书类、政治史及其他文献学书类、韵文书类、小学书及文法书类、随时涉览书类。全部"要目"共计 137 种书。其中，仅修养应用及思想史关系书类，就包括以下 39 种：《论语》《孟子》《易经》《礼记》《老子》《墨子》《庄子》《荀子》《尹文子》《慎子》《公孙龙子》《韩非子》《管子》《吕氏春秋》《淮南子》《春秋繁露》《盐铁论》《论衡》《抱朴子》《列子》《近思录》《朱子年谱》《传习录》《明儒学案》《宋元学案》《日知录》《亭林文集》《明夷待访录》《思问录》《颜氏学记》《东原集》《雕菰楼集》《文史通义》《大同书》《国故论衡》《东西文化及其哲学》《中国哲学史大纲》《先秦政治思想史》《清代学术概论》。

同年，胡适先生也应《清华周刊》之请，为清华同学们拟出"一个最低限度的国学书目"。这份"书目"分为工具之部、思想史之部、文学史之部三类。尽管他对文学史方面有所侧重，但是从思想史的书目而言，与梁先生的选书思路相比，可以说基本一致。

梁、胡两先生学贯中西，是中国一百年来"新文化运动"（实际上应为近代中国范围的"东西方文化整合"）的代表性人物。他们对于国学的立场，至今值得人们重视。

梁先生在上述"要目"之后，还特别为青年学生附了一份"最低限度之必读书目"。他解释说："要目"中"所列五项，倘能依法读之，则国学根基略立，可以为将来大成之基矣。惟青年学生校课既繁，所治专门别有在，恐仍不能人人按表而读。"因而推出了"无论学矿、学工程学……皆须一读"的"必读书目"。这一份供"所治专门别有在"的各种专业大学生通用的"必读书目"中，包括以下 28 种国学重点书：《论语》《大学》《孟子》《中庸》《易经》《书经》《诗经》《礼记》《左传》《老子》《墨子》《庄子》《荀子》《韩非子》《战国策》《史记》《汉书》《后汉书》《三国志》《资治通鉴》《宋元明史纪事本末》《楚辞》《文选》《李太白集》《杜工部集》《韩昌黎集》《柳河东集》《白香山集》。

按照梁先生在前面十分宽容的说法，我与大家一样，都是"所治专门别有在"的学生。在前面的讨论与答疑中，我也曾以哲学为重点提到一些书目，与梁先生国学重点书的前十一种基本一致。请大家对照参考。鉴于以往大家读哲学书太少，这里将我在哲学补课阶段喜欢读的中外哲学图书，也推荐给大家。希望大家以梁先生"最低限度之必读书目"为主，加以下"似可先读的中外哲学书目"，作为中医专业学生自学文、史、哲的大体书目。如果大家还有入门难的感觉，也可以将我2006年在香港浸会大学讲授中医哲学导论课程的录音，先听一遍之后，再开始自学文、史、哲。

以下是我建议的"似可先读的中外哲学书目"30种：《中国哲学史》（冯友兰）、《中国哲学简史》（冯友兰）、《中国哲学史大纲》（胡适）、《新编中国哲学史》（劳思光）、《哲学大辞书》（罗光、李震等）、《中国哲学辞典》（韦政通）、《儒家形上学》（罗光）、《中外历史与哲学之比较研究》（罗光）、《中外形上学比较研究》（李震）、《基本哲学探讨》（李震）、《十大哲学问题之探微》（曾仰如）、《哲学入门》（邬昆如）、《中国哲学十九讲》（牟宗三）、《中国百位哲学家》（黎建球）、《影响世界的哲学家》（陈治维）、《中国近代思想史论》（李厚泽）、《形而上学》（亚里士多德著，苗力田译）、《柏拉图对话集》（柏拉图著，王太庆译）、《认识论》（柴熙）、《哲学逻辑》（柴熙）、《理则学》（牟宗三）、《逻辑学》（黑格尔）、《科学史》（丹皮尔）、《生命哲学》（罗光）、《形上学》（曾仰如）、《西洋百位著学家》（邬昆如）、《哲学作为严格的科学》（胡塞尔）、《欧洲科学危机和超验现象学》（胡塞尔）、《现象学导论》（逻伯特·索科拉夫斯基著，高秉江等译）、《现象学入门》（莱斯特·恩布里）。

大家希望我联系自己的读书与实践，向学习中医的年轻人推荐一些学习国学与哲学的图书。以上书目，多是我在香港与台湾工作期间读到的繁体字版书。书目大体以中国哲学在前，西方哲学在后为序。近代西方自胡塞尔以来，现象学受到了哲学界的广泛关注。西方哲学界甚至有人把现象学的出现，视之为西方哲学的研究与发展朝着传统哲学回归的代表。而且我也觉得近代现象学中的许多概念与观点，与中医的哲学思维有颇多契合，故在书目之后列入三本现象学译著。

其实，在春秋战国秦汉之际共同走向辉煌的东西方哲学，本同而标异，异曲而同工。因此在彼此学习中比较，比较中互补，也许是当今哲学研究、发展的一种新趋势。数十年的中西医比较研究，使我从东西方哲学的学习与研究中受到了启发，对中医未来的复兴与发展充满了自信。这些年国内东西方哲学方面的出版物很多，学术研究风气很活跃。以上书目，仅供参考而已。

/第二章 重铸中医之魂六论/

　　无论复兴中国优秀的传统文化，还是重铸中医之魂，我们首先要下决心把文化之魂的哲学，重新请回到中华文化科学的殿堂中来。这不仅是摆在我们面前一项紧迫的学术任务，更是我们必须担负的刻不容缓的时代责任。重铸中医之魂，全面复兴中医，我们必须从这里起步。

一、文化繁荣要有大科学观

【提要】知识是人类关于自然、社会、思维认识的总称。文化是知识的文字（语言、符号）化。文化的核心是哲学与科学，两者的本质都是知识。真正的文化知识（哲学与科学）是超时空而存在的。按照《周易》"形而上者谓之道，形而下者谓之器"之说，文化知识总体上分为两大类：形上性哲学（科学）的价值在于认识宇宙，提升智慧，安排人生，充实人类的精神生活；形下性科学的价值在于剖析事物，获取材料，制造器具，丰富人类的物质需要。前者是"越老越值钱"，后者是"越新越可贵"。把古今中外哲学体系下的科学和近代物理、化学体系下的科学，统一纳入科学体系之中的立场和观念，称为大科学观。据此，文学、艺术、政治学、经济学、历史学、军事学、法理学等，属于哲学体系下的科学，中医学即在其中。声、光、电、磁、热、力、微电子和有机、无机、生物化学等，属于物理、化学体系下的科学，西医学也在其中。中外文化科学在中国的整合与重构需要大科学观，中国传统文化的复兴更需要大科学观。

"科学"二字是当今社会上使用频率最高的词汇之一，然而对这一词汇的理解和使用却颇多歧义。"科学"一词通常包含四层意思：其一，文字表面上的含义即分科之学，泛指分门别类的不同学科；其二，本质含义为知识、学问，举凡所有分门别类地、理论性的、有一定真理意义的、对实践有指导价值的知识、学问体系；其三，作为形容词用，比如，说某一学科是科学的；其四，作为代名词来用，比如，把值得赞许的，或者实事求是做法，常常称之为科学态度。本文所要讨论的，是围绕"科学"的本质含义而展开的。

尽人皆知，揭示真理的科学，是超时空而存在的。换句话讲，科学无问出自古代、现代，无问来自东方、西方，它永远是也必然是全人类的共同财富。然而长期以来，这一普遍性的常识，被一些近代中国人扭曲了、疏忽了。因此本文讨论的大科学观，意在抛砖引玉，希望通过讨论，对科学的含义及应当持有的科学观念，认真加以厘正，以利于中国传统文化、科学及中医学的复兴与发展。

（一）"越老越值钱"与"越新越可贵"的两类文化

人所共知，"科学"一词是伴随着近代物理学、化学的崛起而走红于全世界的。随着历史的沉积，人们坚信近代物理学、化学及其体系下的知识是科学。但是人们往往将形上性哲学及哲学体系下的科学排斥于人类科学的殿堂之外。

香港中文大学的教授陈之藩先生（1925—2011），早年毕业于北洋大学电机学系，后留学美国宾夕法尼亚大学研读并执教数学，其后又奔赴英国剑桥大学读哲学博士。他是哲学与近代科学方面的全才，也是一位传统文化功底雄厚的散文作家与诗人。为了理解的连贯性，这里仍然要提到 1974 年 12 月他在台湾中兴大学演讲中的一段话："我们乍看起来，文、哲、艺术的知识与科学（指近代物理、化学等）的知识，在中学里是不同名称的功课，在大学里是不同名称的院系，在社会上是不同名称的部门，但其为学术，其为知识，好像是相同的。可是仔细一想，你就会产生一种异样的感觉。为什么柏拉图我们拿起来就可以看，一直在引用；为什么阿基米德我们只说他那个原理，再没有什么别的传下来了？为什么希腊的人文、制度、史诗至今为人所引证，而希腊的化学、物理则仅是一些名词，其余均不堪入目了？为什么莎士比亚几乎每句话都被世人反复诵读，而中世纪的炼金术几乎完全不为人所知了？为什么三千年前的庄子寓言还为人所乐道，而三十年前只有九十二种的化学元素已落后得一塌糊涂了？就是在一个普遍家庭中，解释一首杜甫的诗，子女要请益于父母，而算一题新数学，父母要求教于子女？一言以蔽之，有些知识，好像是变得很少，是越老越值钱；有些知识却是变得很快，变得很多，是越新越可贵。于是我们慢慢感觉出来，真的文、哲、艺术的性质与科学（指近代物理、化学等）的性质有所不同。如同站在泾渭交汇的地方，凝视这一半是清的泾水，凝视另一半却是浊的渭水，两水虽然流入一个河床中，却区分得如此鲜明，如此显著。"[1]

陈先生讲的新与老，是一个时间性的概念。所谓新与老，只是生命短暂，人类天性卑微的一种狭隘的感觉而已。真正成熟的文化科学知识是无所谓新与老的。陈先生在这里借用泾河与渭河的特殊现象，使人们联想到泾渭分明这一成语，以此说明人类有史以来的两类知识体系的明显区别，让人觉得既鲜明，又准确。

其实在陈之藩先生之前，欧洲近代著名的哲学家胡塞尔（1859—1938）已经在哲学与科学关系层面上做了更为深刻的研究。胡塞尔是哲学现象学的创始人，他与法国的柏格森、美国的杜威，被西方哲学界誉为同一年降生的"三个先知"。他曾是学习近代自然科学的博士，深知不能用哲学现象学来代替各门自然科学的道理；他坚守"哲学作为严格科学"卓识，一生执着于哲学研究的方向与目标。如果说陈之藩的"越老越值钱"与"越新越可贵"是关于人类先后两类文化差异的直观感悟，那么胡塞尔在《欧洲科学危机和超验现象学》中的观点，则是从哲学的高度对人类先后两类科学深刻比较研究而形成的思想结晶。

胡塞尔在其《欧洲科学危机和超验现象学》一书中所讲的"欧洲科学"，即近代物理、化学基础上的近代实证主义科学；书中所讲的"超验现象学"，即是对哲学研究的近代发展。他认为，人类全部的科学应以"全部存有者"作为研究的对象。也就是说，全部科学所研究的，既包括客观领域中的东西，也包括主观领域中的东西。用当今关于"科学是关于自然、社会、思维的知识体系"这一定义来说，近代实证主义科学只不过是自然科学领域的一个部分而已，而且自然科学之外还有社会科学与思维科学。所以胡塞尔认为，科学不管被牛顿，或爱因斯坦，或普朗克，或将来的任何人所代表，它过去一直是，今后依然是精确的科学，但是精确的科学并非人类科学的全部。为此胡塞尔进一步强调："我们时代的实证主义的科学概念是一个残缺不全的概念"，而且"19世纪后半叶，现代人让自己的整个世界观受到实证科学的支配，并迷惑于实证科学所造成的'繁荣'"，以致形成了"只见事实的科学，造成了只见事实的人"的严重社会问题。[2]胡塞尔还把这种严重社会问题，提高到当代"西方人性的危机"的角度来看待。指出这种"只见事实的科学""只见事实的人"，是不善于全面、公正地对待人类全部科学（包括哲学）的理性观念的危机。这种表现在科学研究者身上的理性观念的危机，才是更令人感到可怕的"欧洲科学危机"。

20世纪后半叶，西方近代实证主义科学大踏步涌入中国。这时候的中国正处于扬弃自身传统文化与哲学一百年来，一个严重哲学贫困的时期。所以西方近代实证主义科学与"欧洲科学危机"并存的"西方人性的危机"，势如破竹、防不胜防地迅速主宰了当今整个中国的文化科学领域，演变为中国特色的近代科学主义。在扬弃自身传统文化与哲学一百年之后，又一次使建立在中国传统哲学基础上的中医，陷入难以自拔的困境。

15年前我在香港浸会大学开设中西医比较课程时，受陈之藩的影响，尤其在胡塞尔"欧洲科学危机"思想的启示下，曾经明确地讲到：五千年人类文化科学发展的历史长河中，曾经出现过两次文化科学的高峰。而且从文化科学的整体结构上看，也只能是这样两次高峰。在这种思想观点的指导下，随着中西医比较的不断深入，随着两种医学彼此不可通约性关系的明确揭示，逐渐升华出这里所讲的大科学观，以及大科学的体系结构。

（二）大科学观与大科学结构示意图解

西学东渐一百年来，我国处于东西方优秀文化在中国进行整合与重构的关键时期。然而这一时期的中国，近代科学主义思潮长期泛滥，传统哲学贫困不断加剧。中外文化整合与重构的课题，长期以来未能引起人们高度关注和深入研究。我国在传统文化上所存在的"去思想化""去价值化""去历史化""去中国化""去主流化"现象[3]在中医学术的生存与发展上表现尤其突出。半个多世纪以来中西医结合名义掩盖下的中医西化，其实就是我们严厉批评的"以洋为尊""以洋为美""唯洋是从"的去中医化。为此，当代中国一定要确立大科学观，要明确大科学的整体结构。这是东西方优秀文化在我国整合与重构的需要，当然也是全面实现中医学复兴的需要。

1. 关于大科学观

站在人类文化发展时空观的高度，把古今中外哲学体系下的科学和近代物理、化学体系下的科学，并列纳入科学体系之列的立场和观念，这是本文所讲的大科学观。

古往今来人类在知识积累上，其实只有两个方面。一方面叫认识宇宙、提升智慧、安排人生，充实人类的精神生活；另一方面叫剖析事物、获取材料、制造器具，丰富人类的物质需要。

第一方面的意思是：从万事万物（包括人自身）呈现在人们面前的原有的形态或现象入手，以人类独有的理性思维能力来探求其发生、发展、运动、变化的原理、法则、规律，然后以此原理、法则、规律来明智地处理人类每一个人所面对的复杂的现实问题。

这里讲的剖析事物、获取材料、制造器具的意思是：人们首先通过拆开原生态事物固有的形态而进入内在的物质层面，从研究物质的结构与功能入手而获取制造器具的材料，然后进一步研制出人们所需用的新器具、新产品来。

如果把成功地认识宇宙、提升智慧、安排人生作为人类文化史上的第一次高峰，那么成功地剖析事物、获取材料、制造器具则是人类文化史上的第二次高峰。

然而当一提到"科学"二字，人们所想到的只是以近代物理学、化学为代表的自然科学。而认识宇宙、提升智慧、安排人生，以充实人类的精神生活的哲学，往往在人们的潜意识里被排除在文化科学范围之外。这种流行于当代人们潜意识里的科学观，当然是严重残缺不全的。

《周易》的作者站在人类五千年文化史的正中间，以哲学家的远见卓识，既总结了前两千五百年的哲学成果，又预示了后两千五百年的成果。《周易·系辞传》上第十二章在讨论"乾""坤"二卦与天下之事业的关系时，所提出的"形而上者谓之道，形而下者谓之器"，当属人类文化发展史上最早，迄今仍然是独一无二的关于人类知识分类的著名论断。从这一知识分类论断之后的一千一百年起，即距今四百多年前，人类才迎来了第二次文化高峰。从这时候起，人类才在物理学、化学知识迅速发展的基础上，进入了"形而下者谓之器"的新时代。

众所周知，人类的哲学本来就是追求万事万物内在公理的学问。因此从这个意义上讲，"形而上者谓之道，形而下者谓之器"这一论断，就是人类文化发展史上关于整个文化科学分类的一条公理。尽管在人类第二次文化高峰到来时中国曾经一度落后，但是曾经的一度落后丝毫无损于这一论断的公理性。尤其重要的是，这一公理对于西学东渐以来中外文化科学在中国的整合与重构，依然具有不可代替的重要理论意义。换一句话说，当代中国只有首先确立大科学观，才能真正实现中外文化科学在中国的整合与重构。

2. 大科学结构的图示及其说明

在大科学观的统摄之下，关于大科学的结构可以图示如下。

大科学结构示意图（见图1）的说明如下。

第一，关于知识、文化、科学的一般含义。

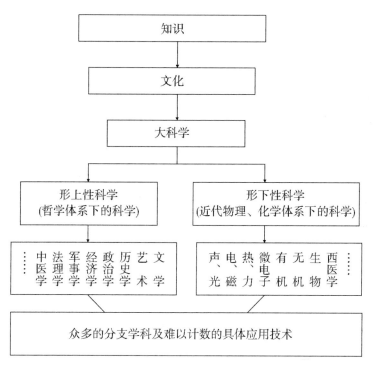

图1　大科学结构示意图

　　图中的"知识"，是人类关于自然、社会及人类自身认识的总称。这是一个包罗万象、无所不有的大概念。不论人类远古时期的知识还是现代的知识，不论由文字承载的知识还是流行于民间的习俗，不论精神方面的财富还是物质方面的财富，统统称之为知识。中国的前贤讲"物格而后知至"，西方的前贤讲"求知是人的天性"。说明人类在知识积累的长河中，关于自然、社会及人类自身的一切知识，都在不同程度上提升了人类的精神生活与物质生活。所以知识就是财富，知识就是人类进步的力量。

　　图中的"文化"，本质的含义是人类知识的文字化。文字之中，当然也包括语言及符号、标志等。文化与文字，一体而两用。知识的创造催生了文字，而文字在承载知识的同时，大大地加快了知识的传播和发展。因此文字的出现，是人类知识创造历程中的一个重大的突破。随着知识的文字化，人类于春秋秦汉之际相继告别了史前文明，进入了第一次文化的高峰。

站在人类文化的整体高度上看，人类文化的核心是哲学、科学。

这里就哲学研究的对象和目的来看，哲学是以天、地、人、我为研究对象的，是以认识天、地、人、我内在的真、善、美为目的的。就是说，真实、全面、自然地观察天、地、人、我各个范畴及各种事物的呈现，以真实、全面、自然地认识其内在固有的规律、原理、法则，这就是哲学。这里的种种事物的呈现，是哲学的研究对象；这里的认识其内在固有的规律、原理、法则，是哲学研究的目的，也是哲学的成果。

在前面讲过，科学在文字上的含义是分科之学，科学的本质含义是知识、学问。因此就知识、学问这一本质含义而言，科学与哲学是相通的。在人类全部的文化里，科学是其中成熟的、分门别类的、理论性的、有一定真理意义的、对实践有指导价值的知识体系。因此从成熟的、理论性的、有真理意义的、对实践有指导价值的意义而言，科学与哲学也是相通的，可以并列称之为文化的核心。

科学是以特定的研究方法来研究特定的研究对象所形成的知识体系。这一定义，同样也适用于哲学。这一定义中包含着三项内涵，即特定的研究对象、特定的研究方法和所获取的知识体系。其中的研究对象，是世界上每一种学科形成的决定性要素。

两千多年前希腊的亚里士多德曾经说过：世界上有多少可定义的研究对象，就会有多少种科学。[4] 同时期中国的《大学》里画龙点睛地说："致知在格物，物格而后知至。"这里的一个"格"字，既是对不同研究对象的区分，也是对学科分门别类的定位。当人们对科学的研究对象进行准确区分的时候，人们对于研究对象的认识活动便随即展开了。如此分门别类地盯准对象，深入钻研，分门别类的科学知识体系便在不断地累积中逐步走向成熟。可见对研究对象准确的区分与定位，是人们获取科学知识的首要问题。而且在两千多年前，中外哲学先贤在这一问题的认识上已经完全一致了。

研究对象确定之后，研究方法的正确选择，就是一门科学走向成熟的另一项决定性的条件了。两千多年前，人类面对的是万事万物发生、发展、运动、变化着的形上性的"象"。这个象，在近代哲学的习惯里称之为现象。人们以理性思维为基础的哲学研究方法，成功地累积了许许多多形上性知识体系。同样在两千多年前，人类也怀着对事物进行形下性研究的强烈愿望。只是那时候人类尚缺乏成熟的物理、化学方法，所以不得不把形下性科学的研究任务，留给了两千年以后的 15 世纪。

因此综合起来说，研究对象、研究方法、知识体系这三项内涵，既是科学（哲学）知识"产房里"的三大要素，也是衡量一门科学是否成熟，判定不同学科本质区别的三大金指标。

第二，大科学观里的科学与哲学是辩证的统一体。

当代各种辞书关于科学这一概念流行的解释大体相同：科学是"关于自然、社会、思维的知识体系"。这一流行的解释，最多只能算作关于科学的外延定义，而不是严格的内涵定义。由于它没有回答科学研究对象、研究方法、知识体系这三项基本内涵，因而造成了我国近代在科学这一概念理解上的严重混乱。尤其在近代科学主义的影响下，人们一提到科学，头脑里便浮现出一大堆近代自然科学的名称来。人们一讲科学方法，首先想到的就是近代物理学、化学为代表的分析－归纳的研究方法。所以常常不自觉地把哲学排除于科学范畴之外，甚至把科学与哲学对立了起来，错误地认为哲学限制了科学的发展。

前面讲过，科学的本质含义是知识，是学问。近代物理学、化学基础上的自然科学是知识，你能说哲学不是知识，不是学问吗？当代关于哲学的解释大体是：关于自然、社会、思维的一般规律的高度概括。这一解释，当然也是对哲学的外延性说明，而不是哲学的内涵定义。不过，这一外延性说明中所指的一般规律，即普遍规律；所指的高度概括，更是对事物的普遍规律在总体层次上的理论认识。如果说"关于自然、社会、思维的知识体系"是科学，那么对事物总体层次上的普遍规律的高度概括，就没有理由排除于科学范围之外。所以完全有理由说，高度概括了万事万物普遍规律的哲学，理所当然属于知识的知识，属于科学的科学。

基于上述，我们有理由说，在大科学观里，科学与哲学是辩证的统一体。哲学如若不能堂堂正正地进入科学的殿堂，不仅复兴传统文化及哲学体系之下的分科之学是一句空话，而且以物理学、化学为代表的近代科学在中国的发展，也将长期失去制约与指导的灵魂。

第三，大科学的分类及其两大带头科学。

"形"是《周易》时代人们所面对的发生、发展、运动、变化中的原生态万事万物。这些原生态万事万物反映在人们感官里的，《周易》时代称之为发生、发展、运动、变化着的象。象，是哲学研究的对象。它在现代哲学里称之现象，在中医学里称之为证候，在老子那里指的是运动、变化着的万事万物，在亚里士多德那里称之为万有之有。这里需要强调，象的最大特点，是发生、发展、运动、变化着的。《周易》里的易，即变易的意思。所以一部《周易》，其实就是前人讨论万事万物变化及其规律的哲学经典。

人们面对着原生态事物发生、发展、运动、变化着的象，通常是以人所独有的理性思维的能力，运用综合－演绎的理性思维方法，来认识支配其存在与变化的内在规律、原理、法则的。所以，哲学是人类理性思维的产品。从"形而上者谓之道"的意义上讲，这种哲学认识的方向、方法、过程与结果，就是形上性的认识方向。由此形成的科学体系，则为形上性科学或者道的科学。而形上性科学或者道的科学，也就是哲学。

讲到这里，从内涵定义的原则给哲学下一个定义，那就是：哲学是以综合－演绎的思维方法，研究原生态事物发生、发展、运动、变化的现象而形成的知识体系。

"器"古人指的是由人加工而成的客观实在，今天可以理解为人造之物。当人们以物理学、化学的方法把原生态事物（或称天造之物）的"形"拆散、打开，由此以分析－归纳的研究方法认识了天造之物内部结构与功能，并因而获取制作人造之物的材料之后，人们便可以进一步制造出为人所用的种种器物来。这种拆开、认识、取材、制器的全过程，综合起来就是《周易》所说的"形而下者谓之器"。由此形成的科学体系，则为形下性科学。器的科学，其实也就是近代物理学、化学孕育下的自然科学中的一个部分。

综合以上形与器的讨论，重新回到"形而上者谓之道，形而下者谓之器"的公理上看，人类文化科学在总体上，也只能是形上与形下或者道与器这两大类。一类是哲学为其带头的科学；一类是近代物理学、化学为其带头的科学。其实，这就是西学东渐一百多年来人们所期望的，中外文化科学在中国整合与重构的主体框架。

再回到两大类科学研究对象、研究方法的角度上，由于彼此的研究对象、研究方法完全不同，彼此之间必然是不可通约的关系。这里需要指出，两大类科学各自有各自在先进与落后意义上的差别，这是两大类科学自身发展的事。但是，两大类科学的研究对象、研究方法完全不同，彼此的理论不可取代，概念不可翻译、不可互换，这是两大类科学相互关系的事。如果地球的生态环境还允许人类继续存在，两大类科学并列存在的格局，恐怕就不可能有颠覆性的改变。

第四，两类带头科学下属的具体学科。

大科学结构示意图中所示的文学、艺术、政治学、经济学、历史学、军事学、法理学、中医学等，皆属于以哲学为带头科学的学科，或者是形上性的科学、道的科学。物理学里的声、光、电、磁、热、力、微电子等，化学里的有机、无机、生物化学等，其次还有西医学，皆属于以物理学、化学为带头科学的学科，或者形下性的科学、器的科学。

两类带头科学与其下属的具体学科之间是母与子关系，或者上下之间的从属关系。两类带头科学下属的不同学科彼此之间，是可以相互配合、相互影响、相互依存的。比如，文学、艺术、政治学、经济学、历史学、军事学、法理学与中医学之间，因为研究的对象都是事物运动、变化着的象或者现象，所以研究方法或者思维方式，总是相同、相近或者彼此联系、相互借鉴的。然而两大类下属的具体学科之间，与两类带头科学之间的关系一样——各自有各自在先进与落后意义上的差别，但是两大类下属的具体学科之间是不可通约的关系，彼此的理论、概念是不可翻译、不可互换、不可取代的关系。只要地球不毁灭，只要人类尚存在，两大类科学并列存在的格局，必然是不可能改变的。

中医学与西医学各居于两类不同的代表科学之下，各属于两类不同的科学群体之内。据此不言而喻，中医与西医各自有各自在先进与落后意义上的差别；两种医学之间同样是不可通约性关系，两种医学彼此的理论、概念同样是不可翻译、不可互换、不可取代的关系。如果地球的生态环境还允许人类继续存在，两种医学并列并重、共同繁荣的格局，同样不可能改变。

第五，由科学延展的应用技术。

在科学之下还有许许多多延展而来的应用技术。比如，西医学里的内、外、妇、儿等临床学科，以及检验、影像等，皆为西医基础科学体系之下的技术学科。它们从属于西医基础科学，但不属于独立的科学体系。在中医方面，方剂与药物同样是从属于中医基础科学体系的。一病、一方、一药上的临床技术或经验，固然是十分可贵的。但是不能把方剂与药物方面的临床技术或经验直接称之为科学，也不能用一病、一方、一药上的技术或经验代替中医基础科学的价值与地位。

当代社会上常常把技术与科学相混淆，这是一个十分严重、十分普遍的误解。人们口头上常讲的"高新科技"，其实指的是高新技术，而不是高新科学。人所共知，科学是超时空而存在的。科学发现的真正价值与意义，在于揭示事物内在的规律、原理、法则。在具有真理意义的科学规律、原理、法则面前，人们是不能轻言创新的。所以在人们把技术等同为科学的背后，如果不是被近代物理、化学方面的高新技术冲昏了头脑，那就是对超时空而存在的科学价值与意义的无视或者失忆。在我们讨论大科学观和大科学框架结构的时候，在我们面临着中外文化科学在中国的整合与重构的时候，希望对技术与科学相混淆的这一严重而又普遍的误解，充分予以关注，认真加以澄清。

第六，中医属于形上类科学，西医属于形下类科学。

我在讲中西医比较课程中不仅是对中西医之间进行比较，更是对形上类科学与形下类科学，或者道的科学与器的科学之间进行比较。由于彼此之间本来是不可通约的关系，因此这种比较的目的在于求异。只有明确了形上类科学与形下类科学，或者道的科学与器的科学相互之异，才能理解中西医各自独立存在的根据与合理性；才能懂得中医是哲学体系下的学科，西医是近代物理学、化学体系下的学科。

然而，至今流行的中西医结合名义下的中医西化，目的在于求同、趋同，在于达到中西医融合为一。这就彻底地违背了上述中西医之间的不可通约性原则，其结果必然走向彻底的失败，并因此造成中医学的彻底毁灭。相信在明确大科学的结构与分类原则之后，就不会再做中医西化的事情了。

第七，大科学观下的两大类科学与技术不可偏废。

改革开放四十年来，我国在器的科学、技术或者形下性科学、技术方面，与国外的差距越来越小，某些方面已经处于领先水平了。不过我们必须明白，当代国内流行的全球化、现代化、标准化、规范化，基本上都是在器的技术或者形下性技术这一领域，所以国内外不少人把快速发展这一高新技术时代，也称之为技术疯狂时代。身在其中的每一个人更应当懂得，高新技术的疯狂时代，并不等于道的科学、技术或者形上性科学、技术可以不需要了。

人类文化科学发展的长河中，形上类科学、技术与形下类科学、技术，或者道的科学、技术与器的科学、技术，彼此并存、并重、并行不悖，是人类文化科学大繁荣的真正标志。大科学框架之中两大类科学之间，重视一者，忽视一者，或者企图以其中一者取代另一者的做法，都是人类文化科学大繁荣所不允许的，也是极其不明智的。所以不能把近代器的技术或者形下性技术的全球化、现代化、标准化、规范化，不加区别地搬到道的技术或者形上性技术的领域中来。当代中医现代化、中医标准化、中医规范化的最大错误，其实就在于此。

第八，中国哲学与西方哲学，本同而标异，应当择善而互补。

从哲学的体系上讲，哲学包含伦理学、知识论、形上学三方面内容。按照台北几位哲学家的解释，伦理学是哲学的用，知识论是哲学的体，形上学是哲学的哲学或哲学的皇冠。

在中国的哲学体系中，伦理学的内容十分丰富。自佛学融入中国哲学以后，伦理学大体有三大代表。道家着重于自然伦理，儒家着重于社会伦理，佛家着重于生命伦理。不过在中国的哲学体系中，知识论、形上学方面的内容相对不足。《周易》中虽然有不少关于知识论、形上学方面的内容，公孙龙子、施惠、墨子等人也讨论了不少逻辑方面的学问，但是这方面与西方哲学相比，似乎不够条理，不够系统。

西方哲学中的知识论，主要是关于以人的理性思维来认识客观，获取知识的逻辑内容。西方哲学中的形上学，则是站在更高的角度，讨论认识客观实在，获取知识的逻辑原理。但在伦理学方面，西方哲学在内容上，在实用价值上，似乎皆逊色于中国哲学。

其实中国哲学与西方哲学，本同而标异。所谓本同，是彼此面对的都是形上性世界里发生、发展、运动、变化的万事万物，彼此对事物内在本质的认识都是人的理性思维的结晶。所谓标异，是彼此表述的语言、文字及其形式、内容，往往存在一定的不同。这就像器的科学或者形下性科学一样，区域间的发展有先有后，需要在交流中相互促进，相互补充，共同繁荣。倘若在知识论、形上学方面能够取西方哲学之长，对于我国哲学的丰富与发展必将大有裨益。

最后，要对数学进行特别说明。数学是研究现实事物空间形式和数量关系的科学，它与人类文明的历史同步，是文化发展的重要基础之一。数学的门类、分支很多，其理论与方法应用于各种学科之中。形上性科学需要数学，形下性科学也需要数学，只是不同的科学所选择的数学门类、内容不尽相同而已。由于数学既在大科学范围之内，又与本文所讨论的内容不同，所以本文不就数学这一重要科学领域展开讨论。

（三）时代呼唤大科学观

以上讨论的大科学观及大科学的结构，其实是关系到东西方文化科学在中国当代整合与重构的问题。这里所谓的大，目的是要把形上性科学，或哲学与其体系下的学科名正言顺地纳入文化科学体系之内，同等对待、协调发展。在形下性科学实现东西共融的时候，实现中华民族伟大复兴的另一文化重心，自然是东西方形上性文化科学的交流与共融。这里的共融，不是谁吃掉谁，不是"去中国化"，而是保持特色，发展优势，让文化科学的特色与优势成为人类共同财富的问题。因此可以说，我们正面临着中国形上性文化科学复兴的新时代，这一新时代也正在呼唤着大科学观。

由于长期以来许多人潜意识里的科学观是严重残缺不全的，因此一百年来中国本土的中医头上戴着落后的、过时的、封建的、不科学的、经验性的五顶黑帽子。所以本文提出的大科学观，正是中医渴望已久的救生观、复兴观。

1. 思维产品是人类最宝贵的

在世界上的生物中，思维是人类所独有的。思维产生思想，价值观由思想升华而来。思想、价值观守护着人类的灵魂，维系着社会的道德、正义、文明和科学的进步。

哲学起源于思维，哲学是思维的科学。思想由哲学思维而来，思想又指导着哲学的发展。所以思想、价值观、哲学，是人类最宝贵的大学问。古往今来，文明的进步，社会的发展，须臾离不开哲学。而且，以哲学为带头的文化科学体系之中，诸如文学、艺术、历史学、社会学、军事学、法律学、经济学、中医学，都是从哲学中获得生成的基因、发展的营养、思维的方法，而逐步完善起来的。

2. 中国哲学的复兴，需要在相关的文化中取得借鉴

在世界文明古国里，以埃及为代表的两河文明留给今天的，只不过

是金字塔文物及一些历史的传说，文化的内核消失了。

印度的佛教文化影响深远，但原生态的佛教文化早已移居国外，而在印度留下的遗迹甚微。

哲学是中国传统文化的核心。《周易》的思想，道家、儒家、名家、墨家、阴阳家、法家的思想在历史发展中，又融合了佛家的思想，成为东方世界的文明典范。中国幅员之大、人口之众、经济之富，是举世无双的。这与文化，尤其是哲学的血肉联系，是毋庸置疑的。

世界文明古国文化的传承发展，最好的样板是希腊、罗马文化。苏格拉底、柏拉图、亚里士多德奠基的哲学体系，始终是西方哲学的核心。13 世纪经托马斯·阿奎那之手，亚氏的哲学体系与宗教哲学相互融通，益见完善。15 世纪的文艺复兴，原本的意图是要复兴罗马文化，复兴苏格拉底奠基的文化精神。随着社会上文化精神的复苏，重新点燃了人们洞察事物的好奇心，从而孕育和推动了西方近代科学的崛起与传播，逐步形成了形上性科学与形下性科学共同发展、繁荣的当代文明。本文提出的大科学观与大科学结构，就是在国内外当代文明的启示之下而产生的。

3. 以大科学观化解中国文化复兴的障碍与阻力

历代专制王朝的变迁，除了统治阶层的自身腐败之外，还有自然灾害与外来侵犯等因素。清王朝的灭亡，大体也是这样。不同的是境外列强在军事实力与科学技术上不可抵御的绝对优势，极大地挫伤了中国人的文化自信，患上了前所未有的民族文化自卑症。冷静地看，清专制王朝覆灭的根本原因，一是制度落后，二是内部腐败。把军事失败的原因完全归咎于传统文化，是中国人近代心理失衡下的严重误判。而把优秀传统文化与"王权专制文化"统统斥之为封建文化，更是错上加错。

持续一百年的"全面反传统"以及一次又一次的"批孔"，形成了长达一百年的传统文化断层。处于传统文化断层中的三四代人，明显地缺乏区分中华优秀传统文化与"王权专制文化"的热情与能力。因此把优秀传统文化与"王权专制文化"统统斥之为封建文化的错误，至今仍然是复兴中华优秀传统文化的最大障碍，同样也是实现中华民族伟大复兴的最大阻力。

清王朝灭亡的时候，摆在中国人面前首要的文化发展战略任务是认真研究中外文化在中国的整合与重构。如果当初能够确立起大科学观，相信中外文化在中国整合与重构的任务与发展目标，早就实现了。

4. 大科学观方能带领中医走出生存与发展的危机

对于中医来说，近代科学主义思潮与传统哲学贫困，是困扰中医生存与发展的最大障碍与阻力。当人们放下空洞的口号而揭开表面的繁荣之后，人们才会清醒地看到中医学术的真正现实。当今中医学术面临的生死危机有二：一是中医临床已经被全方位的经验化，正朝着《黄帝内经》之前的经验疗法的方向大踏步倒退；二是中医西化已经使中医基础科学体系与辨证论治的临床技术体系，陷入消亡的边缘。

认识危机是告别危机、迈向复兴的第一步。以上的解释表明，我们已经在大科学结构的整体框架上找到中医学的科学位置，我们已经明确地认识到中医是哲学体系中的一门具体学科。当哲学融入大科学整体框架之后，中医头上的五顶黑帽子将不复存在，困扰中医生存与发展的危机也将迅速冰释。因此我们可以满怀信心地说：中医按照自身内在的科学规律实现全面复兴的希望，一定能够实现。

参考文献

[1] 陈之藩. 一星如月 [M]. 香港：牛津大学出版社，2001：32.

[2] 胡塞尔. 欧洲科学危机和超验现象学 [M]. 张庆东，译. 上海：译文出版社，2005：2—12.

[3] 习近平. 在文艺工作座谈会上的讲话 [N]. 人民日报，2015（1）.

[4] 撒穆尔·伊诺克·斯通普夫，詹姆斯菲. 西方哲学史 [M]. 第7版丁三东，张传有，邓晓芒，译. 北京：中华书局，2006：15.

二、中医复兴要有大医学观

【提要】 在大科学观与大科学框架结构的基础上，把中医与西医两种成熟的医学科学体系并列纳入我国医学科学范围的理智与立场，称之为大医学观。大医学的存在价值与服务对象，都是人类的防病治病，但两种医学的研究方向与研究对象，却互不相同。中医不拆开人类生命的原形，它关注的是人的生命现象，着重研究天地之道、人生之道、个体之道相互作用下的，表现在人身整体层次上的运动变化着的证候；西医首先要拆开人类生命的原形，它关注的是人的形态实体，着重研究构成实体的局部组织、器官、细胞、分子的结构与功能。中医运用的阴阳五行研究方法源于中国哲学，与近代系统性研究方法一致，与综合－演绎的逻辑思维方法相通；西医运用的还原性研究方法源于近代物理学、化学，即分析－归纳的实验研究方法。大科学分为形上与形下两大类，大医学里的中医是形上性医学，西医是形下性医学。大科学框架下的两大类科学体系是不可通约的，大医学里的中医与西医也是并存并重、不可通约的关系。实现中医的复兴，一定要有大医学观，尤其要在人类科学的整体框架上，找准中医的科学位置。

在《文化繁荣要有大科学观》一文里，我们着重讨论了大科学观及大科学的内容结构。这里关于《中医复兴要有大医学观》的讨论，主要是在大科学结构框架的基础上，从中西医比较入手，重点讨论在中医学科学定位基础上的学术特色与价值问题。

中医学体系与西医一样，大体都是由三个部分构成：基础科学体系、临床技术体系和临床经验体系。而成熟的基础科学体系，是中医学的核心，也是与西医的本质区别的所在。被称之为世界四大传统医学的中国、印度、埃及、希腊医学，都发源于世界文明古国。四大传统医学在医学的基本观念方面，有许多相通之处。由于后三种传统医学缺乏完整、成熟的基础科学体系，所以在欧洲文艺复兴以后相继走向消亡。至于世界其他国家或地区的传统医学，直到今天仍然处于简单的经验疗法的水平，有的甚至停留在粗浅、落后的原始状态。因此我们围绕大医学观而展开的讨论，只能在中医与西医的基础科学体系之间进行。

西学东渐的一百多年里，中医学陷入生存与发展的误区。人们总是喜欢以西医的观念、方法、标准，来评中医，论长短，却常常不愿意听中医自己讲，讲自己。久而久之，一方面使中医的基础科学体系在西医化的歧途中日渐解体；另一方面使辨证论治的临床技术体系，逐步向早期的经验疗法的水平倒退。当今我国中医学术领域的大体状况是：西医化的歧途中解体为非中非西的"新理论"，与丢掉中医原创理论后退化为经验疗法的"临床"，两者如乱麻一般地交织在一起的"当代中医"。倘若下决心去伪存真、正本清源、实现复兴，恐怕要经过长期、艰苦的努力，或者才有可能。

另外，当今社会上不少人受近代科学主义的顽固影响，尽管他们并不懂得、不理解中医的科学原理与特色，却往往自以为是地给中医冠上落后的、过时的、朴素的、自发的、经验的、不科学的黑帽子。这也在一定程度上，成为中医学去伪存真、正本清源、实现复兴的巨大阻力。

这里关于大医学观以及大医学框架结构的讨论，是一项纯学术性的科学学、软科学研究。试图以"中西医并重"的卫生工作总方针为宗旨，在《文化繁荣要有大科学观》的基础上，通过中医与西医基础科学体系的比较，来说明大医学观以及大医学框架结构。为了缩短篇幅，这里将采取图示在前，说明在后的方式，以期对大医学观及大医学框架

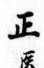

结构做一些轮廓性的说明。

（一）大医学观以及大医学研究方向、对象的比较

按照我国《宪法》关于"发展现代医药和我国传统医药"的规定和我国"中西医并重"的卫生工作总方针，中国医学发展与事业管理，首先要牢固地确立起大医学观。

1. 什么是大医学观

在《文化繁荣要有大科学观》一文我们已经讲到，人类的大科学包括形上性科学与形下性科学两大类，或者哲学体系下的学科与近代物理学、化学体系下的学科两大类。前者是从研究方向上讲的，也包括研究对象在内；后者是从带头科学的角度讲的，也包括研究方法在内。同时，在《文化繁荣要有大科学观》一文的大科学结构示意图中，我们已经将中医纳入形上性科学之内，将西医纳入形下性科学之内。应该说，大医学观是大科学观在医学领域的延伸，是由大科学观与大科学框架结构的基础上派生而来的。

那么什么是大医学观呢？以大科学观与大科学框架结构为基础，把中医与西医两种成熟的医学科学体系并列纳入我国医学科学范围的理智与立场，称之为大医学观。

我们知道，一个学科是否达到了成熟的水平，有三条标准。一是特定的研究对象，二是特定的研究方法，三是以特定的方法研究特定的对象所形成的概念范畴体系。基于这三条标准，我在《中医复兴论》一书关于中医学的定义是："中医学是以阴阳五行学说的理论、方法，研究证候及其变化规律而形成的防病治病的科学体系。"这里的证候，是中医学的研究对象，即"疾病过程中表现在整体层次上的机体反应状态"。这里的阴阳五行学说，是中医学的研究方法，与当代"一般系统理论"方法十分相似。故也可以将中医学的定义表述为"以系统方法研究整体层次上的机体反应状态所形成的防病治病的科学体系"。[1]在

《医理求真》一书中，我关于西医学（生物医学）的定义是这样表述的："以还原性科学方法，研究人的器官、组织、细胞、分子层次上的结构与功能所形成的防病治病的科学体系"。[2] 所以，当今大医学观所包含的相对成熟的医学，主要是指中医和西医这两者。

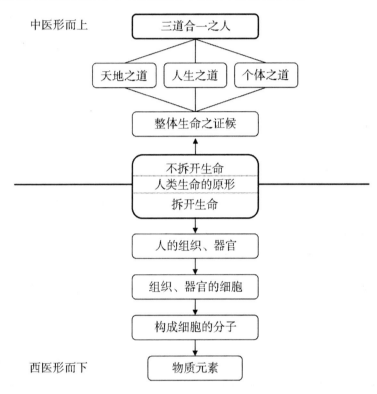

图2　大医学研究方向、对象比较示意图

2. 大医学研究方向、对象比较示意图解

第一，大医学及其中西医的研究方向。

人类的大科学，包括形上性科学与形下性科学两大类，或者哲学体系下的学科与近代物理学、化学体系下的学科两大类。从大科学的整体分类上讲，中医属于哲学体系下的医学科学，西医属于近代物理学、化学体系下的医学科学。也可以说，中医是以哲学为其研究方法的医学科学，西医是以近代物理学、化学为其研究方法的医学科学。从大科学的研究方向上讲，中医是形上性的医学，西医是形下性的医学。

中西两种医学都是为人类健康和防病治病服务的。两者所关注的，都是同样的人，这一点毫无疑义。如图2中所示，医学工作者不论中医还是西医，从进入医学领域之初，呈现在他们面前的服务对象，都是本图正中间所示的"人类生命的原形"。人类生命的原形，有人称之为整体的人，有人称之为生命的人，有人称之为原生态的人，论实际意义彼此都是一致的。从《周易》"形而上者谓之道，形而下者谓之器"的角度上讲，这两种医学研究的共同起点，都是同一个"形"。只是《周易》的形，泛指世间万事万物，而这里的"人类生命的原形"，指的是具体的活着的整体状态的人。

然而，从跨过"人类生命的原形"进入中医与西医的学科大门的那一刻，情况就大不一样了。大不一样的关键，是拆开还是不拆开共同起点的那个人类生命的原形——中医不需要拆开，而西医则一定要拆开。学习中医的人假如要拆开生命的原形，他就不知不觉地迈进了西医研究的大门；而学习西医的人假如不拆开生命的原形，他的解剖学考试成绩也就只能得零分了。所以图2正中间所示的"人类生命的原形"那一栏，既是中西医彼此面对的同一个人体，也是中西医彼此研究方向的分水岭。

站在中西医研究方向的分水岭上，中医走向了形而上，西医走进了形而下。中医不拆开生命原形，收入中医感官的是整体生命之证候。于是中医以整体生命之证候为研究对象，朝着形而上的方向，探索证候的存在及其运动、变化的原因。这时候，中医既要懂得人类的生命与天地之道的关系，也要懂得人类生存的共同特点与规律，还要懂得每一位个体的具体特点与规律。懂得这三者方面的关系、特点、规律之后，中医才可能完整、准确地把握人生命过程中的全部证候。由此可见，中医所面对的人，其实是三道合一的形而上之人。

西医眼睛朝向形而下，它首先要拆开整体生命的原形。当西医拆开了整体生命的原形之后，三道合一的形而上之人便在西医视野里彻底消失了。所以西医从着手拆开整体生命的原形那一刻开始，视野里所见的则尽是构成人体的皮肤、肌肉、骨骼、神经、血管、心脏、肝脏、肺脏、肾脏、胃、肠、膀胱等组织器官，以及构成组织器官的细胞、分子、元素。由此可见，西医所面对的人，其实是构成人体的形而下的器官、组织、细胞、分子及元素。

综上所述我们只可以说，人类生命的原形仅仅是中西医两者的出发点而已。从这一出发点开始，中西医踏上了互不交叉的两个研究方向，中医走向了形而上，西医走向了形而下。

第二，大医学及其中西医的研究对象。

从中西医的研究对象上讲，中医研究的是形而上之人，西医研究的是形而下之人；中医研究的是人的生命过程，西医研究的是人的形态结构；中医通过研究整体生命之证候，以查知三道合一之人患病之后的病因病机，西医通过研究人的组织器官的结构与功能，以查知一个人患病之后的病理机制。还是用亚里士多德的那一句话讲：世界上有多少可定义的研究对象，便可能产生多少种科学。[3] 所以，中西医的研究对象完全不同，中西医必然是两种完全不同的医学科学体系。

至今不少人还常常说：中西医研究的对象都是人，中西医必然要融合为一个统一的医学体系。这个说法，其实是对中医与西医的研究对象缺乏深入思考的一句大糊涂话。为什么是一句大糊涂话呢？因为它把中医与西医的服务对象，错误地认为是中西医研究的对象了。它不仅误导了当代从事中医研究的许许多多的研究工作者，而且至今仍然误导着初入中医之门的千千万万的青年学子。所以接下来需要就中医研究的对象，即整体生命之证候再进行一些讨论。

第三，关于整体生命之证候。

中医不拆开人类生命的原形，朝着形而上的方向所见到的，是整体生命之证候。整体生命，指的就是人的原形的生命。那么证候呢？证候是中医学中最重要的一个概念，它代表了中医的研究对象。中医要认识一个人，要认识临床上的各种疾病，就是围绕着认识证候而展开的。我在《中医复兴论》第一章《證、证、症、候的沿革和证候定义的研究》

一节，对证候是这样定义的："证候是中医学的专用术语，即通过望、闻、问、切四诊所获知的疾病过程中表现在整体层次上的机体反应状态及其运动变化，简称证或者候。"[1]证候这一概念的定义，包括四项内涵：其一，证候是通过望、闻、问、切四诊所获知的；其二，证候是疾病（也是生命）过程中反映出来的；其三，证候是表现在整体层次上的；其四，证候是机体反应状态及其运动变化。

与西医的研究对象比较，这里还需要说明以下三点。

首先，证候是由临床"四诊所获知的"，这其中除了病人表述之外，主要的是医生临床诊察。这就是说，证候既是天地万物之灵的人对自身疾病之苦的诉说，更是医生四诊所得知的患者疾病中的现象。而且，疾病现象是不拆开人类生命原形前提下的显现，是由有灵魂、有思维、能讲话的医生与患者双方参与下的显现，更是在掌握医学智慧的医生主导之下的真实显现。所以中医的证候，与生物学家研究动物、植物时的所见，完全不可比拟，而且与西医临床中的影像学检查、生化检查，也大相径庭。因为中医见到的是形而上的现象，西医见到的是形而下的影像与数据。

其次，证候是"疾病过程中""整体层次上的""状态"的"运动、变化"。这四方面表述，集中地彰显了"生命"二字。这四方面不仅包含了人的生命存在的空间特征，而且也包含了人的生命存在的时间特征。人们往往把西医的症状、体征，作为中医证候的代名词使用，这是极不恰当的。一方面，西医的症状、体征着重于病情在空间意义上的特点，却不关心病情在时间意义上的变化。因此它既不能代表人的整体生命的真实，也不能代替人体局部的组织、器官的结构与功能。另一方面，中医整体生命之证候，它不仅是人的整体生命过程系统、完整、真实的体现，而且是整体性的中医学不可动摇的研究对象。西医的症状、体征却不是西医体系的核心，它在西医的临床上只不过是疾病诊断的入门向导，或者临床病理诊断之外、作为疾病对症治疗的一项指标而已。

再次，作为中医研究对象的证候，它与西医打开生命原形以后所面对的研究对象完全不同。组织、器官、细胞、分子，是西医在人体局部不同层次上的研究对象。它不是整体层次上的表现，不是望、闻、问、切四诊所能获知的，不是生命过程的反映。离开了生命整体的人体组织、器官、细胞、分子，因为已无运动变化可言，实际上也就与人的整体生命的过程完全脱离了。

我在讲中西医比较课程时，对西医的定义是这样讲的：西医的生物医学是用非生命领域的物理、化学研究方法，研究脱离了生命的人体组织、器官、细胞、分子，而形成防病治病的医学。这里老话重提，相信对于深刻理解作为中医研究对象的整体生命之证候，是有意义的。

以上关于整体生命之证候，与西医研究对象的三点对比说明之后，可能有人会提出一个新的问题：中医的研究对象与哲学的研究对象究竟是什么关系呢？一方面，哲学的研究对象与中医的研究对象，两者都是事物发生、发展、运动、变化的现象，这是彼此相同之处；另一方面，哲学研究的是万事万物（或诸多事物）发生、发展、运动、变化的现象，中医研究的是人类疾病（或生命）过程中发生、发展、运动、变化的现象，这是彼此不相同之处。所以，哲学与中医研究对象的范围、大小虽然不同，但是两者的研究对象都是原生态事物发生、发展、运动、变化的现象。既然研究对象的特点代表着一个学科的本质属性，那么中医自然是哲学体系之内的一门具体学科了。同样的道理，近代物理学、化学研究的是自然界物质的结构与功能，西医研究的是人体的结构与功能，因此西医也自然是从属于近代物理学、化学体系之内的一门具体学科。

这里讨论中医的研究对象，使人想到 20 世纪 80 年代轰轰烈烈的中医病、证规范化。在当时的中医病、证规范化中，出现了两个离奇的错误。其一是把西医的症状、体征，搬进中医体系，替换中医固有的证候；其二是以中医体系里固有的证候，取代了中医体系里的病机。当西医的症状、体征替换了中医的证候之后，证候原有的发生、发展、运动、变化的时间意义没有了，留下的只是与西医的症状、体征相当的空间含义。而中医的研究对象失去了发生、发展、运动、变化的时间意义之后，中医临床的辨证就失去了意义，中医固有的基础理论指导下的"辨证求因求机、审因审机论治"的临床思维过程，蜕变为简单的"见症就知病机、见症就可治疗"的临床对号入座了。粗心的人看起来，这似乎只不过两个词汇，或者两个概念内涵的局部改变而已。实质上它是中医基础理论体系两大基本范畴的混淆与蜕变。随之而来的，是中医基础理论与临床诊疗体系在当代面临的彻底颠覆。

为了提醒人们重视中医基础理论与临床诊疗体系，这里结合中医临床过程再做一些说明。中医临床中的第一个环节，是通过四诊，掌握疾病的临床证候。接着根据脏象学说的理论原则，通过医生理论思维的辨证过程，以认识产生疾病的病机。然后才是以病机为根据的立法、选方、用药、治疗等环节。在整个辨证论治的过程中，获取临床证候、展开理论思维、认识病因病机这三个环节，是中医临床诊疗的核心。所以随着具有时空特征的证候被西医的症状、体征所代替之后，医生通过辨证思维以认识病因病机的临床诊疗核心环节，统统丢失了存在的价值。因此随着中医病证规范化、标准化的延续，固有的辨证论治的临床特色与优势日渐丢失，中医临床诊疗无可挽回地滑向了早期经验医学的水平。

按图 2 中所示，整体生命之证候是中医学的研究对象。与所有专门学科一样，研究对象是中医的根本出发点，也是中医区别于西医的根本所在。为了避免中医研究对象的改变而带来的中医理论与临床特色的丢失，二十多年前我在《證、证、症、候的沿革和证候定义的研究》一节的前言中说："欲致其高，必丰其基，欲茂其末，必深其根。否则，如同沙滩上建高楼，根基不固而寄望于热情或侥幸，最终难免事与愿违，甚至楼毁人亡的结局。"[1]

第四，关于三道合一之人与整体生命之证候。

图 2 中在整体生命之证候之上，连着天地之道、人生之道、个体之道。因为整体生命之证候，是由天地自然的规律、人的生命规律、每一

个体之人的规律，三者共同作用而派生的。比如，《黄帝内经·宝命全形论》的"人以天地之气生，以四时之法成""天地合气，命之曰人"，讲的是天人相应，人生于天的道理。《黄帝内经·上古天真论》关于女子"七七"，男子"八八"之说，讲的是男女不同阶段发育、生殖的规律。《黄帝内经·阴阳二十五人篇》的"二十五人之形，血气之所生，别而以候，从外知内"之说，讲的是个体之人的个体变化规律。所以在中医的思维里，每一个人都是在天地之道、人生之道、个体之道的综合作用下而形成的。人所共知，任何疾病都是内因与外因相互作用的结果。而临床证候出现的原因，自然是天地之道、人生之道、个体之道的共同塑造。换一句话说，整体生命之证候，是人的整体生命过程的系统、完整、真实表现，是由天地之道、人生之道、个体之道的共同作用而形成的。人们常说，中医是整体性医学或整体性科学，这里"整体性"三个字的含义，就是天地之道、人生之道、个体之道的合一。一位中医工作者如果头脑里没有三道合一的概念，他的头脑里就没有整体性的人，他肯定不会成为一位合格的中医。

图2中所示的三道合一之人，必然连着天地之道、人生之道、个体之道。我们之所以把三道合一之人置于最上层，旨在说明它是对天地之道、人生之道、个体之道的总概括。本质上讲，中医研究视野中的人，或者支撑中医学大厦的人，就是图2中所示的置于最上层的三道合一之人。

把图2中的中医形而上所示的三层结构图合起来看，就能够对中医学所面对的人与证候，有一个正确的理解：三道合一之人是形成整体生命之证候的内在根据，整体生命之证候是三道合一之人的外在表现。

这些理论与临床原则，自然是形下性的西医的组织、器官、细胞、分子里，完全不可能存在的。

第五，关于整体生命之证候的超验性。

什么是超验性呢？超验性是一个哲学术语，它讲的主要是先在的理论主体，与现实的关系问题。哲学理论的形成，是人类从现实现象到哲学理论，再从哲学理论到现实现象，经过长期无数次的反复而走向成熟的。从人类有了文化，到以哲学为代表的人类第一次文化高峰，经历了长达三千年的历史。对于生活在人类哲学思维成熟以后两千年的中医工作者而言，当面对现实中的具体疾病时，固有的建立在哲学基础上的中医学理论，当然是先在的超验的主体。前面我们概括的"三道合一之人是形成整体生命之证候的内在根据，整体生命之证候是三道合一之人的外在表现"，就是关于中医临床中理论主体与现实疾病关系的概括性表述。这里再提超验性，主要是针对当代中医临床中普遍存在的重现实、轻理论的问题而讲的。

望、闻、问、切固然是获知临床证候的基本手段，但是临床中通过望、闻、问、切第一次见到的证候，仅是疾病表现在感官层面的初步现实。既然三道合一之人是以往无数的临床中总结而来的理论原则，临床上通过第一次望、闻、问、切之后，所见到的只是初步的现实而已。因此一定要回到超验性的理论原则之中，以三道合一之人加以检验。而且，用三道合一之人的超验性理论原则指导临床四诊，还需要经过"现实－理论－现实……"这样多次的反复之后，才能够完整、准确地掌握每一个具体病人临床过程中的证候变化。

从三道合一之人的超验性理论价值来看，我们不能把中医临床的望、闻、问、切，简单地视为摄像机、录音机的作用。因为在望、闻、问、切的感官之后，是储存着中医基础理论和善于哲学思维的大脑。储存在大脑里的天地之道、人生之道、个体之道，无时不在中医临床的望、闻、问、切中发挥着超验性的作用。倘若我们把望、闻、问、切的过程简单地视为摄像机、录音机的作用，拘泥于感官所见而对号入座地做诊断，那是对中医"割掉大脑、留下感官"的现代超级愚昧。为什么20世纪80年代制定的中医病证诊断标准推行不下去呢？就因为它是割掉大脑，留下感官的标准化、规范化，严重脱离了三道合一之人的超验性理论原则。

近年来，一些人搬来国外循证医学的所谓新模式，企图作为今后中医病证诊断标准化的样板。其实，外来的循证医学里不仅没有中医三道合一之人的超验性理论原则，而且它连粗浅的中医临床经验也知之甚少。所以比起20世纪80年代失败的中医病证诊断标准化、规范化，显得更幼稚、更低级。

自古以来，医有三等：大医医国，中医医人，下医医病。所谓上等的大医，即那些上知天文、下知地理、中晓人事，有良相之才，胸怀三道合一之人的中医理论与临床巨匠。所谓中等的医生，应指那些汇通中医的理论原则，善于辨证论治的临床思维，能做到治人以除病的良医。而下等的医生，自然是那些不懂三道合一之人的理论原则，不善辨证论治的临床思维，只知道一些经验性方药之技的医生。因此从大医医国、中医医人、下医医病的高下分别之中，已看得出中医超验性理论原则的重要性了。

基于上述，要真正理解整体生命之证候的超验性，则要对构成三道合一之人的天地之道、人生之道、个体之道，有真正的理解。这里提到的道，便自然而然地将我们的思维引进了哲学领域。然而哲学领域，恰恰是当代学习和研究中医理论与临床时，人们极少涉及的知识盲区。西医不涉及哲学领域，这是理所当然的，但中医却万万不可。我们在《文化复兴要有大科学观》一文曾提到：中医学是中国传统哲学孕育下的医学科学。所以也可以说，哲学是中医学之母。离开了母亲的中医学，它在临床上到底能走多远，在世界上到底能存在多久，这一个问题是实现中医复兴时不可回避的首要问题。

第六，生命与非生命的两极。

图2中所示的三道合一之人与物质元素两者，是中医形而上与西医形而下的两极。图2中三道合一之人，是对人的生命现象在最高层次的最完整的概括。我们把它称之为人的生命的极限，是因为世界上没有任何一种生命现象，比三道合一之人更高级、更复杂了。中医的三道合一之人是形上性的，是在深邃的哲学智慧基础上构建起来的。因此深刻理解三道合一之人的观念与理论，并将其成功地运用中医的防病治病之

中，同样需要我们具有坚实的哲学素养。

图2中物质元素，是把人类生命的原形一层层地拆开——由人的组织、器官，到构成组织、器官的细胞，再到构成细胞的分子，最后再把分子拆开成为物质元素。这一路下来的一层又一层，都是把人体放在非生命视野下的层层深入的拆开，最后彻底进入物质元素的非生命极限。西医的层层拆开是形下性的，是在近代物理、化学基础上积累起来的。因此深刻认识西医的解剖、生理，并将其运用到西医防病治病之中，同样需要我们具有坚实的物理、化学的基本功。

如果我们把中医形而上与西医形而下，用这里的生命与非生命进一步加以说明，似乎可以这样解释：中医是用对待生命领域的思想与方法，研究人的整体生命现象的医学；西医是用非生命领域的思想与方法，研究人体局部的形态结构与功能的医学。

图2中关于中医形而上与西医形而下的标注，是以《文化繁荣要有大科学观》一文中的大科学结构框架为基础的。两种医学研究的方向与对象，一者朝向形而上的制高点，一者朝向形而下的最低层。这便决定了两种医学各自独立存在与发展的必然性。图的中间以人类生命的原形将二者分为上下的构思，更有益于鲜明、准确地理解中西两种医学在研究方向与对象上互不交叉的特殊关系。

（二）从大科学研究方法到大医学研究方法的比较

科学研究的对象确定之后，一个学科能否走向成熟，研究方法就是起决定性作用的重要一环了。

1. 人类科学的两类研究方法

我们在《文化繁荣要有大科学观》一文里提到，人类科学分形上性科学与形下性科学两大类。形上性科学属于哲学体系下的科学，形下性科学属于近代物理学、化学体系下的科学。因此，哲学的研究方法，就是形上性科学的主要研究方法；近代物理学、化学体系下的研究方法，就是形下性科学的主要研究方法。

哲学研究的对象，是形上世界事物发生、发展、运动、变化的现象及其过程，主要运用了综合－演绎的方法；近代物理学、化学研究的对象，是形下世界的结构与功能，主要运用了分析－归纳的方法。综合－演绎的方法，人们常简称为综合法，近代系统论出现以来也常常称之为系统性科学研究方法或者系统方法。分析－归纳的方法，人们常简称为分析法，近代系统论出现以来也常常称之为还原性研究方法或还原方法。由综合到演绎，由分析到归纳，是人类科学研究的两大基本方法。所以恩格斯早就提醒过人们：既不要把一者举到天上，也不要把一者踩到地下。

既然形上性科学属于哲学体系下的科学，形下性科学属于近代物理学、化学体系下的科学，那么形而上的中医运用综合－演绎的方法，形而下的西医运用分析－归纳的方法，自然是天经地义、毋庸置疑的常识了。

早在春秋秦汉时期，《黄帝内经》的《肠胃篇》《脉度篇》，曾有过一些粗浅的类似人体解剖的记载。那时候，西方医学的鼻祖希波克拉底已经通过解剖，知道了人的心脏有两房和两室。据西方科学史的记载，同一时期的哲学大师亚里士多德，甚至还做过人的活体解剖。但是，当时人类在科学上还不懂得后来的物理学、化学，也没有成熟的分析－归纳研究方法，这一时代的局限性把西医的成功搁置了一千六七百年。与此同时，时代把人类防病治病的探索送上了综合－演绎的方向与道路，让中国人在哲学的成就及其启发下，使形上性的中医走上了成功的高峰。《黄帝内经》的出现，表明中医学已经告别了经验医学，迈上了成熟的理论医学的水平。东汉末年问世的《伤寒杂病论》，标志着以《黄帝内经》为理论基础的中医辨证论治的临床技术体系，已经跃上了成熟的新台阶。从此，一个系统完整、疗效卓著的世界独一无二的形上性医学科学体系，屹立在世界东方，造福于中华民族。

春秋战国秦汉的近千年里，是东西方哲学迅速发展与成熟的时期。

其中印度哲学、古希腊罗马哲学、中国哲学，是人类第一次文化科学高峰的突出贡献者。为什么印度、古希腊罗马没有造就出与中国的中医同样成熟的形上性传统医学呢？其中最大的原因是，在印度和古希腊罗马哲学之中，没有见到可与中国阴阳五行学说相比肩的，相当于近代的系统性科学研究的方法。

世界著名的系统科学家，我国的钱学森教授多次说过："西医的思维方式是分析的、还原论的，中医的思维方式是系统论的。""人体是一个开放的、复杂的巨系统，人体科学和医学研究都需要系统观点和系统方法，而这正是中医的思维方式。"[4]

台湾东海大学邝芷人教授深入研究了中国哲学中阴阳五行学说的起源，同时对应研究了《黄帝内经》的有关内容和贝塔朗菲《一般系统论》的思想。在他的《阴阳五行及其体系》一书中，第一次明确地提出了"阴阳五行作为一般系统理论"的结论。[5]

德国慕尼黑大学东亚文化研究所波克特教授，是第一位批评我们背离阴阳五行学说的外国人。他指出："本质和内在的不平衡是两个医学体系在方法论上的差异，造成了中国对中医的歧视……一定的方法学和技术，需要一套与之相适应的常规标准。中国的科学，特别是中医学，采用阴阳和五行作为常规标准，来达到定性标准的单义性。中国科学家反对使用阴阳五行作为常规标准，正好像西方科学家禁止使用米制来表达定量陈述的单义性一样荒谬。""由于19世纪西方文明的冲击，在中国人心灵上造成的模糊和麻痹，直到今天仍未得到克服，连一些中国的医学家和政治家都没有认识到上述事实。"[6]

我在《中医复兴论》中也说过："世界上第一个信息系统模型，是中国的阴阳五行学说。而人类医学上，经历了数千年防病治病实践检验的第一个成功的人体信息系统理论模型，是中国的中医学。在文化多元并存、共同繁荣的当代，如果有一天世界上真正认识到中医的特色与优势，同时也了解到中医在自己的故乡被西化、被改造而萎缩、衰落的百年困惑时，一百年里经历、参与其事的中国人将该说什么好呢？"[1]

纵观人类两次文化高峰的历史和中西医产生、发展的文化背景及其历程，时代需要我国医学工作者正确树立起中西医发展的时空观、科学观。人类文化科学的发展，出现过两次高峰。在空间意义上，两次高峰的文化特质各不相同，两次高峰的科学研究方向、对象、方法各不相同。在时间意义上，人类两次文化高峰的出现，上下相隔一个五六百年。因此，人们可以在相同特质的文化科学之间，比如，哲学或者体系内的相关学科之间进行比较，以利于东西方、国内外的相互学习、提高、借鉴、合作。但是，不同特质的形上性与形下性两类文化科学之间，相互不存在可比性。既不能说形上性文化科学比形下性文化科学优越，也不能说形下性文化科学比形上性文化科学先进。既不能用综合性研究方法解释化学的分解反应、合成反应，也不能用分析性研究方法说明哲学的天人相应、对立统一。而且，科学是超时空而存在、发展的，简单地按照时间序列来区分文化科学的落后与先进，是完全站不住脚的。世界上有谁说过哲学落后于化学，物理学比社会科学更先进呢？不同特质的文化科学，各自有各自在研究对象、研究方法上的不同，各自有各自内在的科学原理，各自有各自发展前进的历史轨迹。所以，文化科学的发展是历史的，也是现代的，归根结底，是内在于各自传统的历史性演进。这就是中医与西医必须遵循的未来发展的时空观、科学观。面对复兴中医的时代强音，说明中医正处于历史的低谷，为什么不能说复兴就是创新，就是告别低谷的发展呢？

为了进一步说明中医发展的时空观、科学观，这里我们将对大医学研究方法进行比较，如图3。

2. 以大科学为基础的大医学研究方法比较示意图解

第一，关于大科学的研究对象、研究方法与科学体系。

图3中用黑实线显示的部分，是大科学里形上与形下两类科学研究对象、方法、科学体系及其依存关系。图3中用虚线显示的部分，是中医与西医两种医学研究对象、方法、科学体系及其依存关系。同时也以虚线将两类科学与两类医学分别联系起来，以表明各自的从属关系。

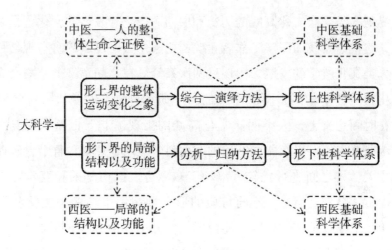

图3 大科学基础下的大医学研究方法比较示意图

在大科学观之下，两类科学的研究对象就其本质特点来讲分两个方面：一方面是形上界的原生态事物整体运动变化的"象"。哲学研究所面对的，包括中医学在内的同类其他学科所面对的，都是原生态事物发生、发展、运动、变化过程之中的现象。另一方面是形下界的局部结构及功能。近代物理学并不是研究原生态事物运动、变化之理的学问，而是从原生态事物中抽出某一种特定的现象，比如，声、光、电、磁、热、力等（这里的抽出亦即拆开的意思），以研究其中某一个部分的结构及功能。

在大科学观之下，两类科学的研究方法自然也分两方面：一方面，研究形上界的原生态事物整体运动变化的"象"，人们运用了综合－演绎的研究方法。综合，即言其多。人们从多因素相关的思想观念出发，把事物在空间意义上的方方面面及时间意义上的前前后后，统统综合联系在一起，然后经过演绎推理逻辑思维以揭示出该事物内在的本质规律。这就是由综合到演绎的研究方法及其过程。哲学与哲学体系内的科学，都是按照由综合到演绎这一研究逐步形成与完善起来的。

另一方面，形下界的局部结构及功能，人们运用了分析－归纳的研究方法。分析，即言其细，首先要把原生态事物一层一层地拆开为不同的局部。然后人们从层层深入的思想观念出发，把每一个局部在空间意义上的结构与功能加以研究，并把一次又一次的研究归纳起来，形成了对该局部在结构与功能上的结论性认识。这就是由分析到归纳的研究方法及其过程。近代物理学、化学与其体系内的各个专门学科，都是按照由分析到归纳这一研究方法逐步形成与完善起来的。

第二，关于大科学体系内两类研究方法的不可互换。

按图3中所示，在大科学框架之内的两类研究对象与有两类研究方法基础上，形成了两类科学体系。一是形上性科学体系，一是形下性科学体系。在示意图的框架内，两类科学之间是一个没有线条联系的空白区。意在说明两类研究方法，就像铁路上并行的两道铁轨一样，虽然承载着科学的时代列车，但彼此是并行不悖的关系。两类科学体系内的两种研究方法，没有相互交叉，不能相互交换、相互代替。

第三，中西医研究对象、方法与两种基础医学体系间的关系。

中医研究的对象，是人的整体生命之证候。所以中医与其他形上性科学研究的对象同类，运用了综合－演绎的研究方法，从而形成了形上性的中医基础医学体系。西医研究的对象，是人的局部的结构及功能。所以西医与其他形下性科学研究的对象同类，运用了分析－归纳的研究方法，从而形成了形下性的西医基础医学体系。

图3中所示的中医与西医，各自位于形上性科学与形下性科学之侧。意在说明中医与西医各自的研究对象、研究方法、学科体系之间，也如同形上性科学与形下性科学那样，相互之间是不可通约性的关系。

第四，大科学与大医学框架中的中医与西医。

中医与西医的研究方法比较示意图既是综合了大科学观与大医学观的总结性的示意图，也是综合了不同学科的研究对象、研究方法、学术体系三者关系的总结性示意图。所以联系《文化繁荣要有大科学观》一文与《大科学结构示意图》"大医学研究方向、对象比较示意图""大科学基础下的大医学研究方法比较示意图"，我们不仅明确了中医与西医在大科学、大医学框架中的位置，而且也明确了中医与西医各自的特点及相互之间的关系。可以说这三个示意图，是关于中医与西医的

正本清源　复兴中医

科学定位研究总结。

当代中医学术研究与事业发展的问题与困难，千头万绪，错综复杂。但是问题与困难的核心，都集中在中医学在科学定位这一点上。这也是三十多年前我投身中医科学学、软科学研究时，所设定的目标。在大科学观与大医学观基础上汇集的这三个示意图，以及关于这三个示意图的相关说明，对于中医走出西化误区，对于中医逐步迈向复兴，相信是有积极意义的。

为此，恳请医学界同仁，恳请文化界、哲学界同仁批评、指正！

参考文献

［1］李致重．中医复兴论［M］．太原：山西科学技术出版社，2015.

［2］李致重．医理求真［M］．太原：山西科学技术出版社，2012.

［3］撒穆尔·伊诺克·斯通普夫，詹姆斯菲．东方哲学史［M］．丁三东，等译．北京：中华书局，2006.

［4］钱学森．论人体科学［M］．北京：人民解放军出版社，1998.

［5］邝芝人．阴阳五行及其体系［M］．台北：文津出版社有限公司，2000.

三、以脏象为核心的中医体系

【提要】 中医基础科学体系包含脏象、诊法、病机、治则、方剂、药物六大范畴，是中医学之魂。脏象学说是基础的基础，代表着中医的本质特点。先哲运用了哲学的阴阳五行方法，观察了与生命相关的三十多项要素，综合了要素与要素之间错综复杂的相互关系，演绎为不同于西医基础科学体系的中医脏象学说。它的核心不是解剖及其功能，而是与生命相关的要素及其联系。它完整、真实地体现了中医天人相应观、整体系统观、动态平衡观，是人类科学发现、医学进步中无与伦比的独创领域，几千年来成功地指导着中医临床的防病治病。由于近代科学主义和哲学贫困的影响，脏象学说在误读和误解中严重蜕变——西医脏器的影子愈见明显，中医的脏象学说形同空壳，基础科学体系分崩离析。实现中医复兴要以大科学观、大医学观为指导，重铸中华中医之魂。如此一来，中医的科学、技术体系自然纲举目张，条分缕析。

《黄帝内经》《难经》《神农本草经》所体现的中医基础科学体系，主要包含六大范畴，即脏象、诊法、病机、治则、方剂、药物。在这六大范畴中，脏象学说代表了中医学的本质特点，是基础科学体系里的基础。

用一般系统论的话来讲，脏象学说是中医意义上的三道合一之人的整体生命系统模型，是由三道合一之人相关的诸多要素为基础而构建的。四诊（诊法）是中医临床诊察疾病的手段，以构成脏象的诸多要素为参照，诊察疾病过程中三道合一之人的病理表现。病机是以脏象学说为根据，在对诸多要素病理表现的观察基础上，对疾病病因、病性及发展趋势的概括。治则是以疾病病机的认识为根据，所制定的促使三道合一之人恢复正常状态的战略决策。方剂是以治则为根据，按君、臣、佐、使的功效标准组合起来的，关于疾病治疗的战术布局。药物是以方剂的战术布局为根据，在疾病实施具体治疗的过程中，对不同兵种、军种的恰当运用。

由此回过头来讲：药物由方剂而使用，方剂因治则而组成，治则因病机而确立，病机由四诊而认识，四诊以脏象为根据。这同样表明脏象学说代表了全部中医学的本质特点，它与西医学术体系中的生理学、解剖学一样，是中医基础科学体系里的基础。

《中医复兴要有大医学观》一文就中医的研究对象、研究方法和基础医学体系进行了讨论，这里则围绕构成中医脏象学说的要素，进一步加以讨论、说明。

（一）中医的脏象不同于西医的脏器

早在20世纪初恽铁樵先生说："中医学的脏象是四时阴阳五行之脏象，绝非西医学的血肉之组织与脏器。"[1]所以认识中医学体系的本质特点，首先要从脏象说起。

脏，古作"藏"，其意与藏（音"cang"）相通，即藏于内的意思。《文化繁荣要有大科学观》一文曾经讲过，第一次文化高峰前后，中外的先祖们都十分关注人体解剖结构的研究。只是由于研究方法、工具的历史局限性，中外先祖们在这一领域始终停留于同等粗浅的水平。尽管如此，这并没有影响中国的先祖对人类生命真谛的探索热情。以《黄帝内经》为代表，先祖们明智地把探索生命真谛的视野聚焦在其外所见的"象"上。所以"见象而知脏"，就是对中医脏象学说既准确，又传神的生动概括。也可以说，先祖们不仅懂得内在的结构很重要，而且外在的象也是人的生命真谛的反映，深入地观察、研究所见的象，同样是知脏之所用的一条途径。《黄帝内经》曰："阴阳者，天地之道也""外为阳，内为阴""阴者，藏精而起亟也，阳者，卫外而为因也""阴在内，阳之守也，阳在外，阴之使也""阳化气，阴成形"等。这些观点既是"见象而知脏"的哲学说明，也是脏象学说的理论依据。

这里需要强调，我们绝不能将西医的脏器与中医的脏象相互混淆。如果说中医是形而上的以象论脏，那么西医则完全是形而下的以脏说脏。在西医的以脏说脏里，依靠的是人体解剖学技术，见到的是脏器的形态结构，关注的是脏器的功能作用，它的视野里完全没有无形无肉的中医学之象。所以为了避免因中西医概念范畴的混淆而出现的中西医学理论体系的混乱，我以为在中医的文献里最好使用"脏象"二字，在西医的文献里最好使用"脏器"二字。[2]

如《黄帝内经·灵枢》里有一篇经文，名为《经水第十二》。全篇以君臣问答的形式，写下了黄帝与岐伯之间的四轮讨论。

第一轮讨论时，黄帝从十二经水"其有大小、深浅、广狭、远近各不同"说起，联系到"五脏六腑之高下、大小、受谷之多少亦不等"，最后集中起来，向岐伯提出了针灸治疗上"刺之深浅，灸之壮数"的问题。岐伯没有直接就这一具体问题进行回答，而是从整体角度给了一个原则性的解释："天至高，不可度，地至广，不可量，此之谓也。且夫人生于天地之间，六合之内，此天之高、地之广也，非人力所能度量而至也。"岐伯在这里关于"天地之间，六合之内""非人力所能度量"的解释，既是针对黄帝从"十二经水""五脏六腑"的整体角度上的设问，也是站在形上性原则角度所做的反驳性答复。岐伯是想说明，应当用形上性的思维来思考形上性的问题，不要用形下性标准来机械地对待每一个患者"刺之深浅，灸之壮数"这些具体问题。

紧接着岐伯口气一转，沿着黄帝的发问以举例的方式讲了一段令黄帝不能不深思的话："且夫八尺之士，皮肉在此，外可度量切循而得之，其死可解剖而视之，其脏之坚脆，腑之大小，谷之多少，脉之长短，血之清浊，气之多少，十二经之多血少气，与其少血多气，与其皆多血气，与其皆少血气，皆有大数。"意思是说，以形下的解剖评论脏腑，以简单的量度评论经脉，都是不难明白的表面问题。接着岐伯以反问的方式把问题交给黄帝："其治以针艾，各调其经气，固其常有合乎？"意思是说：眼下我们是要用针灸的方法，通过调理经气以治疗疾病的，为什么不能从形上性角度参照常人的标准，对待取穴与针灸这些具体问题呢？这种站在形上性整体的高度来说明具体问题的讨论方式，在《黄帝内经》中比比皆是。尤其需要强调的是，岐伯没有把刑场上的"剖割比干、斩杀翟义"视为医事上的解剖，也没有用那种所谓的解剖来解释中医的脏象理论。

在第二轮讨论时，因为黄帝的尚有"不解于心"之处，于是岐伯从"人所以参天地而应阴阳"的形上性整体上，对"五脏六腑十二经水"彼此之间"外有源泉而内有所禀""内外相贯，如环无端"的系统性、完整性，进行了解释说明。然后在第三轮、第四轮讨论中，对黄帝关于解剖、量度方面的疑问，进一步从"以心撩之"（用思维来判断）、"法天之常"（按照人群的常规）、"取其中度"（以不偏不倚为量度）几个方面，再一次进行了原则性说明。最后详细地以"切循扪提，视其寒温盛衰而调之，是谓因适而为之真也"进行了总结，从而把具体的量度问题，落实到以形上性的原则与方法来对待和解决。

所以我认为，《黄帝内经》所讨论的主题是：引导人们不要拘泥于形下性的解剖和机械的量度，应当从中医形上性整体观念出发，在具体取穴定位、实施针艾时，参照常规，经过思考，以中为度，灵活权衡。

由此可见，文中的"其死可解剖而视之"，只不过讨论问题时为了反驳而假设的一个反面举例而已，并没有把中医引入形下性观念或方向。然而近百年来，许多学者竟然断章取义，武断地认为中医脏象与西医脏器的基础皆是解剖。这不仅是对《黄帝内经》的误读和误判，而且是对中医西化的开脱和辩解。为什么不能收起浮躁之心，认真地读一遍不足千字的《经水第十二》，而不惜半个多世纪的光阴固执地以讹传讹呢？其实，类似的误读和误判，已经是当代一种普遍的文化现象，绝不是《经水第十二》这一个案例。

再如，近六十年，大学院校的《中医基础理论》《〈黄帝内经〉选读》等教材总论或者专论阴阳五行的章节里，都有一个围绕五行与五脏的综合图表，大体包含十二三个项目。为什么将这一综合图表排列在总论或者专论阴阳五行的章节里，而不是排列在脏象学说章节之首呢？因为人们把中国哲学中的阴阳五行学说，与建立在阴阳五行基础上的中医脏象学说相互混淆了。其实这一个综合图表，正是一个被人们阉割不全的中医脏象系统的要素结构略表。

作为分类研究《黄帝内经》第一人的明代医家张景岳，在其《类经》中并没有将阴阳五行与脏象混为一谈。在《类经》脏象一章里，汇集了《黄帝内经》讨论脏象的内容计二十九篇。这里以五脏为纲，以五行为目，仅将《金匮真言论》《阴阳应象大论》《五运行大论》三篇中五行与五脏的相关项目叠加起来，每一个脏象即达三十余项。如果将与每一个脏象相关的项目称之为系统论里的要素，那么上述三篇中的每一个脏象，均由三十余项要素组合而成。如果把大学院校教材里的综合图表，称之为脏象系统的要素结构图表，那显然是严重残缺不全的。

另者：近六十年来，大学院校的《〈黄帝内经〉选读·脏象》一章里，只是按照选读的体例，摘编了《黄帝内经》中的部分原文。这种"选读"式的教材，最多只是关于脏象的一段段语录。若以脏象而言，内容残缺、零乱，知识不够系统，完全不能使学生从中认识到完整的中医脏象体系。

以五脏之中的"心"为例，各版《中医基础理论》中关于心的相关条目，计有五六项：心主神明、主血脉、在志为喜、在液为汗、开窍于舌[3]。在这里，五行概念被扭曲为一个干瘪空洞的符号，人与天地阴阳相关的要素明显不足，并不是中医学完整、真实的脏象模型。

基于上述，中医的脏象不同于西医的脏器。完整、真实的中医学脏象，还需要回到《黄帝内经》，在此基础上重新研究、重新认识。

（二）中医藏象系统的要素结构

《复兴中医要有大医学观》一文说到，人类生命的原形呈现在中医面前的，是整体生命之证候；形成整体生命之证候的基础，是融天地之道、人生之道、个体之道为一体的三道合一之人。所以用哲学的语言讲，以整体生命之证候所呈现的三道合一之人，即是天人相应观、整体系统观、动态平衡观为前提的诸多相关因素共同作用下的人类生命原形。也就是说，在不拆开人类生命原形的前提下而形成的中医基础科学体系，必然是以天人相应观、整体系统观、动态平衡观为前提，以多因素相关性的三道合一之人为依据的。据此可以肯定，中医的基础科学体系，是以多因素相关性的哲学思维，在三道合一之人的基础上建构起来的。而中医脏象系统的要素结构，则是将多因素相关性的三道合一之人的具体化。换一个角度来讲，倘若脏象系统没有全面的要素结构，它就不可能完整、真实地体现出中医多因素相关性的三道合一之人的独特价值与本质。

1. 中医脏象系统的要素结构略表

这里以多因素相关性的三道合一为依据，以阴阳五行学说的思想方法与框架为基础，整合《黄帝内经》的《金匮真言论》《阴阳应象大论》《五常政大论》《五运行大论》《灵兰秘典论》《六节脏象论》《五脏生成论》的脏象内容，组合为中医脏象系统的要素结构略表。

表 1　中医脏象系统要素结构略表

五行	木	火	土	金	水
五气	风	热	湿	燥	寒
五时	春	夏	长夏	秋	冬
五化	生	长	化	收	藏
五方	东	南	中	西	北
五色	青	赤	黄	白	黑

五味	酸	苦	甘	辛	咸
五脏	肝	心	脾	肺	肾
脏之性	将军	君主	仓廪	相傅	作强
脏之功	出谋虑	出神明	藏五味	主治节	出伎巧
脏之本	罢极之本	生之本	仓廪之本	气之本	封藏之本
脏之主	魂之居	神之变	营之居	魄之处	精之处
五腑	胆	小肠	胃	大肠	膀胱
腑之性	中正	受盛	仓廪	传道	州都
腑之功	主决断	主化物	出五味	出变化	化津液
五华	爪	面	唇	毛	发
五体	筋	血脉	肌肉	皮毛	骨
五病	发惊骇	发五腑	发舌本	在背	在络
五畜	鸡	羊	牛	马	彘
五谷	麦	黍	稷	稻	豆
五星	岁星	惑星	镇星	太白星	辰星
五音	角	徵	宫	商	羽
五数	八	七	五	九	六
五臭	臊	焦	香	腥	腐
五声	呼	笑	歌	哭	呻
五动	握	忧	哕	咳	栗
五志	怒	喜	思	忧	恐
五性	喧	暑	静兼	凉	凛
五德	和	显	濡	清	寒
五用	动	躁	化	固	藏
五气化	荣	茂	盈	敛	肃
五虫	毛	羽	倮	介	鳞
五政	散	明	谧	动	静
五令	宣发	郁蒸	云雨	雾露	霰雪
五变	推拉	炎燥	动注	肃杀	凝冽
五眚	为陨	燔焫	淫溃	苍落	冰雹
五常变 平气	敷和	升明	备化	审平	静顺
五常变 不及	委和	伏明	卑监	从革	涸流
五常变 太过	发生	静曦	敦阜	坚成	流衍

2. 关于中医脏象系统要素结构略表的说明

第一，关于本表名称的说明。

该表称为中医脏象系统的要素结构略表。这里需要对脏象系统、要素及为什么称之为略表，进行一些说明。

首先，关于脏象系统。略表里的中医脏象系统，与西医的消化系统、呼吸系统、循环系统的含义完全不同。所谓系统，即近代贝塔朗菲的《一般系统论》所研究的系统。指的是与同一事物互相关联、互相作用、互相影响的组成部分，所构成的具有特定功能的整体。所谓系统方法，是物理学、化学方法不可能解决的，适用于整体、复杂科学的新理论、新方法。如果回到中国哲学的阴阳五行学说来看，它应是两千多年前业已成熟的，成功地运用于中医学研究的中国式一般系统论。只是表述中国式的一般系统论时，所采取的逻辑形式、文字符号与近代一般系统理论、方法不同而已。

我在《中医复兴要有大医学观》一文讲到一般系统论与阴阳五行的关系时，曾从多方面说明。用台北邝芝人教授的话来讲，"阴阳五行作为一般系统理论"；用德国慕尼黑大学波克特教授的话来讲，中医学"采用阴阳和五行作为常规标准"；用钱学森教授的话来讲，"人体是一个开放的、复杂的巨系统""人体科学一定要有系统观，而这就是中医的观点"；用我的话来讲，"世界上第一个信息系统模型，是中国的阴阳五行学说"。

认真地拜读近代三位一般系统理论创始人的原著，即贝塔朗菲的《一般系统论》、申农的《信息论基础》和维纳的《控制论原理》。这对于加深中国阴阳五行学说的理解，对于进一步汇通一般系统论与阴阳五行学说之间的关系，是十分必要的。

20世纪80年代初，我国有许多研究和传播一般系统理论的学者，也出版过许多翻译与介绍一般系统理论的著作。1978年我在读中医基础理论硕士期间，读了金观涛与华国凡二人合写的《中医学与控制论》。我就是从那之后，才下决心走上中医学寻根的漫漫长路的。

我们这一代中医与我们的老师们相比，最大的先天不足在于，我们从小是从批判中国传统文化的大环境中走过来的。在我们的知识结构中最缺乏的，正是学习中医所必需的传统哲学（阴阳五行学说）的底蕴。因此从近代一般系统理论的角度认识中医，不仅是引导我们认识中医，认识阴阳五行学说的捷径，而且是驱使我们走向传统哲学，走向中医寻根之路的动力。表名使用"中医脏象系统"的说法，也寓有此意。

其次，关于脏象系统的"要素"。略表中的要素一词，也是从近代一般系统论中引来的概念。在一般系统论里，要素指的是构成整体系统之内的一个单元，或者可以理解为构成系统的基本因素、重要条件。

从系统结构来讲，如果把天人合一的"三才"作为一个系统，那么三道合一之人，则是构成这一系统的一个要素。如果再把三道合一之人作为一个系统，那么肝、心、脾、肺、肾，则是这一系统之内的五个要素。如果进一步把肝、心、脾、肺、肾五个要素中的每一脏象又作为一个下一级的子系统，那么每一个子系统的要素都包括哪些，则是建构肝、心、脾、肺、肾五个子系统的首要问题了。

从《中医复兴要有大医学观》的讨论中我们知道，人类生命的原形、整体生命的证候、三道合一之人，此三者是本同而名异的关系，是天地间同一个整体生命的人。那么，在三道合一前提之下构成整体性生命的人，都有哪些重要的条件和因素呢？用一般系统理论的概念来说，略表以五脏为纲的三十多项，就是构成整体性生命之人的要素。

在这里我们需要强调：人类生命的原形、整体生命的证候、三道合一之人，此三者都是通过略表每一脏象的三十多项要素，呈现在人们感官和思维之中的。换一句话说，人类生命的原形、整体生命的证候、三道合一之人如果没有每一脏象的三十多项要素为支撑条件，此三者统统成为无意义的空话，脏象随即成为徒有其名的空壳，而且中医的天人相应观、整体系统观、动态平衡观，也从此蜕变为虚无、空洞的口号了。

可以说，支撑脏象的三十多项要素及其要素之间的关系、联系，才把一个天人相应、整体系统、动态平衡的人类生命的原形、整体生命的证候、三道合一之人，完整、真实、集中地呈现在每一位中医的面前。甚至可以这样说，倘若一位中医的感官和思维之中没有这三十多项要素构成的人，他将永远停留在中医的理论殿堂之外，永远不可能真正懂得诊法、病机、治则学说及方剂、中药的理论体系。

从一般系统理论的系统结构来说，围绕整体性生命之人而建构的三道合一之人系统，中医脏象系统，是同一个系统之内而位于不同层次的同性异构系统。也就是说，两者都在整体生命之人这一大系统之内，却是上下不同层次的子系统。因为是同性的系统，所以构成三道合一之人系统的要素，也是构成中医脏象系统的要素。同样的道理，中医四诊可见的整体生命之证候，也是同样的要素作用下而展现于医生的感官之中的。所以表现为证候的要素，也同样是医生须臾在思考的要素。

略表里的三十多项要素，就是前边提到的与生命多因素相关性的具体内容。从多因素相关性到脏象学说的形成，其中就是贯穿于中医学始终的综合－演绎的逻辑思维。三十多项要素，体现了多因素相关性的综合意义上的"多"。通过理性思维从综合意义上的"多"上升为脏象学说，就是综合－演绎的思维结果。而中医临床辨证的过程，也无时不在多因素相关性的综合－演绎的逻辑思维之中。

再次，关于"略表"一词，这里还需要进行一些说明。脏象作为中医基础科学体系的核心，它不仅要向人们回答构成脏象的要素是什么，更重要的是要把要素背后支配三道合一之人的道（或原理、规律、法则）向人们揭示出来。也就是说，脏象学说要向人们回答的，是三道合一之人背后的天地之道、人生之道、个体之道究竟是什么。三道合一之人存在的原理、规律、法则揭示出来之后，人们才能明辨整体生命之证候发生、发展、运动、变化的原因和证候演变的生命轨迹。由此可见，从对构成三道合一之人要素的综合研究，到演绎为中医的脏象学说，是《黄帝内经》作者们长期哲学思维的结果。所以从对要素的综合思考，到对脏象学说的真正理解，同样是每一代中医在理论上逐步成熟的必然过程。从对临床证候综合性的理论思维，到对临床病机的真实把握，是每一位临床中医须臾不可偏离的思维模式。有鉴于此，这一张略表重点提到的只是要素，而且是第一次以表的形式面世的，因此这一表只能称之为"略表"。

自明代张景岳《类经》之后，中医脏象学说的系统化研究，学术界一直未曾见到过经得起推敲的新进展。随着哲学及系统科学研究方法的逐步普及，这里以张景岳分类研究《黄帝内经》为基础，诚惶诚恐地描绘这一脏象系统要素表，真正的用意在于向学术界同仁们求教。故当此之际，也必须称之为略表。

第二，关于结构略表的三个项目的说明。

结构略表中以黑体大字所显示的，是三个主要项目。

首先，中医脏象系统的要素结构略表顶端的一项，是五行木、火、土、金、水。这表明结构略表是在哲学阴阳五行的基础上衍生而来的，因为阴阳五行是建构中医学的方法论，而阴阳五行也是中国特色的一般系统理论。更因为脏象学说是中医基础理论的基础，所以代表中国特色的一般系统理论的阴阳五行学说，当然是脏象系统的基石，自应居于略表之首。

其次，中医脏象系统的要素结构略表最底部的"五常变"，是以《黄帝内经》《五常政大论》为依据的。这里在突出五行平气的基础上，也将不及与太过之气列于其中。以期遵照"太虚寥廓，五运回薄，衰盛不同，损益相从"的常规，在说明五行属性的同时，亦必须将五脏的特点以及运动、变化的一般道理明示在先。

《五常政大论》讨论平气的"气"，实则是三道合一之人的"道"。在哲学里，道是万事万物发生、发展、运动、变化的总原理、总规律、总法则，而气则是道在具体事物中的具体原理、规律、法则。从哲学的意义上讲，道与气两者，名异而本同。因此《黄帝内经》中提到的气，在多数的情况下均应以道来理解。在《五常政大论》中关于五平气的敷和、升明、为化、审平、静顺，就是对三道合一之人在正常状态下的五种正常规律、原理、法则的具体描述。而五气不及情况下的委和、伏明、卑监、从革、涸流，五气太过情况下的发生、赫曦、敦阜、坚成、流衍，则是对三道合一之人在不正常状态下，偏离正常规律、原理、法则的理性概括。由此把《五常政大论》中五种气化正常与失常状态的论述汇合起来，就是关于影响脏象变化的因素、特点及其规律、原理、法则的大讨论。用一般系统理论的语言来表达，这一大讨论展现给我们的，就是钱学森教授所讲的"人体是一个开放的、复杂的巨系统"。正因为人这一系统开放、复杂、巨大，所以在缺乏哲学与系统科学准备的情况下，免不了令人产生望而生畏、望而却步之慨。

当把《五常政大论》《五运行大论》《金匮真言论》《阴阳应象大论》这四篇相关内容从头到尾，字斟句酌，反复体会时，就会从中领悟到构成三道合一之人的各方面特点及其运动变化的内在规律、原理、法则。这时候，人们自然会提出一个新的问题来：假如历史把建构出中医基础科学理论的任务交给我们，那么要知道三道合一之人的内在规律、原理、法则，我们应当从哪里入手呢？如果我们有一般系统理论的知识基础，就会懂得应当从三道合一之人的要素及其相互联系、关系入手。这就是接下来将要讨论的，关于中医脏象系统的要素结构问题。

还有，关于中医脏象系统的要素结构。略表中占空间最大的一项，显然是脏象系统的要素结构。在五脏这一主题之下的要素，合计三十多项。对于脏象而言，三十多项要素不为多，肯定还有遗漏的；三十多项要素不宜少，否则脏象概念便支撑不起来。在这些要素中，充分体现出天、地、人、我各方面与整体生命的相关性，其中导致六淫、七情变化的诸多因素，尤其不可忽视。

《黄帝内经》在《五运行大论》中告诉我们，天地阴阳之变是千变万化、难以计数的。"数之可十，推之可百，数之可千，推之可万"。因为难以计数，"故不以数推，以象之谓也"。而天地阴阳之中的人则要简单许多，所以"夫数之可数者，人中之阴阳也"。既然"人以天地之气生，以四时之法成"，因此"数之可数"的三十多种要素，同样体现了天地间多因素相关性的哲学认识论特点。

《五常政大论》中的三十多种要素，还有平气、不及、太过的阴阳气化之变。这就把人的生命过程中五脏及五脏之间错综复杂的整体性关系，一下子推到"数之可十，推之可百，数之可千，推之可万"的最顶层。这种整体、复杂的大视野、大思维，不仅让每一位中医学子感受到真实的、鲜活的、存在于时间与空间之中的三十多种脏象要素的特征，也让每一位中医学子从此体会到中医理论的整体性、复杂性、恒动性，由此就会自然而然地走进哲学，走进阴阳五行所体现的一般系统理论的思想、原则与方法了。

哲学研究的对象是天地间万事万物发生、发展、运动、变化着的象，中医研究的是三道合一之人发生、发展、运动、变化着的证候。因此，哲学要求人们在无限的时间、空间里，通过多因素相关的哲学思维以认识支配万事万物的本质规律，中医则同样要求人们在脏象千变万化的证候表现中，通过多因素相关的哲学思维以认识支配人的生命与疾病的本质规律。既然综合－演绎的逻辑思维方法是哲学思维的基本方法，那么学习中医就必须学好哲学，从而掌握和运用好综合－演绎的逻辑思维方法。

中医基础科学理论的脏象学说，从进入中医殿堂的第一道门槛，便把我们带进了多因素相关性的三道合一之人的生命世界。因此把复杂多变的临床证候，放在多因素相关性的脏象体系中进行综合性考察，以逻辑思维的能力演绎出疾病病机的认识，是中医临床规范化的"辨证求因、求机"的疾病诊断过程。如果不懂得多因素相关性的中医脏象理论，便无法检验自己的临床诊断是否准确。若不愿意接受综合－演绎的哲学思维，将永远是挂着中医招牌的门外汉。

构成五脏的三十多项要素，既是体现人类生命原形的要素，也是体现三道合一之人的要素，整体生命之证候的存在与变化，也是由这三十多项要素的变化而决定的。在三道合一之人基础上建构的中医脏象系统，其中的任何一脏都包含着三十余项相关要素。所以这三十余项要素，是三道合一之人的具体化，也是整体生命之证候的内在根据。尽管这三十余项要素随着具体情况可增可减，但是多因素相关性的哲学原则，却是永远不可动摇的。

倘若脱离了这些要素支配下的证候，天人相应、整体系统、动态平衡的三道合一之人则萎缩为学术性口号，中医的脏象模型将蜕变为无内容的空壳。如此一来，诊法、病机、治则、方剂、药物（针灸）等中医基础理论范畴，则犹如离群之马、脱链之珠，整个中医基础科学体系也就名存实亡了。到头来留给后人的，也许只是一堆看得见的丧失了理论家园的一银针、一把草、一张偏方、一捆艾条、一堆保健品、一车原始药材。其实这一结局，今天正大踏步地向我们走来。

总而言之，中医的脏象系统是形上性的，它与西医人体解剖所见的形下性的组织、器官，完全不可同日而语。欲摆脱中医西化和经验化的困扰，首先要正确地认识中医的脏象学说。

第三，关于中医脏象系统的补充说明。

中医脏象系统的要素结构略表，主要说明了构成脏象系统的要素。要素是构成中医脏象系统的基石，也常常是人们往往最容易忽视，最多误解的基本问题。因此以上着重围绕脏象系统的要素，进行了一些初步的讨论。

脏象学说是中医基础科学体系的基础，《黄帝内经》讨论脏象系统的内容很多。诸如五脏之间生、克、乘、侮的关系，脏象与经络学说之间的关系，脏象与阴阳、气血之间的关系，五脏与六腑的关系，五脏与奇恒之腑的关系等，都是脏象学说的重要内容。另外，脏象在临床上与八纲辨证、脏腑辨证、经络辨证、六经辨证、三焦辨证、卫气营血辨证、气血辨证之间的关系等，也是讨论脏象学说时需要联系到的内容。以上这些内容，都属于中医基础科学体系之内的具体理论范畴。本文讨论的中医脏象结构的要素问题，是脏象学说的首要的、基石性理论问题，也是与西医的组织、器官系统最容易混淆的问题。这一问题初步明确之后，接下来其他具体理论范畴的问题，另行梳理和讨论。

（三）关于中西医知识体系的框架结构

在中医脏象系统的要素结构之后，接着讨论中西医知识体系的框架结构。我在大科学观、大医学观的讨论中，一直是以形上性科学与形下性科学相比较、形上性中医与形下性西医相比较的方式而进行的。在大医学观之下接着讨论中西医学体系，其实并不突然。

1. 中西医学知识体系结构模式图

改革中医教育，是我 1982 年的一项科学学、软科学研究课题。同一年的《中医教育》杂志以《论中医教育改革》为题予以发表，其中就提到了中医学知识结构的问题。后来《中医管理杂志》《辽宁中医杂志》转载时，更名为《中医教育的三个重要环节》，在中医学知识结构方面有所补充。1985 年召开的"全国中医药学术发展战略研究会"上，该文被选为大会交流论文。其后，《光明日报》重点选登了中医学知识结构体系方面的内容。今以中西医知识结构比较的形式，汇集为中西医知识体系结构模式图（见图4）。

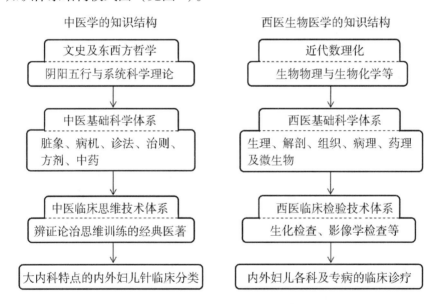

图4　中西医知识体系结构模式图

2. 关于中西医知识体系结构模式图的说明

第一，中西医知识体系结构的说明。

中西医知识体系结构模式图，都是由四个层面的知识构成的。第一个层面是方法论方面的知识，也是中西医在人类科学总体分类层面上的区别。中医是形而上的哲学体系内的医学，西医是形而下的近代物理、化学体系内的医学。这一点，我们在《文化繁荣要有大科学观》中已经讲过了。作为一个合格的中医，必须有坚实的文、史、哲，尤其是哲学方面的基础。仅知道哲学史或者一般性的哲学常识是不够的，一定要在哲学的认识论、方法论上打下良好的基础。读好中医的经典医著，只有良好的古文基础也是远远不够的。打好坚实的哲学基础，是开启一个人理性思维，汇通中医学理论真谛的金钥匙。临床中医一辈子的辨证论治，无时不是沉浸在综合－演绎的哲学思维之中。

第二层面是中西医基础科学体系方面的知识，亦即中西医各自的研究方法，研究各自的对象所形成的知识体系。中医的对象与方法，决定了中医基础科学的本质特色，也是中医区别于西医的根本所在。中医的基础科学体系包括了脏象、诊治、病机、诊法、治则、方剂、中药六大范畴，脏象是中医基础中的基础，是中医灵魂的核心。《黄帝内经》《难经》重点讨论的是脏象、诊治、病机、诊法、治则，《伤寒杂病论》《神农本草经》奠定了方剂、中药基础。因此未能深刻掌握中医基础科学体系的中医，是很难成为真正的临床大医的。

第三层面是中西医临床技术方面的知识体系。它是基础科学体系在临床技术上的延伸，直接指导着临床各科的诊断与治疗。张仲景的《伤寒杂病论》，是中医千古的典范。它的价值不仅是方药之技，而且是把中医基础科学的原理运用于辨证论治全过程的楷模。西医的临床诊断靠的是影像学检查及各种生化指标，中医的临床诊断靠的是哲学理论思维和辨证论治基本功的训练。中医的临床技术的规范化、标准化与西医完全不同。中医临床技术的规范化主要有两条：一是中医知识结构的规范化，主要包括以上三个层面的知识内容；二是中医理论思维的规范化，主要是哲学理论思维和辨证论治基本功的规范与训练。有了这两个规范化之后，才会有中医临床技术应用的相对标准化。这里的相对标准化，是"以纲带目"前提下的相对灵活，指的是在以上两个规范化的前提下，具体遣方、用药，或者兼用针灸、推拿、外治等措施的灵活安排。

第四层面是临床治疗各科，即医疗实践中临床技术分科应用的知识。中医的临床分科，与西医分科的原则显然有别。一方面，不论中医临床的哪一科，都必须有以上两个知识结构的规范化为前提；另一方面，在西医看来的内、外、妇、儿各科，在中医看来都是整体的三道合一之人。中医的临床分科，应当是大内科前提之下的相对分科，更不应以专病的名义分为专科。如果医事管理上参照西医形式分科，那就更需要强调以上两个知识结构的规范化，否则，就难免朝着早期的经验疗法的方向滑去。当然，不论中医还是西医，都包括不少经验层面的医疗知识。在经验层面的医疗知识里，一方面是熟练应用临床技术前提下的个人独到的经验；另一方面是由于基础科学与临床技术尚不足以涵盖的处于经验层面的治疗实践。这些经验层面的医疗知识当然是可贵的，应当在逐步提高的基础上纳入临床技术分科的知识之中。

第二，中西医知识体系之间的关系。

中西医知识结构模式图四个层面的对照表明，中西医是大医学之内的两种不同的医学科学。既各有所长，必各有所短。人类两种医学体系共存的格局，必将是长期的，甚至是永远的。在基础科学层面中西医应当并存并重，独立发展；在临床技术层面中西医需要合理配合，优势互补。如何实现中西医临床优势的有机配合，是中西医工作人员相互尊重、共同参与的长期而又复杂的研究课题。不能急于求成，更不能把临床技术层面的中西医配合，混同于基础科学层面的中西医合一。

第三，中西医知识体系结构模式图的点滴回忆。

1983 年，山西省许天山、蒋天佑先生见到我的《论中医教育改革》一文后颇为兴奋，希望创建山西省中医学院时能够参照文中的知识结构框架。直到蒋天佑离开卫生厅副厅长一职，创建未能如愿。1986 年，湖北中医学院李今庸老师看到《中医教育的三个重要环节》后，写了一首小诗寄给我："吾人生性太鲁钝，发展中医愧无能。卅（四十）年中医教学苦，培养自己掘墓人。"读后无以释怀，将小诗转给了许多中医人。1998 年，杨维益老师应聘赴香港一所大学创办中医学院，约定按照文中的办学理念与知识结构框架，并聘我担任中医经典课程的教学。三年后，他却率先离开了。2005 年，我曾致信当时的国务院总理，提出开办"中医教育特区"，创办或者改革一至三所符合中医学术特点的中医大学。至今十年有余，依旧无声无息。这些年，我陆续出版了《中医复兴论》《医理求真》《医医》等，把中医复兴的思考留在了书本里。在实现中华民族伟大复兴的中国梦的时代，或许应当是中医复兴的时候了。

讲到最后，关于本节的主题可以梳理为以下几点：其一，中医面对的人类生命的原形，是天道之人、人道之人、个体之人（三道合一之人）的总合。其二，三道合一之人是哲学的天人相应观、整体系统观、动态平衡观在人类生命上的具体体现。其三，天人相应观、整体系统观、动态平衡观具体地体现在三道合一之人上的要素，大体有三十余项。其四，这三十余项要素是以整体生命证候的形式展现给中医的，并且是支配证候的条件与根据。其五，这三十余项要素同样是建构中医脏象学说的根据，当然也是临床四诊、辨证病机的根据。其六，多因素相关性是哲学认识论的基础，综合－演绎的逻辑方法同样是建立在多因素相关性基础上的。其七，与人类生命相关的三十余项要素体现了多因素相关性的哲学认识论特征，综合－演绎的逻辑方法也必然贯穿用于中医理论与临床的全过程。其八，假如这三十多种要素被肢解了、阉割了，中医的脏象学说随即蜕变为空壳，中医的辨证论治从此失去了依据，所谓的天人相应观、整体系统观、动态平衡观，也就彻底地名存实亡了。所以重铸中医之魂，首先是中医基础科学体系的正本清源。而正本清源的首要环节，就是重新认识中医的脏象学说。本文围绕三十多种要素对于脏象学说的讨论，只不过是重铸中医之魂的一个开头而已。

参考文献

［1］恽铁樵. 群经见智录［M］. 福建：福建科学技术出版社，2006.

［2］李致重. 中医复兴论［M］. 太原：山西科学技术出版社，2015.

［3］印会河，张伯纳. 中医基础理论［M］. 北京：人民卫生出版社，1989.

四、大科学观与中药的科学定位

【提要】中医与西医是并列的两种主流医学。从两种医学基础科学体系的角度上看：青蒿是中药，青蒿素是西药；从天然植物中提取西医认为的有效成分，是国内外西药研制的一条老路；中药学四气、五味、归经、功效，从属于中医科学体系；中药是作为方剂配伍的一员用于中医临床的；中药材既是制作中药饮片、中成药的材料也是提取西药的原料。由于近代科学主义的泛滥，当今的中成药已经变得非中非西、亦中亦西、形中实西。应当从大科学、大医学的高度充分认识中医药学的科学与文化价值，尽快告别近代科学主义思潮，彻底走出中医药西化。

从大科学观[1]、大医学观[2]、中医学体系[3]的讨论中，我们已经知道中医是形上性医学，西医是形下性医学。与此同时我们也知道，中药从属于中医，西药从属于西医。鉴于青蒿素研制获得诺贝尔生理学、医学奖之后，人们在中药科学定位上的争论，这里进一步就中药学的科学定位问题做一些讨论。

（一）"诺贝尔奖"明确地将青蒿素定性为西药

屠呦呦教授获得 2015 年诺贝尔生理学或医学奖，这是不争的事实。美国国家科学院院士、知名的疟疾研究专家、诺贝尔奖评委会信赖的奖项推荐人路易斯·米勒，与他在美国国家卫生研究院同一实验室的同事和助手苏新研究员，共同向诺贝尔奖和拉斯克奖，推荐了屠呦呦的研究成果。也曾专门写了《青蒿素·源自中草药园的发现》一文，发表在西方著名的《细胞》杂志上。他们不是中医药专家，他们只是间接地从屠呦呦那里知道葛洪著作中"青蒿一握，以水二升渍，绞取汁，尽服之"一句。他们向诺贝尔奖评委会推荐的青蒿素研究，显然是西医、西药的成果。

该奖项是诺贝尔生理学或医学奖评审委员会评定的，这里的"生理学或医学"，肯定指的是国际公认的主流医学。诺贝尔生理学或医学奖评审委员会主席齐拉特说："中国女科学家屠呦呦从中药中分离出青蒿素应用于疟疾治疗，这表明中国传统的中草药也能给科学家们带来新的启发。"诺贝尔奖评审委员会成员、发言人汉斯·弗斯伯格在新闻发布会上进一步强调说："非常重要的是，我们不是把本届诺贝尔奖颁给了传统医学。我们是把奖项颁给被传统医学启发而创造出新药的研究者，今天我们能够将这种新药推广到全世界，这就是本届奖项的意义。因此你可以说受到传统医学启发，但这个奖并不是给传统医学的。"

《中华人民共和国药典》是我国药物分类记载的最高学术文本，也是我国药物分类管理的权威性法规文本。2005 年出版的《中华人民共和国药典》，已经将双氢青蒿素这一药物编排在西药项目之内，比诺贝尔生理学或医学奖早了十年。

基于上述，青蒿是中药，青蒿素是西药，这一点本来不应该有疑义。

（二）从大科学观、大医学观看中药的科学定位

青蒿素研制获得诺贝尔生理学或医学奖之后，人们在中药科学定位上的争论，根源在中医药行业的内部。主要原因是长期以来在中药学的科学定位的问题上，认识尚不一致。这里需要从以下四方面，加以讨论、说明。

1. 中药与中医基础科学体系环环相扣

中医的基础科学体系，主要包含着六大范畴，即脏象、病机、诊法、治则、方剂、药物。这六大范畴之间，从前到后、从下到上，环环相扣、不可分离，形成了一个成熟、完整的与西医迥异的基础科学体系。

六大范畴成熟、完整的基础科学体系，从前到后贯穿于中医临床的全过程。其一，要有牢固的脏象学说要素结构系统，要在三道合一之人的基础上熟练把握脏象之间气血阴阳的消长关系，以及五脏间生、克、乘、侮的相互联系。其二，四诊（诊法）是以脏象学说为基础的中医临床诊察手段。即在四诊与四诊合参的过程中，以构成脏象学说的综合－演绎的哲学思维，以诊察多因素相关性的三道合一之人的临床病理表现。其三，病机同样是以脏象学说为基础的，即在综合－演绎的哲学思维中对疾病的病因、病性及发展趋势所做出的概括。其四，治则是以疾病病机的认识为根据，所制定的促使三道合一之人恢复正常状态的战略性决策。其五，方剂是以治则为根据，按君、臣、佐、使的功效标准组合起来的，关于疾病治疗的战术性布局。所以方剂中君、臣、佐、使的组成，就是兵法的具体运筹，相当于古战场上的布局或布阵。其六，药物的选择与运用，是以方剂的战术性布局为根据，对疾病实施治疗的具体落实。相当于兵法运筹中不同兵种、军种及一兵一卒的选择与运用。

将上述六大范畴之间从前到后的关系颠倒过来看：药物由方剂而使用，方剂因治则而组成，治则因病机而确立，病机由四诊而认识，四诊以脏象为根据。所以六大范畴之间从后到前、从下到上，同样是环环相扣、不可分离的。

仅就中药学自身来看，其概念系统以四气、五味、升降浮沉、归经、功效为标准，与中医脏象、四诊、病机、法则、方剂等范畴的概念系统上下贯通，相互对应。倘若中药学的概念系统脱离了中医的基础科学体系，它就像天地自然界的金石草木一样，或者像飘落于中医学体系之外的枯枝、败叶、干苹果一样。倘若从中药材中提取西医需要的有效化学成分，所得到的有效化学成分便失去了中药材的四气、五味、升降浮沉、归经、功效等固有标准，也就与中药彻底分道扬镳了。

由此可见，中药是中医基础科学体系的一个部分，是不能脱离中医基础理论体系而存在的。人们不会拿西药里的麻黄素、黄连素、东莨菪碱当中药来用，人们也不会拿获得诺贝尔奖的青蒿素作为青蒿而配伍于中医的方剂之中。

2. 大医学框架内中西药的科学界定

我在《中医复兴论》里对中药与西药是这样界定的："以中医经络脏象、病因病机、诊法治则的理论为基础，按照四气、五味、升降浮沉、功效、归经的原则和标准，在中药材基础上生产的供中医临床辨证论治使用的饮片或成药，则归属于中药。""用西医药物物理和药物化学的方法，按照西医生理和病理的原则，从中药材中提取西医认为的有效成分，然后根据西医临床药理的指标用于西医临床的药物，应当划归为西药。"[4]

这一界定的前一句用了四个"中"字，后一句接连用了六个"西"字。看起来的确啰唆、冗长，却将中药与西药各自基础理论、研究方法、技术标准、临床价值、药性原理方面的区别，充分地体现出来了。面对长期以来错误地将中药材中提取物混同为中药，并以此作为中药现代方向、道路的当代，这里的啰唆、冗长，依然是十分必要的。

这里讨论的中药与西药，两者的取材虽然都是天然资源，但是二者遵循的理论体系、研究与制作方法、应用于临床的原则与标准却完全不同。所以二者各自隶属于两种不用的医学科学体系，不能以原料的来源为理由，混淆了二者的本质区别。这就像一者将天然水过滤加工为纯净水，一者将天然水化学分解为氧与氢一样。从大科学、大医学的高度看，中药归属于形上性中医学，西药归属于形下性西医学。用制作形下性西药的方法，做不出形上性的中药。同理，用制作形上性的饮片与丸、散、膏、丹的方法，也做不出形下性的西药来。倘若一定要用制作西药的方法来创新、发展中医与中药，那就是违背大科学观、大医学观的根本性的错误了。

3. 一直以来西药新药研究开发的两条路

西药新药的研究开发，大体有两条路。一是化学提取，二是化学合成。化学提取主要是从天然资源、材料中，提取西医临床所需要的有效化学成分。它也许会采取物理性萃取的方法，但是通过物理性萃取所得到的，依然是西医临床所需要的有效化学成分。化学合成方法则是选用特定的化学元素，直接合成西医所需要的临床药物。不论西药研发的过去还是现代，用化学提取或合成的方法获得西医临床的药物，仍将是今后西药研发的两条老路。

西药里的阿司匹林、奎宁、麻黄素、紫杉醇、水杨酸、颠茄、东莨菪碱、莽草酸、黄连素等，都是沿着西药提取这一条老路获取的。国内外的西医愿意从哪一种中药材中提取他们认为的有效化学成分，那是他们的需要所决定的事，只要资源允许，中医从来不会反对。但是，如果因为阿司匹林、奎宁、麻黄素、紫杉醇、水杨酸、颠茄、东莨菪碱、莽草酸、黄连素都是从天然材料或者中药材中提取而来的，便将它们划归于中药，称之为中医现代化成果，相信国内外都不会认同的。所以《中华人民共和国药典》并没有因为双氢青蒿素是从青蒿中提取的，是来源于中药材的，而将它划归于中药系统之内。有人至今坚持青蒿素是中药现代化的成果，代表了中药现代化的方向，这显然是没有科学根据的。

4. 明智对待中药材宝库的二重性

中药材是制作中药饮片与丸、散、膏、丹的原料，它无疑是中国数千年来独有的大宝库。另外，从天然药源提取西医所需要的有效化学成分，是西药制作的一条老路，我国的中药材早就是西医青睐的原料大宝库。这就是中医与西医并存的世界大医学环境之下，中药材宝库的二重性。它既是中医中药的宝库，又是西医西药的宝库。对于中国这一中药材生产大国而言，则更是未来国家新的经济产业方面的大宝库。因此如何正确理解中药材宝库的二重性，如何规划和发挥这一新的经济产业，首先需要医药工作者从大医学观出发，对中药材宝库的二重性做好科学的区分或认定。

"医为药之理，皆为医之用"。用中药材加工制作的中药饮片与丸、散、膏、丹，在药理上是中医基础科学体系的一个部分，在药效上是直接应用于中医辨证论治的临床技术体系的。也就是说，以脏象学说为核心的中医基础科学，首尾如一地贯穿于中医四诊、病机、治则、方剂、药物的整个基础科学体系。倘若中药脱离了方剂理论的指导与制约，便与整个基础科学体系失去了联系。在研究开发中药的整个过程中，这一点须臾不可忽视。

"医为药之理，皆为医之用"的道理，对于近代物理学、化学方法基础上形成的西医体系的医、药关系，其实也是这样。当中药材拿到西医研发者手里之后，从提取有效化学成分那一刻起，中药材与中医药体系便彻底地告别了，从此之后它就不再姓"中"了。

中药材黄柏、黄连、三棵针中都可以提取盐酸小檗碱（俗称黄连素），但是中医体系中黄柏、黄连、三棵针，却是三种功效用途各异、生物种属不同的中药。在中医的方剂配伍中，三者是不能相互取代的，而且更不会以盐酸小檗碱代替黄柏、黄连、三棵针，用在中医方剂的配伍之中。

人参是中药里的补气圣品，常以君、臣、佐、使的不同临床需要，出现在许多方剂的配伍之中。又因其价格不菲，千百年来被冠以"百草之王"的赞誉。当代以化学提取的方法，发现人参中有多种活性成分，单就人参皂苷来讲，竟达四十余种。而且"这些皂苷的作用并不相同，甚至有时作用完全相反"。有人设想将来有可能从人参皂苷中，筛选出某些抗肿瘤的新药。这里需要说明的是，我们不否认从人参皂苷中筛选出抗肿瘤新药的光辉前景，但是所有通过化学提取而从人参皂苷中开发的任何西药新药，是完全不可能再回到中医药学术体系来的。

中药学中的青蒿，味苦辛，性寒，归肝、胆二经，具有清宣肝胆虚热、解暑、截疟等功效，它至今依然用在中医的方剂里。而在西药中，青蒿素是当今西医治疗疟疾时，效果突出的一种专药。今天的中医不可能将青蒿素配伍在清宣肝胆虚热、解暑的方剂里；今天的西医也不会再用"青蒿一握，以水二升渍，绞取汁，尽服之"治疗非洲流行的疟疾。

由此可见，中药材宝库的二重性，已经体现在中医药与西医药两种医学体系之中。再把"从天然药源提取西医所需要的有效化学成分"作为中药现代化的一条新路，不仅是对大科学观和大医学发展历史的误解，而且也是对时代公认的中西两大医学当代发展的严重误导。这绝不是中药现代化的一条新路，恰恰是"中医亡于中药"那一条老路。

（三）蜕变为近代科学主义婢女的新中成药

以上从大科学观、大医学观出发所讨论的关于中药科学定位的四个方面，是六十多年来中医药学术界极少讨论的话题。中药发展的科学学、软科学研究被忽视，中药发展思路、方向、方法则必然模糊不清。20世纪80年代以来，在中药现代化名义下研究开发出一大批"新中药"。为这些新中药"买单"的，是政府、是"医保"，为这种新中药受侵害、担风险的，是百姓和中医。最可怕的是，这些新中药正在借中国人之手，将世界上独具特色的中医中药扭曲为近代科学主义的婢女。这里举三个例子，与学术界共同讨论。

1. 关于非中非西的中药注射剂

中药注射剂，指从中药材中提取的用于静脉、肌肉、穴位注射药物。这种剂型始于20世纪70年代，截至现在正式注册在案的品种134种，批准生产的不同剂型规格1255个。纳入《国家基本用药目录》的中药注射剂，如清开灵、柴胡、血栓通、血塞通、生脉、生脉饮、脉络宁等。还有许多未纳入《国家基本用药目录》的中药注射剂，如喜炎平、香丹、丹参滴、丹红、刺五加等，也在临床中广泛使用。

从大科学、大医学的高度看，中医与西医的本质区别"是拆开还是不拆开共同起点的那个人类生命的原形——中医不需要拆开，而西医则一定要拆开。"所以"中医是形上性医学，西医是形下性医学"[2]；中药归属于形上性中医学，西药归属于形下性西医学。基于中西医药在大科学、大医学高度的本质区别，中药注射剂显然既非中药，也非西药。

第一，中药注射剂并非中药。

中药注射剂并非中药，大体有二。其一，除了少数外用药物之外，中药的给药途径都是通过口服而进入体内。口服药物不需要拆开人类生命的原形，它与食物和饮料一样，消化、吸收、分布、代谢、排泄，都是在人体消化系统的天然功能下自然而然地完成的。只需要医生准确发挥辨证论治的临床技术，不需要医生顾虑体内的药物代谢动力学方面的问题。而且通过人体天然消化系统的口服给药，也是降低药物不良反应，维护用药安全、有效的天然屏障。但是，将中药直接送入人体组织、体液之中，那就进入到拆开人类生命原形的另一个领域，这时的中药就不再姓"中"了。

其二，明眼人一看中药注射剂说明书的"功能主治"一栏，也会鲜明地感觉到它的确不再姓"中"了。说明书"功能主治"一栏大多由两个句号，一个分号构成。第一句讲的是中医的功效，第二句讲的是主治。第二句分号之前是中医的主治，分号之后是西医的主治。按理说，既是中药注射剂，则没有必要讲西医的主治。而说明书中讲西医主治的目的，其实是要为西医临床使用中药注射剂，架起一段过渡的引桥。只是这一过渡的引桥，回避了大医学观之下中西医药理论之间的不可通约性原则。如清开灵的"功能主治"栏写道："清热解毒、化痰通络、醒神开窍。用于热病、神昏、中风偏瘫、神志不清；急性肝炎、上呼吸道感染、肺炎、脑血栓形成、脑出血见上述症候者。"从该栏的内容来看，一位从事临床的西医师无须细究中药注射剂的功效与主治，无须细究功效与主治背后中药的理论，这在上市的西药来说原本不属于临床医师的学术责任，它们只需看着分号之后西医意义上的主治，就可以在临床对号入座地使用清开灵了。仅从回避了中西医药理论之间的不可通约性原则，按照清开灵说明书用于"急性肝炎、上呼吸道感染、肺炎、脑血栓形成、脑出血"来讲，显然也是"非中"。

第二，中药注射剂亦非西药。

中药注射剂亦非西药，大体也有二。其一，直接送入人体组织、体液之中的药物，即进入拆开人类生命原形的西医药学研究的领域。这时候的新药研制，仅靠物理学方法的萃取、过滤、灭菌是完全不行的。它首先要以化学提取的方法获得准确的有效化学成分及其分子结构；以药物代谢动力学方法研究药物在生物体的过程，即吸收、分布、代谢、排泄，并用数学原理和方法阐明药物在机体内的动态规律；接着通过生物体内的实验观察以了解药物的不良反应及其原理；然后才能够进入人体，做临床研究与观察。这是西药，尤其是注射剂研制开发时必须遵循的研究过程。但是进入人体组织、体液的中药注射剂，没有经过创新西药应当遵循的上述相关研究。

其二，任何一种进入市场的西药，都要符合一系列的法规与标准。如《药品非临床安全性研究质量管理规定》（GLP）、《药学临床质量管理规定》（GCP）、《药品生产质量管理规定》（GMP）等。从天然药物中提取西医认为的有效化学成分，是两者研制开发的固有方法之一。注入人体组织、体液中的中药注射剂，已经彻头彻尾地进入形下性的西医药领域。而进入药品市场数十年却没有经过 GLP、GCP、GMP 考评的中药注射剂，因此"非西"。

第三，关于中药注射剂的不良反应问题。

中药注射剂，始于 20 世纪 70 年代。其动机是希望改进中药以汤剂为主的传统剂型，拓宽中药的给药途径。当时采取的方法十分原始、愚昧的，通过煎煮、过滤、灭菌消毒之后，随即注入人体组织、体液。以后虽然技术有所改进，但因为中药注射剂不愿意混同为西药的门户之中，中药注射剂的制作方法基本停留在物理提取（萃取）这一层面。

四十多年来，中药注射剂的不良反应突出的隐患，始终是一个令人难堪、纠结的大难题。不良反应多见的中药注射剂有清开灵、参麦、双黄连、血塞通、舒血宁、血栓通、丹参、香丹、生脉饮、痰热清等。以鱼腥草注射液为例，中药鱼腥草自身内含的化学成分达四十多种，以单味鱼腥草制作的鱼腥草注射液中到底含有多少化学成分，其中的有效化学成分及其作用机理是什么，这些课题一直未有深入研究。而据2006年国内的统计数据显示，鱼腥草注射液的不良反应高达5488例，其中严重反应者258例，直接导致死亡者竟44例。

其实，从药物直接进入人体组织、体液那一刻起，它已经彻底迈上了西药注射剂研发的道路。从大医学观来讲，中药注射剂一开始的定位就错了，它本来就应当归属于西药的范畴之中。因此，中药注射剂不能另立质量标准，所有进入人体组织、体液的注射剂都应当执行同一个药物质量标准。我们不能把"青蒿一握，以水二升渍，绞取汁"直接注入人体静脉血管之内，而是先从药材青蒿中提取青蒿素之后，再考虑如何将化学结构明晰的青蒿素制成一种新的西药注射剂。

面对中药注射剂药理学、药物代谢动力学、毒理学不明的问题，管理标准不确定、疗效说明不严谨、不良反应比较多的问题，需要我们以实事求是的科学态度，深入研究解决。面对一带一路、走向世界的历史潮流，不要轻率地将中药注射剂拿到国际上，以免产生成见，抹黑中医。当然，中药的剂型改革是中医自身发展的大事，不能简单地肯定或者否定。重要的是中药的剂型改革，要以中医学的科学定位为准绳，由真正的而非西化的中医药专家来主导。

2. 亦中亦西的新型中成药

20世纪80年代，新上市的中成药数量巨增。这一时期由于高调讲求中成药的剂型小、易携带、方便服用的问题，所以涌现出许多中药口服液、颗粒剂、胶囊剂、片剂、滴丸等。与传统的丸、散、膏、丹相比，人们多把近三十年来上市的这一类新剂型，称为新型中药或新中成药。2012年统计的进入《国家基本药物目录》的中成药，达二百多种。

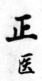

而且一些同名的中成药往往既有传统剂型，也有新的剂型。不过在上述二百多种中成药中，新中成药占绝大多数。

新中成药产品说明书的"功能主治"栏，与中药注射剂的格式、内容基本相同。如稳心颗粒由党参、黄精、三七、琥珀、甘松五种药组成，其功能主治是"益气养阴，活血化瘀。用于气阴两虚、心脉瘀阻所致的心悸不宁、短气乏力、胸闷胸痛；室性早搏、房性早搏见上述症候者。"参松养心胶囊由人参、麦冬、山茱萸、丹参、酸枣仁、桑寄生、赤芍、土鳖虫、甘松、黄连、五味子、龙骨十二种药物组成，其功能主治是"益气养阴，活血通脉，清心安神。用于治疗气阴两虚、心络阻滞引起的冠心病室性早搏，症见心悸不安、短气乏力，动则加剧，胸部闷痛、失眠多梦、盗汗、神倦懒言。"益心舒胶囊由人参、麦冬、五味子、黄芪、丹参、川芎、山楂等七种药物组成，其功能主治是"益气复脉，活血化瘀，养阴生益。用于气阴两虚、瘀血阻脉所致的胸痹，症见胸痛胸闷、心悸短气、脉结代；冠心病心绞痛见上述症候者。"从产品说明书来看，三者用药差别比较大，但是功效主治却基本相同。从"功能主治"栏上看，三者好像非中非西，但也亦中亦西、形中实西，而且都是直接用于冠心病治疗的。以上这些特点，与传统剂型的中成药相差甚远。尤其令人意外的是，与以上三种新中成药剂型相同的其他二百多种新中成药，近年来往往是临床上由西医师在使用。早在 2009 年，就有业内知名管理人士在一次全国性学术大会说，76% 的新中成药是临床西医在用。2014 年有人进一步讲，西医使用的新中成药占到 90% 左右，理由是这些新中成药用起来安全。

这里不由联想到日本汉方颗粒剂。日本明治维新之后，汉医（即中医）在日本失去了一千多年以来的主流医学地位，经过强制性学习西医基础课程加以改造的汉医，学术水平随即迅速衰落。汉方医师虽然习惯于《伤寒杂病论》的经典方剂，但是临床用药量越来越小，而且也逐步朝着西医的剂型方向在模仿。20 世纪 70 年代日本汉方颗粒剂的问世，是汉医学术大衰落的过程中，表现在汉方制药上的一个小亮点。

而且汉方颗粒剂这一小亮点，很快受到中医学术衰落的周边地区的高度关注。20世纪80年代，台湾出现了与汉方颗粒剂相近的"科学中药"。几年之后，与"汉方颗粒剂""科学中药"相似的新中成药，也在中国迅速涌现。

我在《日本汉方医学衰落轨迹》一文中提到：汉方颗粒剂"用量小，则效小，误用之后的不良反应也小。故社会上往往忽略了不合理使用下的不良反应，甚至错误地将其无害视之为有效"。而且"当今在日本，汉方制剂多与西药同时混用，难以准确评价其疗效"。所以汉方颗粒剂"在以西医为主流医学的日本社会里，已经成为西医的辅助剂，或者多种西医难治病的安慰剂"。[4]

中医的临床主体，是中医基础理论指导下的辨证论治技术的具体发挥。不懂中医基础理论与辨证论治技术的临床西医大量使用中成药，用药不当的问题必然普遍存在。而社会上没有反映，没有质询，报刊上没有报道，没有讨论，那就是一种令人不安的学术问题了。当今的新中成药是否已经蜕变为"西医的辅助剂"或者"西医难治病的安慰剂"，这是需要学术界深刻反思和认真总结的。中成药是确保中医临床疗效的优势领域之一，中医的复兴与发展绝不能允许中成药蜕变为辅助剂、安慰剂。

3. 关于传统中成药的非处方化

近年来中药销售店里的中成药，分"处方用药"与"非处方用药"两大类。

处方用药是要求持医生开具的处方，才可以售予的药品；非处方用药则是不需要医生处方，由人们自主购买、服用的药品。这里将我在一家药店亲手抄录的中成药处方用药与非处方用药的品种分列于下。

处方用药类的中成药：和肝利胆颗粒、肾复康胶囊、炎宁康胶囊、炎可宁胶囊、金龙舒胆胶囊、葶苈降血脂胶囊、荡石片、心复宝胶囊、强力心脑康胶囊、脑络通胶囊、健脑宁片、通脉颗粒、冠脉宁胶囊、益脉康胶囊、降脂宁胶囊、灵丹草软胶囊、华山参片、藿香清胃颗粒、复方蒲芝胶囊、腰息痛胶囊、根痛平、退热宁胶囊、小儿退热宁、小儿解感颗粒、儿感退热宁、复方青芩胶囊、四季感冒片、复方蛤青胶囊、乳宁片、乳康颗粒、乳宁胶囊、补肾斑龙片、锁阳补肾胶囊、妇炎康复胶囊、强心补脑胶囊、理气舒心片、活血理伤丸等。这里仅从炎可宁、荡石片、心舒宝、降脂宁、冠脉宁、脑络通、妇炎康、四季感冒等药品命名来看，这些中成药显然是指给临床上西医使用的。

另外，处方用药类的中成药还有：含有重金属朱砂的制剂，如天王补心丹；含有兴奋剂之嫌的麻黄制剂，如小青龙丸；含有毒性矿物质雄黄的制剂，如安宫牛黄丸；含有濒临灭绝的动物骨头的制剂、含有麝香的制剂。但是这些处方用药，与中医基础理论指导下的由临床辨证论治而来的中医处方，没有直接的学术关系。

非处方用药类的中成药：清眩片、香砂和胃丸、龙胆泻肝丸、栀子金花丸、清胃黄连丸、黄连羊肝丸、藿香解暑水、地榆槐角丸、搜风顺气丸、沉香舒气丸、舒肝九宝丸、平胃丸、舒肝和胃丸、二陈丸、木香顺气丸、拨云退翳散、黄连上清丸、通宣理肺丸、清音丸、牛黄上清丸、芎菊上清丸、止咳橘红丸、润肺止咳丸、养阴清肺丸、藿香正气丸、越鞠保和丸、二母宁嗽丸、养血安神丸、附子理中丸、明目地黄丸、人参健脾丸、明目蒺藜丸、石斛夜光丸、人参归脾丸、六味地黄丸、补益资生丸、清心明目上清丸等。以上非处方用药，显然要在中医基础理论指导下，经过辨证论治的临床诊断方可使用。

由此可见，中成药关于处方用药与非处方用药的划分，显然不合理。其中既有抬高新中成药，压低传统中成药之嫌，更有抬高中药西化，压低中医基础理论与中医辨证论治临床特色之嫌。

基于以上讨论我们完全有理由说，中成药在中国已经蜕变为近代科学主义下的一个可怜婢女。既要将它西化，也要靠它牟利，既要借它谋取创新的美誉，也不去为它和中医的前途与命运负责。尤其借中药注射剂之名，对其药理、代谢、毒理及相关管理规定漠然置之，丧失学术精神，放任学术造假，当属数千年来中医药学术发展历史上绝无仅有的奇观了。从根本上讲，中医的消亡是中医基础理论的科学体系与辨证论治的临床技术体系的消亡。长期以来，洛诗文老司长大声疾呼"中医亡于中药"，发人深思，催人猛醒。这里揭开近代科学主义潮流里中成药这一可怜婢女面纱的一角，对于中医药的复兴发展，或许是有意义的。

（四）　中医基础与临床的哲学思维问题

本文与前面的《文化繁荣要有大科学观》[1]《中医复兴要有大医学观》[2]《脏象为核心的中医学体系》[3]，合起来共四篇，当属一个专题。

该专题从大科学观和大医学观开始，接着简要地讨论了以脏象为代表的中医基础科学及中药的科学定位问题。讨论从前到后，一直贯穿着两种科学、两种医学、两种医学基础科学体系及中药与西药的比较，其中也包括两种研究方法和逻辑的比较。为了表述和理解上的方便，讨论中还插进了五幅示意图。这里在讨论中药与西药之后，作为这一组讨论的小结，仅就中医基础与临床的哲学思维，构制出一幅示意图，即"中医基础与临床的哲学思维模式图"（见图5）。以期从哲学思维的主线，对中医基础科学与临床辨证论治中的环节、联系，做一些初步的、体系性的说明。

为了理解的方便，这里对"中医基础科学与临床辨证论治哲学思维示意图"进行一些说明。

第一，该图分左右两部分，左边是关于脏象理论系统的形成，右边是关于以脏象理论为基础的临床辨证论治。其中以一个长箭头连为一体，一方面表明了脏象理论系统形成的系列过程和脏象理论对临床辨证论治全过程的指导意义。另一方面也彰显了基础理论在临床实践上的主体价值。

第二，人类生命之原形、整体生命之证候、三道合一之人三者，是中医的研究对象。但是呈现在人们面前的，是整体生命之证候。或者可以说，三道合一之人是从"道"的层面对人类生命之原形的理性概括，人类生命之原形是通过证候直接展现出来的。"道"的层面的三道合一

之人，包括人之所以是人的若干要素，人类生命之原形是人的若干要素
构成的，以证候的形式完整、真实地呈现出来的。构成人类生命之原形
的要素，同时也是构成脏象的要素。所以忘记或阉割了要素，整体生命
之证候则失去了整体性，脏象理论也便建构不起来了。

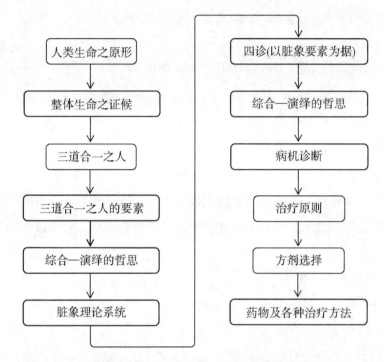

图5　中医基础科学与临床辨证论治哲学思维示意图

第三，哲学研究的对象是万事万物运动、变化着的现象，作为中医
研究对象的证候，是人的生命运动、变化着的现象。由于哲学与中医研
究对象的性质相同，所以既然哲学是思维的结晶，是思维的科学，那么
中医当然也是思维的结晶、思维的科学了。从思维的方法上看，因为哲
学运用了综合－演绎的逻辑思维方法，所以综合－演绎的逻辑思维方
法，也必然是中医思维的基本方法。用现代习惯的说法来讲，综合－演
绎的逻辑思维方法，就是中医研究方法。哲学思维始终是遵循着综合－
演绎的逻辑形式展开、进行的，与近代物理学、化学所运用的分析－归
纳的逻辑形式完全不同，所以中医的研究也不可能依赖分析－归纳的逻
辑方法。

第四，前面讲了，三道合一之人的"道"，促成了人类生命之原形，构成人类生命之原形的若干要素，以证候的形式完整、真实地呈现出来，所以构成脏象系统的三十多种要素，与人类生命原形和证候之间都是相通的、相同的。用综合－演绎的逻辑思维方法来说，构成脏象系统的三十多种要素是综合，通过对三十多种要素之间错综复杂的相互关系、联系的综合、反复的研究思考，逐步概括而形成的中医脏象系统，便是演绎的结果。这种由综合到演绎，由演绎到综合的不断反复、不断实践，脏象理论则在指导实践中不断完善和发展。因此哲学是中医学之母，中医学是哲学体系下的一门具体科学，中医学在中国产生、发展、完善的历史，就是长期不断的哲学思维的历史。

第五，图5右边，是关于以脏象理论为基础的临床辨证论治。四诊的第一步，首先是运用人的理性与感性认识的能力，在脏象结构的三十多种要素的基础上，综合性地广泛搜集与天、地、人相关的种种临床证候。接着以脏象理论为根据，综合地思考天、地、人之道，与种种临床证候之间错综复杂的相互关系。然后在脏象理论的框架之内，逐步演绎出形成临床证候的病因、病性与疾病发展趋势来，这就是病机。对临床病机的认识，往往不可能一蹴而就。这种由综合到演绎，由演绎到综合的哲学思维，可能需要多次反复，最后才能做出对疾病的病机诊断。

第六，病机诊断之后，治疗原则、方剂选择、药物运用的每一步，又是一次接一次的综合－演绎的哲学思维。治疗原则不可能一次确定，思维还需要回到病机、证候、四诊中再考察。方剂选择与药物运用也一样。所以一个疾病的诊疗过程，是临床中医头脑中翻江倒海、接连不断的综合－演绎思维的大过程。这个过程中的病人与其他局外人是看不见的，但是这一过程的每一个环节临床中医都是不能有失的。只是哲学与中医理论知识积累丰富了，临床经历的时间长了，这个过程才会变得自然、自如起来。

第七，中医基础科学与临床辨证论治哲学思维示意图，既是想说明中医的哲学思维形式及其过程，也是想说明形上性中医理论与哲学思维的特点。这一示意图与前面的五个图是相互呼应的一体，应是在以上基础上的一个系统的小结。由于中医哲学思维是一个内容繁多、难度较大的问题，所以示意图只是一个简单的框架，完全没有涉及哲学思维的具体内容。

近年来，关心中医思维的人越来越多，这是走出中医西化的一个十分可喜的现象。中医思维不是一个独立的、空洞的概念，更不是停留在表面上的一种口号。它以中国传统文化为基础，与哲学思维相统一。对于远离中国传统文化与哲学的当代人而言，牢固地确立起中医哲学思维，并不是一件容易的事情。为此本文之后，有两个附录。其一，1923年4月梁启超先生应《清华周刊》之约，为青年学子列出了一份《国学入门书要目及其读法》，共分五大类，书目计137种。由于内容比较多，一时难以尽读，梁先生还列出一份学习国学的《最低限度之必读书目》，即读国学重点书目25种。其二，我在补哲学课时，读过一些中外哲学的书，觉得对学习中医有帮助，对中医哲学思维有益处，故从中选出30种书。

第八，中医基础科学的六大范畴，构成了完整的中医学体系。脏象与药物，一者居首，一者居尾，是中医学体系的两个重点。脏象是中医基础科学的基础，也是中医哲学思维的核心与基础。药物是治病的武器，也是中医学目的与归宿的体现。长期以来的中医西化，集中在这两个重点上。实现中医学的复兴与发展，攻克的重点也在这里。这也是本文在讨论以脏象为核心的中医学体系之后，专门讨论中药的科学定位的原因。

基于以上讨论：中医学不是过时的东西，也不是封建的产物，中医不是经验医学，也不是经验疗法，更不是一根针，一把草的土、单、验方。中医是哲学孕育下的，具有成熟的基础科学体系与辨证论治技术的临床医学，而且是世界上唯一的，可与形下性西医并肩并重的形上性医学。中医是打开中华民族优秀传统文化的钥匙，更是未来人类医学革命的真正动力。

2015 年人民日报刊登的习近平总书记《在文艺工作座谈会上的讲话》，既是对文艺讲的，更是对整个文化讲的。他所指出的在优秀传统文化上"去思想化""去价值化""去历史化""去中国化""去主流化"[5]的问题，在中医的生存与发展上表现得尤其突出。长期阻挠中医健康发展的中西医结合名义下的中医西化，正是我们说的"以洋为尊""以洋为美""唯洋是从"的去中医化。所以彻底告别中医西化，现在正逢其时。

参考文献

[1] 李致重. 文化繁荣要有大科学观［J］. 中华中医药杂志，2016，31（6）：2031—2037.

[2] 李致重. 中医复兴要有大医学观［J］. 中华中医药杂志，2016，31（7）：2447—2454.

[3] 李致重. 脏象为核心的中医学体系［J］. 中华中医药杂志，2016：31（8）.

[4] 李致重. 中医复兴论［M］. 太原：山西科学技术出版社，2015.

[5] 习近平. 在文艺工作座谈会上的讲话［N］. 人民日报，2015（1）.

正本清源 复兴中医

五、复兴是当代中医创新的主体

【提要】一百年来，在西方近代科学孕育下的西医，以其成熟的科学体系和业已定型的管理体制，在中国落地生根。在此期间，我们未能重视中西医各自内在科学原理上的比较研究，随着科学技术现代化、标准化的时代潮流，把中医寄托于西医的研究方法。这是违背大科学观、大医学观的常识性错误，造成了当代中医学术的衰落，误导了中医教育、科研、医疗的方向。在理性反思中自我启蒙，是实现中医全面复兴的基础。中医的复兴将会促使人类医学的真正革命，这是历史对中华民族的壮举。各个学科的创新都有自身特定的内容，复兴是当代中医创新的主体。

　　中国优秀传统文化是五千年来文明积淀的瑰宝，其核心是文、史、哲，哲学是核心的核心。它维系着中华民族的文明昌盛、繁荣富强，达数千年之久。从鸦片战争以来，中国人患上了有史以来最顽固的民族文化自卑症。一方面错误地将王权专制文化陋习混同于优秀传统文化；另一方面无知地把清末以来落后挨打的原因归罪于优秀传统文化。后来的五四新文化运动在引进西方科学的同时，又一次提出了"全面反传统""砸烂孔家店"的口号。

　　身在这一文化大环境中的中医，一百年来先后遭受了四次较大的文化自残与自虐。20世纪20年代的"漏列中医"教育，30年代的废止中医案，50 年代的"中医科学化"，接着是半个多世纪以来的中西医结合名义下的中医西化。在文化自残与自虐中，中医西化持续的时间最长，影响也最大。它不仅造成了中医学术的空前衰落，也使整个中医事业陷于进退两难的困境。为此这里从大科学观与大医学观出发，对中医西化进行理性的回顾与反思。

（一）学术衰落，事业何为

哲学孕育下的中医基础科学体系与辨证论治的临床技术体系，是中医学之魂。从软科学意义上讲，中医学之魂是指导中医事业管理的科学依据；中医事业管理的任务是确保中医学健康发展，确保中医防病治病作用的有效发挥。半个多世纪以来，由于我们没有在大科学观与大医学观的基础上，完成中医学科学定位的研究，因此在很大程度上影响了中医事业管理的科学性。

西医是西方近代科学孕育下的医学科学，而且是以自身成熟的学术体系和业已定型的管理体制，在西学东渐的大潮中大踏步迈入中国社会的。中国人只需要学习、照搬，努力赶上就可以了，遇到学术发展、事业管理上的新问题时，还可以通过随时向国外学习、交流、借鉴来解决。而中医则不同。当中医遇见西医，中医首先要在两个方面做好充分的准备。一方面，中医必须面对西医，重新思考自己与西医的本质区别，并在中西医的深刻比较中，明确自己的科学定位；另一方面，中医在告别过去组建自己新的教育、临床、科研、管理体制时，必须从头开始认真研究和建立符合中医学本质特色的事业管理机制。在这两个方面，中医既没有历史的先例可循，也不能盲目地照抄西医。然而在这两个方面，我们至今没有向所在的这一历史时期交出一份满意的答卷，以致在近代中国人身患民族文化自卑症的情况下，中医头上落后的、过时的、封建的、不科学的、经验性的五项黑帽子至今没有彻底甩掉。中医界没有任何理由去怪罪任何人，应当受责备的只是我们自己。

不少中医药专家认为，中医药学是优秀传统文化孕育下的，以《黄帝内经》为代表的不同于西医的医学体系。这一说法固然是对的，但是深度不够，西医不会认同，其他学科的朋友也不会理解。因此直到今天，中医界有人认为能看好病就是好中医，就证明中医是科学的；西医普遍认为中医是传统疗法，或者是经验性医学；社会上很多人对中医感情很深，却不知如何发力；至今不少人谈起中医便想到了一根针、一把草，土、单、验方，刮痧、火罐、艾条。这种缺乏深度、不及要领、各自表述的状况，半个多世纪过去，至今依旧如此。

20 世纪 50 年代改造中医的"中医科学化"以来，中央高层对中医十分关心。相继提出了"团结中西医""继承发扬祖国医药学遗产""中国医药学是一个伟大的宝库"等号召。这些号召在保护、鼓励、推动中医发展上，发挥了显著的指导方向、鼓舞人心的作用。但由于中医学科学定位与中医事业管理机制，这两个方面的科学学、软科学研究长期滞后。

更糟糕的是，中医界没有认真研究"中医我是谁""我是怎么来的"这两个关系中医根本特点的理论问题。

（二）从反思、启蒙到中医的复兴

有句话说："思想思想着思想"。这句话乍一听很别扭，细一想颇深刻。第一个思想是名词，指人的理性思维。第二个思想是动词，指人的思维活动。反思也是思维活动，即事情之后回过头来想一想，回过头来总结一下。第三个思想也是名词，指的是思维活动之后形成的新思想。人们的实践行为来自思想，于是新思想常常被人们视之为实践行为的新启蒙。启蒙即开启蒙昧的意思，这一词的含义原本十分平实，所以大到文化、社会，小到一人、一事，举凡一点一滴的进步都是不断启蒙的结果。可以说，只要思想在思想着，人类的实践创新就在启蒙中继续着。

一种文化只要蕴藏着一定的真理性，它就有自身强大的生命力。真正的文化不怕批评，批评应当是文化进步的营养品。不少善良的人们常常为文化遭受摧残而心理纠结，郁闷不悦。静下心来想，其实完全没有必要。任何一种文化凡是在遭摧残、遭打压之时，许多人的思想反而更为活跃了起来。于是经过反思之后的新思想，便成为这种文化复兴、繁荣的新启蒙。伴随五四新文化运动而来的"砸烂孔家店""全面反传统"，伴随着 20 世纪 60 年代的破除"旧思想、旧文化、旧风俗、旧习惯"及"批孔"运动，不正是因为激发了许多人持续、深刻的由反思而形成的新启蒙，今天才有了实现中华民族伟大复兴的新时代嘛！中医的近代史也一样，从六十年抢救、六十年西化的过程中，从"两头热、中间凉"的经历中，人们同样也在积累着思想的新启蒙，积蓄着中医复兴的勇气与力量。

中医的反思、启蒙与复兴，已经成为中国当代文化潮流的一个部分。习近平总书记在 2016 年 5 月 17 日《在哲学社会科学工作座谈会上的讲话》中说："一个没有发达自然科学的国家不可能走在世界前列，一个没有繁荣的哲学社会科学的国家也不可能走在世界前列。"2014 年 10 月 15 日《在文艺工作座谈会上的讲话》还说："中华优秀传统文化是我们在世界文化激荡中站稳脚跟的坚实根基……热衷于'去思想化''去价值化''去历史化''去中国化''去主流化'那一套，绝对是没有前途的。"这是一个多世纪以来由国家最高领导人直接出面的，对摧残、打压中华民族优秀文化的深刻否定。与此同时，这也是对实现中华民族优秀文化伟大复兴的重要新启蒙。

这里再举几个对中医启蒙有意义的例子，以期与大家共同反思和讨论。

两年前，有人花钱买下了美国《科学》杂志的增刊，发表中医专栏文章，以扩大中医走向世界的影响。第一期增刊出版后，学术界及传媒界一派哗然。对中国中医应当西医化，还是中医学术大本营已经移居海外等问题，提出了质疑。一阵哗然之后，预计中的增刊，没有再出下去。事后再想，这种哗然其实就是一种思想的启蒙。

最近两年，国内多种"新中成药"在美国进行二期、三期临床试验。在美国进行的临床试验，一定是按照美国执行的西药标准进行的。临床试验通过之后必然像青蒿素一样，为西方流行的"医学与药学"（当然是我们常说的西医药）增加了一些新药。只不过青蒿素是从一种中药材提取的，这些新药分别是从多种中药材提取的。这些新药将来也有可能获得诺贝尔"医学与药学"奖，获奖之后也无疑是中国人为世界流行的"医学与药学"做出的重大贡献。不过，美国执行的西药标准中没有中医、中药的理论元素与临床标准，这些新药临床试验通过之后是否还允许保留"新中成药"的原名，现在还是一个未知数。至于这是否是中医药走向世界的必由之路、唯一道路，以及与此直接相关的中医药与西医药分类的科学标准等，早已在人们的思维之中了。由此引发的种种思维，也许正在酝酿着一场新的启蒙。这当然也是学术界所期盼的。

这里讨论中医复兴的新启蒙，自然要提到一个人，这个人叫杨维益。他是北京中医药大学第一届大学生，毕业后长期从事中医教学与科研工作，曾担任联合国世界卫生组织传统医学顾问，中医西化研究的先行者之一，从 1994 年发表《西体中用与证的动物模型》起，与中医西化研究彻底告别。他曾担任国家自然科学基金委员会生命科学部中西医结合课题评审组成员，与评审组成员讨论中西医结合的前途时，成员们的一致看法是：这条路的确走不通了。

他后来辞去评审组成员的职务，去香港创办浸会大学中医学院工作。他热切期待身为中国科学院院士的两位评审组领头人，能够将中医西化这条路的确走不通的实情告诉学术界。后来在深感失望时他出版了一本书，即《中医学——宏观调控的功能医学》。[1]他在前言中用了大量的篇幅，公开道出中医西化之路不通及其中的原委。接着他把《肾的研究》一书拿给我，希望写一篇关于中医西化研究方面的评论。我用了两个月的时间，从自设跳板、阉割在先、弃中从西、欲西非西、实验不实、假设更假六个方面，剖析了该项研究的学术错误，并以殃及池鱼、大道不孤两个方面，说明该项研究的学术误导及其反面启示。然后以《西化——中医科研的致命错误》为题，阐述了中医两化研究中学术错误的普遍性。他看后十分满意，将该文推荐给《自然疗法》（内部刊物）发表。

他从此退隐于人群之中，心却时时在学术之中。2015年病危期间，他决定将所有藏书与资料捐献给北京中医药大学，并希望将他的《中医学——宏观调控的功能医学》[1]留给中医同仁们。在人们向他的遗体告别时，各自拿到了一本他的书。他在生命的最后时刻，留下了他对同仁们最后的爱，留下了他对中医的最后交代。在最后的爱与交代中，让人们细细反思，自我启蒙。

2016年7月在由中华中医药学会召开的"第四届岐黄论坛"上，由中华中医药学会秘书处整理并发到与会者手中的《当前涉及中医药学传承、创新、发展的第一批100个重大问题征求社会意见稿》（简称《意见稿》），读后令人兴奋不已。一种立足学术、求真务实、直面难题、广开言路的科学精神，与本文反思、启蒙的思路不谋而合。《意见稿》所列100个问题中，绝大多数是制约中医药学发展的亟待深入研究的重大问题。

比如，坚持中西医并重、突出中医特色问题；中医药教育改革和人才培养机制创新问题；中医药创新发展与建立人类新医学问题；高等中医药教育教学内容、课程体系问题；中医药界的大家、领军人才、青年人才成长规律问题；聚集国内外中医药人才高地问题；医院药学人才队伍建设和中药合理用药问题；完善中医药师承教育模式问题；建立世界一流中医药大学和中医药学科问题；当代中医大学生中医思维能力与中医实践能力培养问题；我国中医药继续教育现状与模式问题；中医药流派传承、师承教育与中医专业学位研究生教育的互补问题；中医药学方法论与现代科学方式论、现代医学方法论的比较研究问题；中医药学术传承的特点、存在问题及推动中医药学创新问题；中医药学的创新理论体系问题；中医药的创新发展与实现中国梦的问题；中医药是打开中华文明宝库的钥匙问题；中医药与传统优秀文化资源之间关系问题；当前中医药事业发展存在的短板问题；中医药基础理论创新问题；经典中医理论的诠释与应用问题；《黄帝内经》《伤寒杂病论》《神农本草经》《难经》的当代研究问题；中医方剂辨证问题；中医方药量效问题；中药配伍禁忌本质问题；中药药理发展的现状、问题及国际化问题；实施一批中医药工程大计划、大项目问题……

以上举例，只是《意见稿》中的一小部分。倘若能够动员全国中医药学术界，大兴学术民主、学术自由之风，广开言路，讨论争鸣，相信中医西化的问题、学术衰落的问题必将在短时间内大为改观。其实这就是启蒙——中医界同仁当家做主的自我启蒙，代表全国中医学术界共同心声的时代性启蒙。

（三）走在人类医学革命前夜的中医复兴

从中医复兴到人类未来的医学革命，这是历史对中华民族的壮举与重托，也是当代整个中华民族责无旁贷的光荣使命。完成这一使命的战略任务，预计有五个方面。概括起来，分别是定向、复兴、重组、创建、革命。

第一，定向。是以中医内在的学术特点为根据，在大科学观和大医学观的基础上，定向中医的未来。

在世界传统医学中，中医是唯一具有成熟的基础科学体系和临床技术体系的传统医学。在世界两百多个国家（地区）里，中国是唯一具有中西两种主流医学科学体系的国家。所以中医是中国的，也是世界的。中医西化了，世界就永远失去成熟的传统医学了。这一点，中国人一定要牢记。

第二，复兴。指的是告别中医西化之后，以中医基础科学体系与临床技术体系为核心，实现中医的全面复兴。

中医的基础科学体系与临床技术体系不仅是中医学的生命线，而且是复兴中华民族优秀传统文化的突破口。在今后面临的五项战略任务里，复兴中医是重中之重，根本的根本。

第三，重组。是以改革开路，实现中医教育、科研、医疗及中药的现行体制的重组。

比如，加强中医科学学与软科学研究，提高中医的决策与管理水平；以中医基础科学与临床技术为根据的科学学研究为龙头，带动中医的学术研究；从中医教育改革试点起步，逐步改进中医教育体制；提高中医临床队伍的基础科学水平，推动辨证论治临床技能的提升。

第四，创建。是在中西医并重的前提下，逐步创建中国特色的，中西医临床优势相互配合的医疗卫生新体制、新格局。

中西医配合的含义是：中西医工作者相互合作，中西医学术相互配合，以提高临床疗效为目的的实践过程。随着中医的全面复兴，这种配合应当在中西医两种专业人员的自愿、自主前提下合作展开。中西医临床配合中，应当坚持的学术原则是：在中西医两种医学的基础科学层面，彼此并存、并重，共同繁荣；在中西医两种医学的临床技术层面，彼此相互配合、优势互补；在中西医两种医学的临床经验层面，彼此尊重，相互借鉴。随着时间的不断延续和经验的不断积累，中国特色的、中西医临床优势相互配合的医疗卫生新体制、新格局，将要在相当长的实践中逐步趋于成熟。

第五，革命。是把我国医疗卫生新体制、新格局的经验与榜样推向世界，促使新的人类医学革命的真正到来。

基于以上讨论，只要我国在"配合"的实践中做到疗效突出、特色服人，就已经是造福于人类，令世界注目的大事了。真正的人类医学革命，是在两种基础医学体系并存前提下的两类临床优势的配合。至于这个过程需要多长时间，只能由实践做决定，让历史来掌舵。

以上是从中医复兴到人类未来医学革命的角度，提出的一些设想。在近期内，即拯救中医之魂的文化与思想启蒙之后，具体的起步性的战略似乎可以考虑以下几个方面。

开展传统文化、哲学及系统科学的大补课，以提高整个中医队伍的传统文化水平与理性思维素质。

中医界集中精神，重温以《黄帝内经》为代表的基础科学体系，以《伤寒杂病论》为代表的辨证论治的临床技术体系。努力提高整个中医队伍的基础理论水平和辨证论治的临床思维能力。使中医队伍的临床治疗的整体水平快速、明显地提升。

对六十多年来的中医科研工作，进行一次全面的大总结、大检查、大讨论。尽快叫停中医西化的所谓研究，在明确与生俱来的中医研究对象、研究方法的前提下，重新确定中医的科研方向，走中医自身的科研与发展道路。尽早设立中医教育特区，或者开设中医教育改革试点，为中医的教育改革积累经验。

记得傅雷在谈到传统艺术时曾经说过："不从经典中泡出来的人空言创新，徒见其不知天高地厚而已。"中医是中国传统哲学孕育的博大精深的医学科学，而且现在正处于由反思、启蒙逐步走向复兴的特别时期，傅雷先生的话值得我们深思。创新不仅是一个时间性的概念，也是一个空间性的概念。科学的真理是超时空而存的。孔子在两千多年中多次排斥，多次重新站起，主宰着中国人的灵魂。相信两千多年来维护中华民族的中医同样是这样。历史上各个学科的创新，都有自身特定的内容。因此中医创新的起点不是业已衰落的脚下，而是经典医著造就的应当不断延续的千年辉煌。从这个意义上讲，复兴是当代中医创新的主体。

参考文献

[1] 杨维益. 中医学——宏观调控的功能医学 [M]. 香港：秋海棠文化企业，2001：12.

六、中医科研误区的典型之剖析

【提要】 不论是要创造中西医结合的新医学，还是要两种医学临床优势互补，都不应该成为中医西化的借口或理由。当中西医结合的高层代表者认识到中医西化"这条路的确走不通了"的时候，亟须对长期以来中西医结合名义下的中医西化，进行一番实事求是的理性反思。"肾的研究"是中医西化早期的代表课题之一，该课题在自设跳板、阉割在先、弃中就西、欲西非西、实验不实、假设更假六个方面，存在着课题设立与中西医基础理论相违背，研究思路方法与中西医逻辑原则相脱节，以及实验数据不实、假设理据虚假等问题。在学术管理行政化的大环境下，这一课题研究长期作为中医研究的样板，误导学术，殃及池鱼。从大科学观、大医学观的视野里，中医药学，大道不孤。在实现中华民族伟大复兴的时代，以敬畏生命的宗教情怀，坚守中医药学的科学基因，摆脱误导，复兴中医，正是其时。

"肾的研究"[1]这一课题（包括肾虚、肾阳虚、肾阴虚等），始于20世纪50年代末。该课题首先从肾阳虚入手，提出中医的肾阳虚患者在西医临床上有"垂体-肾上腺皮质系统兴奋性低下现象"。以后，该课题还围绕下丘脑-垂体-肾上腺皮质、甲状腺、性腺三轴内分泌系统，进行了长时间的研究。在此以后的数十年里，它作为中西医结合研究中医的思路与方法的样板，至今仍然主导着中医科学研究的方向。

20 世纪 80 年代后期，中医界开始有人对"肾的研究"所代表的科研思路及方法提出了质疑。陆广莘教授曾经说过：要中医研究，不要研究中医。他的意思是，从中医自身的实践和理论出发，为丰富和完善中医的科学研究，叫中医研究。而研究中医则是无视中医既有的理论和实践，把中医学术体系作为被研究的对象，用西医的观念和方法加以扭曲的做法。世界卫生组织传统医学顾问杨维益教授在他出版的《中医学——宏观调控的功能医学》前言中，针对"肾的研究"先声夺人地指出"中西医结合在理论上的研究是不成功的，我们应当重新考虑""几十年的光阴，多少人的努力，流水般的金钱……如果仍旧坚持既往的做法，不断向无底洞交学费，中医科研还会有光明的未来吗"。[2]

从读杨教授新作的那一天起，就深刻地感觉到对中医科研进行反思、走出误区，是摆在我们面前不容回避的一个重要问题。为此，本文依据 1981 年 1 月出版的《肾的研究》和 1990 年 5 月出版的《肾的研究（续集）》，[3] 从自设跳板、阉割在先、弃中就西、欲西非西、实验不实、假设更假、殃及池鱼、大道不孤等八个方面，对"肾的研究"进行剖析。文中的剖析在当代中医科研上具有一定的普遍性，成稿后亦未在内地发表，今刊于此，以求正学术界同仁。

（一） 自设跳板

《肾的研究》一书是围绕该课题的文献汇编，该书一开头便收录了他们自己所写的《祖国医学有关"肾"的历代文献综述》（以下简称《综述》）一文。这是一篇曲解"肾"脏象含义的综述，是为自己预定的实验研究自设的一块跳板。

《综述》在其引言中说："在脏象学说心、肝、脾、肺、肾五脏中，尤以肾为人体最重要的器官，称为'先天之本'。由于肾的作用特殊，通过临床实践，'肾'与'命门'的理论逐渐发展，致'肾'的地位远远超出其他脏腑，而有主宰生命的概念。"

1. "肾"脏象含义的曲解

为了表明该研究的继承性，《综述》对秦汉时代、隋唐时代、北宋时代、金元时期、明代关于肾的论述做了阐述。

毋庸讳言，春秋至秦汉时代是中医理论的奠基和成熟时代。《黄帝内经》《伤寒杂病论》《神农本草经》《难经》等经典医著，都成书于这一时期，这一时期的理论架构，至今仍然是中医理论最基本的内容。从脏象的角度，《综述》根据《黄帝内经》的论述，把肾的作用概括为九个方面：出伎巧，藏精，藏志，主生长发育及衰老过程，主骨生髓通于脑，其华在发，主耳，开窍于二阴，合于三焦和膀胱。《综述》把肾的疾病概括为十一个方面：为恐，劳力，入房伤肾，盛怒伤志，恐惧伤精，聚水为病，为欠，为嚏，腰脊病，腹大，腹胀，色黑齿槁，厥冷，发无泽，经脉之证。应当说，这些概括与《黄帝内经》的精神大体相近，与当代通用的高等中医院校教材第一版至第五版的《内经讲义》《中医学基础》《中医基础理论》关于肾的表述也基本相同。

然而对于"肾的研究"的研究者来说，《综述》的真正目的并不在这里。研究者为了说明历代"对'肾'的认识看法不一，直至明代才基本达到统一"这种观点，在"金元时期"和"明代"的两节中，研究者断章取义地把当时一部分学者对"肾"与"命门"的争论，歪曲为"肾"理论"直至明代才基本达到统一"。这个说法当然不对了。

第一，从金元时期到明代，注释《黄帝内经》的专著近七十种，其中包括对后世颇有影响的一大批医学名家。如刘完素、罗天益、朱丹溪、滑寿、汪机、孙一奎、徐春甫、马元台、吴昆、张景岳、赵献可、李士材、王九达等，这些在《黄帝内经》研究上富有见地的医学巨匠，对"肾"的阐释没有异议，应当视为学术界的主流观点。

第二，清代注释《黄帝内经》的专著一百七十余种，作者如陈士铎、柯韵伯、姚止庵、汪昂、张志聪、高世栻、徐大椿、薛生白、魏荔彤、黄元御、沈尧封、陈念祖、章虚谷、陆九芝、周学海等名家，他们对肾的认识也是一致的，并不是"直到明代才基本达到统一"之说。

第三，明代关于"肾"与"命门"之争，主要是对脏象的"有形"还是"无形"方面的争论。用现在的眼光来看，那是人们在粗浅的解剖观察影响下，对脏象概念的一种困惑，或者是走出困惑的一段插曲。澄清"肾主真阴""命门主真阳"的实质之后，这段插曲也就终结了。还是《黄帝内经》原来的肾主真（元）阴、真（元）阳的"肾"。明代之前不存在看法不一的问题，明代的争论也没有达到研究者所说的"统一"。

第四，从明代到1956年以后的全国高等中医院校各版教材中关于肾的表述，也可以说明《综述》关于"肾的认识……直至明代才基本达到统一"说法，并没有改变中医在"肾"的认识上始终如一这一历史事实。

第五，研究者所推崇的肾主"真阴真阳"之说，在《黄帝内经》关于"肾"的脏象功能所主里早有明示。肾主藏精、主水、生髓主脑，即所谓真阴；肾出伎巧、藏志、主生殖发育、司二便，即所谓真阳。这原本是以肾的脏象含义为基础，对自身的功能所主在属性意义上的划分。况且，中医所讲的五脏，每一脏的功能所主皆有阴阳之分，不只是肾才如此。在中医脏象学说中，每一脏的功能所主和所主功能的阴阳属性，是脏象内容不可分割的两个方面，古今无别，各脏皆然。而且，阴阳之说，无处不在。诸如人身之阴阳、各脏之阴阳、脏腑之阴阳、气血之阴阳，其含义各不相同。必须在功能所主的前提下讲阴阳，阴阳才有其特定的含义。

第六，离开了肾的九个方面具体的功能所主来讲阴阳，那就将肾本来丰富、具体的含义，简单化、抽象化了。抽象化的肾阴、肾阳，作为肾的功能所主的具体含义被冲淡了；冲淡了功能所主以后再谈肾阴、肾阳，也就将肾的本来含义简单化了。所以，《综述》中"肾的地位远远超出其他脏腑，而有主宰生命的概念"，正是把肾的含义简单化、抽象化以后，研究者自己产生的一种错觉。试想，心为全身的"君主之官"，脾为人身"后天之本"，肺为"相傅之官""气之本"，主一身之治节，肝为"将军之官"，主全身气血之通调。如果拘泥于字面上看，五脏中的每一脏似乎都是"主宰生命的概念"。因此按照研究者的逻辑，人身岂不变成五个生命的主宰了吗？这当然也不是中医脏象学说的原意。

2. 关于肾的"病证"

研究者为了给以后的"症候群诊断模式"找到跳板，在《综述》中特意列入了"历代肾的病证"一项。稍一留意，便可以看出其中矛盾重重。

第一，中医病名确定的原则与西医不同。总括起来，大体有两个方面：一是以综合性的病机命名，二是以典型的临床表现命名。这里的"病证"二字，分不清是病机的含义，还是临床表现的含义。

第二，中医的临床诊断，是对疾病在各个阶段上具体病机的判断。在中医诊断的全过程里，病名只是医者对疾病做病机诊断之初，所提示的一个题目而已。因为证候是疾病的临床表现，病机是疾病发生、发展、变化的根据或本质，故病机判断才是中医临床诊断的核心与最终目的。也就是说，证候是疾病的表象，不是疾病的本质；尽管表象反映着本质，但表象绝不等于本质；只有通过对表象取精去粗、去伪存真、由此及彼、由表及里地进行分析，当认识到病机之后才算抓住了疾病的本质。张仲景在其《伤寒论》和《金匮要略》中，所有篇名都采用的是"辨××病脉证并治"这一种形式，其用意就是要突出"辨证求机"里这一个"辨"字。以示人通过辨的求索，认识病机，抓住本质。所以，肾病的病机也有阴、阳，寒、热，虚、实，表、里之异。这是对肾病进行临床诊断时的关键。而《综述》淡化了关于肾的病机诊断的意义，突出了临床表现的诊断地位，这无疑是对中医临床上辨证求机、由证到机过程的本末颠倒。

第三，研究者在其后的诊断里，把肾病分为肾虚、肾阳虚、肾阴虚三种。但是《综述》在"历代肾的病证"表格中，却不以上述三项病机为纲来分类，而是不加分辨地将所有"病证"混在一起。这里除了表明研究者"重证轻机"之外，还能有什么别的解释呢？

基于上述，这一《综述》存在着三个问题。其一，它离开了《黄帝内经》以来中医关于肾的一贯论述，丢掉了中医理论中肾的全面性、真实性。其二，综述结尾部分的"历代肾的病证"表，充分证明了作者以含糊的"病证"形式来代替肾的脏象、病机的主观倾向性。这一点，研究者在其后已有证明。其三，文献综述的基本要求是，综述者必须忠实于既定时间跨度之内的全部文献。但是，《综述》戴着有色眼镜或个人的既定想法，假文献综述之名而达到说明自己既定想法之实。这就背离了文献综述的科学使命了。

按照文献综述的基本要求，该《综述》确实不能称之为文献综述。这一点，研究者自己肯定更明白。因此不难看出，研究者是要借着这一篇综述，对文献进行拟意中的剪裁、曲解，以便把自己既定的想法提升为科学模样的预设。如此一来才可能借着这种预设，冠冕堂皇地把中医的病机诊断，扭曲为"症候群诊断模式"。上述的种种曲解，是有目的的铺垫，是为下一步对中医病机诊断的阉割或者偷梁换柱而自设的一块跳板。

（二）阉割在先

迈过了自设的跳板，"肾的研究"就开始对中医肾病的诊断，大肆阉割或者偷梁换柱。

继《综述》之后，研究者通过该书中的《异病同治的物质基础——肾虚》一文，推出了一个以"症候群诊断模式"为基础的"肾虚诊断标准"。这里症候的症，相当于西医学里所指的症状，与中医的证候并不相同。尽管这个标准在其后《肾阴肾阳中西医结合辨证论治原则的初步探讨》和《祖国医学肾的研究总结》两篇专论中有所修改，但是"症候群诊断模式"这一基础，并没有改变。

所谓"症候群诊断模式"，就是以一组临床表现为指标，当见到相应的那些临床表现时，便可以对疾病做出诊断的那么一种形式。

经过几次修订的《1978 新试行肾虚辨证标准》中，首先这样规定：只要具备腰背酸痛、胫酸、膝软、跟痛、耳鸣耳聋、发脱枯悴、齿摇稀疏、尿有余沥或失禁、性机能失常（梦遗、阳痿、滑精）这七项中的三项，就可以将其诊断为肾虚。然后，再见到主要标准中畏寒肢冷、面目虚浮、舌淡胖嫩、苔润三项中的二项和次要标准中夜尿频多、便溏尿清、脉微弱迟三项中的一项，就可以进一步将其诊断为肾阳虚。这个标准貌似简单明了，实则是对中医疾病诊断过程的肆意阉割。

1. 阉割了中医的病因病机学说

如前所述，中医的辨证是针对疾病过程中表现的证候，依据病因病机的理论，通过综合性辨析，以认识疾病病机的哲学思维过程。所以说中医基础理论中的病因病机理论，是中医临床辨证的根本依据。按照研究者的诊断模式，见到几项主要临床表现和几个次要临床表现所组成的"症候群"，便可以给这一"症候群"直接贴上具有中医病机含义的肾虚标签。这就意味着中医的辨证以求机，从此就被改变为"见症知机"了。由"辨"到"见"，表面上仅一字之差，但是它不仅违背了"透过现象认识本质"的基本哲学原则，更重要的是把中医的病因病机学说从临床诊断中彻底阉割了。就是说，见到一组"症候群"，便可以对疾病做出诊断，那么辨证以求机就是多余的了。由此，辨证所依据的病因病机理论也同样是多余的了。这样一来，中医辨证论治的理论原则和以其为指导的中医临床思维统统被阉割，只剩下一组所谓"症候群"的诊断了。

2. 阉割了中医的脏象经络学说

病机学说是以脏象学说为基础的。病机学说被阉割以后，五脏六腑，精、气、神、十四经、十五络，以及其相互联系的一系列学说，自然失去了存在的意义。中医学理论，是对人的生命过程和防病治病的规律性的总结。这些规律性的总结，更是临床诊断治疗的根本依据。

另外，联系到《综述》一文关于"肾的地位远远超出其他脏腑，而有主宰生命的概念"的说法，肾主宰生命，则同样主宰五脏六腑；肾有真阴、真阳，则肾阴、肾阳也是人的生命主宰。如此，整个中医的全部理论，就剩下了一个肾，肾阴、肾阳。当研究者的这个大目标实现的时候，也就是全部的中医理论只剩下一个肾的时候。那时候的脏象经络、病因病机学说统统变为多余、化为乌有。中医学岂不彻底退回到太初的混沌之中去了吗？"辨证理为本，论治法为先"，历经数千年实践检验的中医基础理论阉割掉了，那还会有中医学吗？

3. 阉割了证候的完整性和非特异性

第一，关于证候的完整性、真实性问题。

证候来自四诊，也需要中医基础理论启示下的理性再现。临床中要想把握完整真实的证候，必须从以下六个方面着眼：其一，因为证候与人的生理特点、心理特点、生活习性及土地方宜、四时气候、社会环境等因素有着密切的关系，所以不可忽视同一病机在不同人、不同情况下的证候差异性。其二，感觉到了的东西，我们不能立刻理解它，只有理解了的东西才能深刻地感觉它。所以，不要忽视证候在理论中完整再现的问题。换言之，当临床中对一个疾病的病机进行初步判断时，基于这一初步病机，还可以新发现许多一开始被忽视或与初步病机不相符的临床证候。而这些新的证候认识更有助于把病机诊断推向极致。所以中医基础理论丢掉之后，临床所见的证候将不会完整、不会真实。其三，证候的真实体现，有时也存在于医者"可意会而不可言传"的直觉顿悟之中。这一点很难在"症候群诊断模式"显示出来，而在望诊和切诊中却常常如此。其四，中医临床中"异证同机""同证异机"的情况十分普遍。故证候的真实性，常常体现在辨证论治的理性思维中。其五，证候的真假问题。如临床中"内真寒外假热、内真热外假寒""大实有羸状、至虚有盛候"等情况亦不少见。只有通晓中医基础理论，特别是病因病机学说，才可以能动地分辨该证候的真假及其临床意义。其六，证候在疾病过程中是不断变化的，透过病程而查知证候演变中的相互因果联系和异时连续关系，是证候的动态特性辨识时不容忽视的又一关键。以上六个方面，在"症候群诊断模式"中，是无法规范到"诊断标准"之中的。质言之，完整、真实的中医临床证候，在"症候群诊断模式"的标准中，被肢解、被阉割了。

第二，证候的非特异性问题。

中医临床上的证候，对于病机来说，都是非特异的。这一点，在西医的症状与病理诊断之间也是这样。就是说，同一个证候往往会出现在不同的病机之中，不同的证候也常常出现在同一类病机之中，同证异机、异证同机，就是这个意思。所以，把非特异性的证候视为特异性的指标，并以其为制订诊断标准的依据，这就明显违背了证候的本质特性。这不仅在中医的理论与临床中行不通，而且西医的《症状鉴别诊断学》也不会认同的。怎么能将这种脱离中西医理论的诊断标准，作为中医科研成果加以肯定呢？

如诊断肾虚的七项标准中的腰背酸痛、胫酸跟痛，常见于风寒湿痹、饮邪内盛、风寒感冒、脾虚湿困、正气不足、劳倦太过等；耳鸣、耳聋，多见于肝火偏旺、阴虚火旺、痰湿阻滞等，肾阴虚时多见而肾阳虚时不常有；发脱枯悴，多见于血虚以及大病之后的气血两伤之人，而肾虚之人并不典型；齿摇稀疏，多由胃火、风火、阴虚血热等引起，作为肾虚标准也不典型，至于平日保护失当或老年之人则另当别论；性机能失常，有因于肝、因于湿等情况，并非皆属于肾虚；尺脉弱，多出现在下焦有关诸病，或寒、湿、痰、饮、瘀等多种邪气所致之病。如果按照研究者的标准和规定，将七项中的腰背酸痛、胫软跟痛、脉沉弱这三项同时告诉你，你能断定此人必属肾虚，而不属于脾虚湿困、寒湿凝滞、风邪郁表、邪盛正虚、饮邪泛滥等病吗？

再如，诊断肾阳虚的主要标准（三项）和次要标准（三项），也是脾肺不足、气虚、寒湿为病时的常见证候，并非肾虚所独有。

由此可见，由"症候群诊断模式"的编排而形成的中医辨证标准，同时阉割和篡改了中医临床证候的非特异性。

上述剖析和论证已经说明，在研究者的实验研究还没有动手之前，中医的理论核心便在几个回合的文字游戏之中，被抽去了灵魂，抛在了一边。

其实，研究者一开始的观点就是这样。《肾的研究》一书所载的《异病同治的物质基础——肾虚》一文，一开头便开宗明义地说，他们在研究中医的时候，不是"局限于从某一个病上找寻和探讨治疗的法则和机制"，而是"用现代科学方法从许多疾病中找寻共同规律"。这就是说，研究者的头脑里并不认同中医既有的共同规律，所以才在自己认同的西医规律中为中医寻找出路。然而中医与西医的规律本不相通，于是就对中医既有的规律（理论）大加阉割。这难道是推动中医学发展的科研思路和方法吗？

然而，研究者把中医的核心理论阉割之后，表面上看似乎可以通行无阻了。不过研究者没有想到，当中医的核心理论被阉割后，接下来的实验研究，已经没有任何必要了。被研究者阉割了的那个肾，也已经失去了中医的理论意义了，再去研究中医的肾，岂不是自我浪费？其实这时候，摆在研究者面前更大的自嘲式的难题是，中医的肾被阉割之后，研究者所声称的中西医结合的根基，也就完全垮掉了。这些问题，研究者当初不应该想不到吧。

（三）弃中就西

当中医的脏象经络、病因病机、证候特性和辨证论治被阉割、被篡改之后，接下来进行的，只能是用西医的方法，把这一项所谓的"研究"加以包装，因此就不可避免地出现了一种非中非西的怪物。

1. 关于"症候群诊断模式"

这里抄录梁茂新教授在《中医证研究的困惑与对策》一书中关于肾研究的总结，"肾本质的研究（包结肾虚证、肾阳虚证、肾阴虚证）始于20世纪50年代末。从肾阳虚证本质入手，首先发现肾阳虚证患者

24 小时尿 17 - 羟皮质类固醇（17 - OHCS）降低，提示肾阳虚证肾上腺皮质功能低下。经过六个阶段对下丘脑 - 垂体 - 肾上腺皮质，下丘脑 - 垂体 - 甲状腺，下丘脑 - 垂体 - 性腺三轴内分泌系统进行了长达十余年的研究，先后涉及呼吸系统、消化系统、循环系统、内分泌系统、神经系统等多个系统，支气管哮喘、冠状动脉粥样硬化性心脏病、神经衰弱、红斑狼疮、妊娠毒血症、功能性子宫出血、溃疡病、结肠炎、风湿病等多种疾病。采用了尿 24 小时 17 - OHCS、促肾上腺皮质激素（ACTH）两日静脉滴注试验、ACTH 测值、SU - 4885 试验、血 11 - 羟皮质醇（11 - OHCS）昼夜节律试验、总三碘甲状腺原氨酸、总甲状腺素、促甲状腺素、促甲状腺素释放激素兴奋试验、睾酮、雌二醇、促黄体激素与绒毛膜促性腺激素释放激素交叉反应，以及促性腺素释放素兴奋试验等多种试验方法和指标，并对具体证通过补肾药治疗进行佐证。还进行了相应的动物实验研究。"[4]

研究者如此这般的研究，当然是想给"症候群诊断模式"下的肾阳虚，找到西医病理意义上的"金指标"。所以上述研究，无一例外的全部是西医病理诊断的观念、内容和方法。其实研究者应该知道，这里所进行的，正是用自己设计的实验研究，来彻底废掉自己在前边设定的"症候群诊断模式"。

第一，当肾阳虚的西医病理"金指标"真的找到之后，"症候群"就像症状在西医诊断中的意义一样，只能成为西医临床诊断的入门线索或向导而已。到了这一步，研究者作为诊断标准的一组"症候群"，还有什么规范、标准的价值呢？

第二，肾阳虚的西医病理"金指标"找到之后，肾阳虚三个字则完全蜕变为失去中医本来含义的，从属于西医垂体 - 肾上腺皮质系统兴奋性低下的一种不伦不类的异名词。这时候，你可以对中医说，肾阳虚的现代化客观指标是肾上腺皮质系统兴奋性低下。而面对西医，肾上腺皮质系统兴奋性低下，就是肾上腺皮质系统兴奋性低下；既没有对西医减少什么，也没有对西医增加或结合进来什么。这样的结果，显然是弃中而无益于西的自我表白。

第三，问题真正的症结在于，在这些"金指标"面前，研究者的肾阳虚和为肾阳虚设定的"症候群诊断模式"就变得无所谓有、无所谓无了。中医的理论，甚至包括当作标签使用的肾阳虚、肾阴虚等名词术语，也统统荡然无存了。

2. 关于药性归属

研究者认为，"补肾是作用在垂体－肾上腺皮质系统上的""补肾药能保护肾上腺免受抑制""补肾药通过肾上腺（或肾上腺以上的系统）发挥其考地松样作用" "补肾药又具有肾上腺皮质激素样作用"[1]……根据这些结论，中医的补肾药，可以视为通过肾上腺发挥其考地松样作用的药物，或者其本身就是具有肾上腺皮质激素样作用的西药。那么，中药的四气、五味、升降浮沉、归经、功效等理论，在这里也就完全化为乌有了。

3. 诊断指标弃中就西

《肾的研究》一书几处提到，"哮喘患者不论有无肾虚症状，都至少有潜在的肾上腺皮质功能低下的情况，都适合于补肾"；只要在"垂体－肾上腺皮质系统兴奋性低下的情况中，虽然肾阳虚症状并不显著，也可以采用温补肾阳而显著提高疗效"[1]。这就更明确地说明，只要从西医诊断上证明有"潜在的"或者明确的西医病理上的垂体－肾上腺皮质系统兴奋性低下，不论有无中医肾阳虚的病机，不论有无中医肾阳虚的证候，都可以按照西医垂体－肾上腺皮质系统兴奋性低下的指标，放心采用补肾助阳药。显而易见，"肾的研究"到这一步，研究者在《综述》里苦心定下来的肾阳虚"症候群诊断模式"及其标准，也真正、完全变成了标签，或者过河之后再由自己亲手拆掉的一道破桥。

谈到这里，我们不能不思考另外一个问题。这种自设跳板又自废跳板，自己搭桥再亲手拆桥，阉割中医后再自我舍弃的研究，已经向人们做了再清楚不过的自我证明——原来研究者苦心求索的，就是要"弃中就西"。

（四） 欲西非西

作为中西医结合的科研，如果最终走向弃中就西，就应当对西医发展有所益处。但是现在看来，"肾的研究"可谓两边不靠。在理论上弃中之后，研究所认识的药，至今40年过去却没有为西药所认同。

1. 补肾药与西药不同轨的问题

研究者认为，"补肾药又具有肾上腺皮质激素样作用"[1]。那么，研究者还应当从以下的任何一方做进一步研究。第一，把补肾药进一步提纯为药物化学意义上的西药，并以西医的药物化学为标准，说明补肾中药之提取物与肾上腺皮质激素相同，或者进一步比较其优劣。第二，以中医中药的理论为标准，说明肾上腺皮质激素与补肾中药的相同或者优劣。

从中药西药化的角度来看，研究者必须在药物化学的框架内，揭示出补肾药的化学成分、化学结构及药效学原理，才可以与肾上腺皮质激素在"同轨"的前提下，进行比较和评价。但是，由于研究者没有接着进行中医补肾药与西药同轨的研究，因此这项研究并没有达到"欲西"的目标，等于半途而终。

2. 逻辑和临床验证的问题

如果"补肾药又具有肾上腺皮质激素样作用"，那么作为可以站得住脚的假设，它至少应与中西医的相关理论与实践相融合。

在西医临床中，对于急性细菌性、病毒性感染引起的高热不退，西医常常同时使用肾上腺皮质激素或促肾上腺皮质激素，以达到控制感染和发热症状的效果。这些急性感染性发热症状，在中医临床看来多属于正盛邪实的实证、热证。而面对实证、热证，中医不会用附子、肉桂、巴戟天、鹿茸、仙灵脾之类的温阳补肾中药。从逻辑上讲，如果认为

"补肾药又具有肾上腺皮质激素样作用"，用大量肾上腺皮质激素必然会"表现为相火过旺""阳盛耗阴"等，那么在中医临床中的实证、热证，或者在西医急性感染性高烧不退时，便不应使用肾上腺皮质激素或促肾上腺皮质激素。反之，则说明中医临床中的实证、热证，患者肯定不是肾阳虚，但同样也会出现"垂体－肾上腺皮质系统功能低下"。这便无可掩盖地暴露出"肾的研究"一个重大的不能自圆其说的缺陷。

研究者作为肾虚佐证观察的无排卵性功能性子宫出血、支气管哮喘、妊娠中毒症、冠状动脉粥样硬化症、红斑狼疮、神经衰弱等疾病。在使用补肾药的同时，其实也是设下了一个肾上腺皮质激素的对照组，借以证明激素也有相似于补肾药的效果。

西医在肾病综合征中，当出现有中医认为的浊湿阻滞、痰壅血瘀时，也常使用肾上腺皮质激素。那么，让中医对浊湿阻滞、痰壅血瘀证也使用补肾助阳中药，这在中医上能讲通吗？与此类似的一连串的病、证、药、效关系，"肾的研究"都没有相关的对照研究，并做出令人信服的佐证来。

可见，关于"补肾药又具有肾上腺皮质激素样作用"的说法，中医中药不能认同，西医西药也不能认同。而且，它与从中药材中提取有效化学成分的其他西药，如青蒿素、麻黄素、联苯双脂、黄连素等相比，其中的差距还很大。如果说"肾的研究"对西医发展有所益处，看来也是一句遥远的空话。

（五）实验不实

实验不实，即实验研究造假的问题。这里从以下几个方面做一些简单的说明。

1. 前提不实

"肾的研究"与其他学科的基础研究有两个根本性的不同。它是以西医的实验研究方法，把中医的肾作为研究对象的所谓"研究中医"

的课题，而不是真正意义上的"中医研究"，即以中医自有的哲学方法、系统方法来研究中医自身的学术问题。它在开始做实验研究之前，先对中医的肾连续进行了自设跳板、阉割在先两次虚假的假设，此时所研究的肾，已非中医肾的原貌。因此前提不实这一点，是实验不实的最主要的问题。

这里再讨论实验不实，有两点还需要说明。这类的实验，是以还原性方法为前提的实验，而不是以哲学方法、系统方法为基础的实验。中医属于系统性科学，它所选择的是以系统性研究方法为基础的实验。用还原性方法研究系统性科学的问题，这在人类科学史上还不曾有过先例。该实验的目的很明确，即要以近代实证科学的还原性方法、标准来说明中医的肾、肾虚及其治疗，与西医有关生理、病理、药效之间的同一性。在研究对象、研究方法各不相同的两个学科之间，提出这种研究本身就是科学常识所不能容许的做法。所以往后的问题，自然是研究者无法避免的苦果了。

2. 指标特异性不足

这里仍然抄录梁茂新教授在《中医证研究的困惑与对策》一书中的有关分析：①如探讨肾阳虚证垂体功能的促肾上腺皮质激素 ACTH 两日静脉滴注试验，在 1961—1964 年 31 例肾阳虚证患者中，竟有 14 例（占 45.2%）未出现延迟反应。在 1960 年 23 例肾阳虚患者中，也有 10 例（占 43.5%）未出现延迟反应……提示该项指标特异性不强。又如在血 11 - OHCS 昼夜节律测定中，有一部分肾阳虚患者出现 M 型节律，与正常的 V 和 U 节律有别。但当我们对其样本的平均值进行统计学处理后发现，从早 8 时到次日早 8 时四个时间段内（6 小时为一时间段）平均测值与正常组比较，无显著性差异，P 值均 >0.05。与肾阴虚证的平均测值比较，亦大都无显著性差异。又将四个时间段的平均测定值通过坐标图进行比较，结果肾阳虚证的曲线与正常组相近，均呈 U 型。以上统计结果表明，该项指标作为探讨肾阳虚证本质的特异性指标，以及作为提示肾阳虚证下丘脑 - 垂体 - 肾上腺皮质系统中下丘脑功能紊乱的结论，有待进一步考察和进行重复实验重新加以认定。②把肾阳虚证24小时尿17－OHCS测值降低作为诊断肾阳虚证特异性指标，由于其他研究者们在另外五脏虚证的研究中得出了相同的结论，而受到了严峻考验。在20世纪80年代初，吴氏通过了对脾阳虚证患者24小时尿17－OHCS的测定，得出了低于正常对照组的结论。接着张氏也对脾阳虚证24小时尿17－OHCS含量进行了研究，结果也明显低于正常对照组。齐氏等在对脾阴虚证的研究中，又发现脾阴虚证24小时17－OHCS亦有降低的倾向。还有人在其他五脏虚证本质的研究中，也得出相同的结论。这样，脾阳虚证、脾阴虚证乃至其他五脏虚证中均出现24小时尿17－OHCS降低的现象。说明该指标已不具备特异性，其作为诊断肾阳虚证的特异性指标的地位已经动摇。③在以往的肾虚证本质研究中，虽也采取了科学研究中的对照原则，但设立的对照组大都不够完善。如在肾阳虚证研究中，设立了正常人、老年人、老年人无肾虚见证、性功能减退及肾阴虚对照组。其研究结果，只能说明采用的指标与无证型及相对应证型组间的差别。由于未设其他各脏虚证对照组，因而不能确立这些指标在五脏虚证中的特异性地位。[4]

梁茂新教授的有关分析均说明，研究者所谓的"金指标"其实含金量极低。

3. 结论表述不严密

比如，"肾的研究"进入第五阶段，在该书《肾阳虚病人的下丘脑－垂体－肾上腺皮质系统的全面观察》一文的小结中说："肾阳虚病人在下丘脑－垂体－肾上腺皮质系统上，具有不同部位、不同程度的功能紊乱。"[1]显而易见，这里没有说明确定的部位、程度及紊乱的具体特性。作为科学研究的结论，不应当这样讲。

再比如，"肾的研究"到最后的第六阶段，在《肾本质研究的国内综述》一文的最后才说："肾虚的辨证标准有待统一，这样有利于以共同的尺度来验证科研成果。"[1]可见，"肾的研究"在自己研究的第二阶段使用的"肾虚诊断标准"不规范、不统一，其研究成果也是无法

"以共同的尺度来验证"的。那么，研究者对自己在第二阶段至第六阶段的一次又一次的自我成果评价，则完全靠不住。

4. 自相矛盾

研究者在该书《中医补肾法治疗支气管哮喘的研究》一文中强调，"肾阳虚者表现尿 17 羟皮质类固醇值低下，但是尿 17 羟皮质类固醇值低下者不一定表现为肾阳虚"。然而又说哮喘患者"垂体－肾上腺皮质系统兴奋性低下的情况中，虽然肾阳虚症状并不显著，也可以采用温补肾阳"。[1]这种自我对立的说法，研究者当如何解释？

5. 解铃、系铃

基于上述，"肾的研究"在"弃中就西"这一环节上所进行的实验研究，至少存在以下几个方面问题。

第一，该课题持续 20 多年，而各类观察的样本数量少，设计不严谨，所立的指标特异性不强。这些基本问题，研究者理应抓紧解决。

第二，这一问题出现于该课题研究的早期阶段，更需要以实事求是的科学态度对课题进行如实评估，以填平自己给自己挖下的陷阱，免得让后人重蹈覆辙。

第三，人类医学模式的变化，当代系统科学的发展，文化多元时代的脚步，都在催促着中国的中医科研工作应当做全面的反思。长期处于样板、导向地位的"肾的研究"，更需要主动带头，尽早反思。

解铃还须系铃人，历来如此。如果研究者通过认真反思，早一天向学术界直陈究竟，终止误导，也是对中医科研的一种贡献。科学研究本来就是崎岖小路上的艰苦攀登，或者叫一种苦涩的尝试。重要的是求真务实的科学态度，对自己、对社会负责任的精神，当然也包括公开承认该项研究失败的勇气。所以系铃与解铃，意义同样重要。

（六）假设更假

假设缺乏科学性，是"肾的研究"最大的前提性错误。下面从三

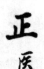

个方面加以说明。

第一，关于提出假设的两个前提。

假设亦称假说，它是对事物存在的原因或者规律性提出的有根据的假定或说明。假设绝不是猜想和主观、唯心的思辨。假设是科学发展的形式，是科学理论形成的重要阶段。在科学活动中，假设的提出有两个最根本的前提。

假设的建立首先离不开实践。即必须在大量观察、实验的基础上，掌握大量有重要意义的、反映事物本质属性的材料。中医学是以哲学、系统性方法研究整体层次上的机体反应状态，从而形成的防病治病的科学体系。而机体反应状态则是通过四诊所获取的有重要意义的反映生命活动本质的事实、材料。如果我们要对中医脏象经络、病因病机理论进行补充和修改，则必须在已有的理论基础上提出新的假设。按照假设构成的条件、假设的修正、假设的验证等逻辑原则，新的假设不能与已有的科学理论相矛盾；新的假设应当很好地解释已有的事实，并能推出可在实践中检验的判断；新的假设绝不意味着原有假设所获得的事实材料和检验结果完全作废。所以，对于中医理论进行补充、修改的科学研究，应该切实把握好两条原则：一方面，不能背离中医整体层次上的机体反应状态这一实践内容；另一方面，不能漠视中医经历了数千年医疗实践检验的成功事实，更不能抱着轻视、怀疑的态度，而把中医药学（而不是整体层次上的机体反应状态）作为研究或借以提出假设的对象。

提出假设的另外一个前提是，假设离不开各种逻辑方法。即假设的提出和对假设的验证，需要运用各种逻辑方法和推理形式。假设建立的过程也是各种推理形式综合运用的过程，不得有任何主观想象和臆测的成分。

第二，假设和科学的关系。

假设和科学，是理论思维发展的两种主要形式。两者既有密切的联系，又有严格的区别。任何科学理论的建立，最初都必须经过假说阶段。科学永远是人类认识真理长河中所得到的相对真理，它的发展过程，也是在不断掌握更多事实材料中，不断提出新假说、不断验证和修改已有的理论，以使科学日臻完善的过程。

假设与科学的区别在于，假设是科学的前奏，它是和科学活动联系着的，具有推测性的有待检验的一种解释。它可能有一定的客观真理性，但并不等于说它的基本内容都是真实可靠的。而科学则不然，科学的主要原理及其核心，一定是在实践中重复检验的真实可靠的理论。而且，在科学理论的发展、完善过程中，它的基本原理依然是不会动摇的。所以在一个具体学科的发展中，假设也不能与已有的科学理论相矛盾。

明确假设的逻辑原则及假设和科学的关系之后，以此来看"肾的研究"的问题，大体可归结为两个方面，概括起来即"连续三假设，贯穿一条线。"

（1）连续三假设

"肾的研究"中第一个假设，即"自设跳板"。研究者无视从《黄帝内经》到当今大学教材中中医有关肾的一致性的表述，这是不对的。

"肾的研究"中第二个假设，即"阉割在先"。研究者把中医在脏象经络、病因病机理论指导下的辨证论治，假设为"症候群诊断模式"。在研究者的诊断模式里，诊断肾阴虚、肾阳虚所依据的主证、次证，与中医八纲辨证体系里辨别总体性的阴虚、阳虚时，其证候表现基本相同。换言之，研究者的肾阴虚、肾阳虚，与人在总体上的阴虚、阳虚相互混淆了起来。中医的"肾"在研究者的"症候群诊断模式"里，被简化得面目全非。

"肾的研究"中第三个假设，是中医的肾，"可能""类似"西医的肾上腺，"或者"与内分泌相关的垂体、下丘脑、性腺。应该说，数十年中西医结合名义下的中医基础研究中，用"可能""类似""近似""大体"等含糊不清的词汇，在中西医两个医学理论体系之间互相偷换概念和命题的逻辑错误，司空见惯，俯拾皆是。从"肾的研究"

着手实验的第一步，便把该实验定位在西医的肾上腺，从这一点来看，就足以说明研究者早已把中医脏象的肾，和西医脏器的肾看成类似、近似的东西了。

前面讲过，科学的假设离不开实践和逻辑方法。如果假设不是在实践中，而是在一次又一次的望文生义、主观猜想中，那么这种连续性的假设，便连续性地失去中医理论的本来面目。

（2）贯穿一条线

既然连续性假设不会构成科学的假设，研究者又为什么执着地这样做呢？因为"肾的研究"自始至终都贯穿着"中医西化"这样一条主线。正是因为头脑中中医西化的思维定式在先，研究者又没有真正搞清楚中医与西医在基础理论层面上的本质区别，于是便陷于盲目的主观想象和臆测。因此，实验不实、指标造假，也就是不可避免的必然结局了。

这里所谓的实验，对于中医西化思维定式在先的研究者来说，其实只不过是摆给外行人看的一种虚假模样或者一种表面玩术。这样做，在实证科学的现代潮流中，既容易使外行人相信中医西化的合理性，又能堵住中医界多数人的批评。然而在科学上，一旦出发点错了，往后的一切都将是站不住脚的。

正如《肾的研究》一书在《祖国医学"肾"的研究总结》一章中多处所讲的，"不论有无肾虚症状"，只要"垂体－肾上腺系统兴奋性低下""都适合于补肾""可以采用温补肾阳"[1]。这类说法，就是研究者对"肾的研究"中，贯穿着西化中医一条主线所做的自我证明。

综上所述，依靠西医诊断指标来用中药，是贯穿于"肾的研究"的终极目标。透过研究者自己对自己终极目标所做出的自我回答，对于长期为"微观辨病与宏观辨证相结合"和"四诊客观化"而陶醉的人来说，应该看到这条道路尽头的结局了吧！

（七）殃及池鱼

"肾的研究"在中医科研上造成的长期、严重的误导，诚可谓影响广泛、殃及池鱼。原因之一，就是研究者忽视了对科研的检验问题。

1. 对科学研究的检验

"连续三假设，贯穿一条线"的"肾的研究"，是否符合科学原则，有两个检验标准，第一是实践，第二是逻辑。

人是理性的动物，是天地万物之灵，世界上最复杂的生物莫过于人。因为崇拜近代实证科学的实验，企图把人类生命的一切现象都归结为物理学、化学的方法来解释，这在西方称为"近代科学主义"。这一点，西方的西医学家经过漫长的实践，比中国人显然明白了许多。于是20世纪70年代，西方社会首先提出了生物－心理－社会的综合性医学模式。与此同时，西方的西医学家重新重视传统医学，提出了"回归自然"的时代呼声。在医学发展的这种新形势面前，中医研究者却顽固地沿着西医的老路，固执地用西医生物医学的模式，对中医进行改造。肾的研究者及所有坚持中医西化立场的人，应当看到人类医学发展的大趋势，应当对中医西化的做法认真检验一下才是。

检验一种假设或者一种研究是否合乎科学逻辑，最简单的办法，即习惯所讲的"出得来、回得去"。所谓"出得来"，是指这一假设与研究来源于实践，并与已有的科学理论在总体上相一致。所谓"回得去"，是指新提出的假设，应当能够更好地解释已有的理论和事实，并能在实践中经受检验。然而当研究者把肾阳虚之"毛"，贴在了垂体－肾上腺皮质系统兴奋性低下这块西医之"皮"上的时候，即使研究者想回去，却已经没有可回之路了。面对实践和逻辑的检验，对于这种与自己高喊的口号完全相悖的"回不去"的研究，研究者不应该再沉默下去了。由错误的出发点选择了错误的研究方法，必然导致出错误的结果。在科学研究上，从来不怕犯错误，可怕的是不知反思，知错不改。

要说研究者没有想到科学的检验，恐怕也不是事实。"肾的研究"至今局限于肾阳虚一隅，为什么研究者提到的肾阴虚、肾阴阳两虚很少触及，中医肾的其他大量内容更没有涉及呢？从后来"肾的研究"按兵不动的事实来看，研究者一定心有所思。其实，明智的选择是以实事求是的科学态度，开诚布公地从实践和逻辑上进行自我剖析。因为实事求是既是科学研究的基本态度，也是科学区别于伪科学、假科学的重要标准。

2. 误导的危害

今天讨论"肾的研究"，是因为 40 多年来它给中医发展造成的负面影响太大，而且至今还在继续。这里随手举一些例子，以供参考。

有的研究人员先把生于心、藏于肝、统摄于脾的中医之血，假设为西医的血液，再把中医的气血理论假设为西医的血液流变学，这样，"高黏状态"的西医有关指标也就成为假设中的中医"血瘀证"的诊断标准了。

有的研究人员先说中医的"脾""大体就是现代生理学中消化道的生理功能"，中医的"脾虚"自然就是西医的"消化功能不足"，再用"症候群诊断模式"把一组症候命名为脾虚，然后再对这一组"症候群"以生物化学酶、免疫学的变化来解释。

有的研究人员先把中医的"脾主肌肉"假设为西医的"肌肉"，再把中医的"四肢乏力"假设为西医的"肌无力"，这样，中医治疗脾虚的"补中益气汤"便可以假设为西医治疗"重症肌无力"的有效方药。

有的研究人员先把中医的"心"假设为西医的"心脏"，再以"症候群诊断模式"把中医的"心气虚"，假设为"冠心病"的某一种情况，然后经过"实验"提出"心气虚"是"左心室功能不全"的结论。

有的研究人员先把中医的"肺"等同于西医的"肺脏"，再以症候群诊断模式把中医的"肺气虚"，假设为"慢性支气管炎""肺心病""肺气肿"的一种表现，然后把肺气虚解释为西医的 X 线检查、肺功能、血液流变学、细胞能量代谢、自主神经功能、微量元素、免疫学等方面的改变。

凡此种种，不胜枚举。

针对"肾的研究"，杨维益教授有一段十分感人的话："首先，我要责备自己为什么在做学问方面不多下些功夫，以致在中医研究方面走了这么长时间的弯路。其次，如果研究者在当时能够认真些、严谨些，不要太早下结论，全国也许不会将这种研究途径作为中医研究的榜样而进行全面且长时间的跟随。"[2]中医科学研究队伍里，需要多一些杨维益这样的教授。如果"肾"的研究者能够有杨教授这样的境界和胸怀，全国中医科研的状况，肯定不会陷入今天这般窘境。

（八）大道不孤

"肾的研究"的问题，在中医的科研上具有普遍性。通过"肾的研究"的剖析，我们应当在全局性的角度做两点思考。

1. 产生中医西化研究的原因

产生中医西化研究的原因其实是一个哲学的问题。这就是当代在近代科学主义泛滥的思潮影响下，人们把物质的特殊属性、结构形态的学说绝对化了。

当代哲学中所讲的物质，其实就是传统哲学中习称的事物，亦即万事万物。当代哲学关于物质的定义是：通过感官感知的不以人的意志而存在的客观实在。这一定义的核心项，即客观实在。而传统哲学中事物的本质特点，也是客观实在。据此，中医学面对的生命过程中整体层次上的运动状态（证候）是客观实在，西医学面对的器官、组织、细胞、分子的结构和形态也是客观实在。两者不存在哪一个对，哪一个错的问题，而是中、西医两者所面对的关于人的客观实在互不相同而已。

当代生命科学和医学领域根本性的偏见是：其一，把复杂的、整体性的、生命过程中的人，与自然科学中关于物质的特殊属性、结构和形态学说相混淆；其二，企图把复杂的生命过程，归结为简单的物理学、化学现象来解释；其三，把以上两种误解，至今奉为生命科学与医学的绝对信条和唯一标准。

"肾的研究"就是从找寻中医"异病同治的物质基础"[1]而起步的。很显然，研究者心中的物质，是扭曲、狭隘的物质观，是贴着物理学、化学绝对信条和唯一标准的物质观。而人类科学、哲学的研究对象是事物（即万事万物）展现的"万有"或"存在"，亦即自然、社会、思维领域的一切客观实在。这才是大科学观所面对的客观实在的事物观。然而在被扭曲的、狭隘的物质观面前，中医面对的人在生命过程中的运动变化状态，就变得与之格格不入了。于是就必须对中医加以改造不可，而且这种愚昧的改造，至今仍然美其名曰"科研"。

2. 应当共同站在敬畏生命的制高点上

要不要继续坚持中医西化，这是中西医两种医学体系并存并重前提下必须认真讨论、筹划的重大原则问题。从杨维益教授在《中医学——宏观调控的功能医学》前言所讲的情况来看，中医西化这一致命错误不仅是研究思路方法的错误，更是医学科学研究者情怀与境界的问题。

什么是医学科学研究者的情怀与境界呢？

在天地万物之中，人的生命是最宝贵的。《黄帝内经》中说："天覆地载，万物悉备，莫贵于人。人以天地之气生，四时之法成。"每一位从事医学工作的人，不仅要有严谨的治学态度和救死扶伤的道德修养，还要有敬畏生命那么一种情怀。

一方面，医学是直接维护人类生命的科学，而自然科学及经济、法学、农学、艺术等，当属改善人类生活质量的科学。生命与生活相比，医学无疑是更严肃的科学，是全社会更应当高度重视的科学。自觉地站在敬畏生命的制高点上，是养成严谨治学态度，提升一个人道德情操的内在动力。我在教学中常常对学生们讲：人乃生灵医因贵，道出岐黄德为基。因为人是生灵，医生才受到社会的普遍尊重，所以医生既要有高超的医术，更要有高尚的医德。在敬畏生命的情怀之下，个人的名利得失、辛苦劳累当然不应该成为羁绊一个医学工作者的精神枷锁。

另一方面，中医是世界上理论体系完整，临床疗效可靠，实践经验与治疗方法丰富的传统医学，也是唯一可以与西医媲美的传统医学。一个人站在敬畏生命的制高点上，就会对自己从事的文化、科学、医学产生一种自然而然的敬畏感。这种敬畏，与学术上的墨守成规、故步自封完全不同。一个站在前人肩膀上前进的学者，不会忘记作为人梯的前辈。深受数千年积淀的中医学知识熏陶的中医学子，对数千年来创造中医学的历代前辈，应当有敬畏之情。而这种敬畏，自然会化生为提升文化精神、科学态度、医学责任的自觉行动，并理性地逾越个人的名利得失。

由此可见，敬畏生命、敬畏医学科学的这种情怀与境界，既是医学研究自身内在的大道，也是医学研究人员具体的精神修养。

科学研究是走在学术发展前沿的劳动，是学术进步的连续不断的过程。在这种劳动和过程中，出现错误和失败是极其正常的现象。将错误、失败尽快地转化为动力，错误、失败也就由此转化为贡献。倘若不知转化之理，那就是错误的错误，失败的失败了。中医治病的法宝是辨证论治，有正治，也有反治，而最终的成功目标都是以平为期，阴阳自和。表面上看，这里讲的是遇到临床错误或失败时的态度与方法，其实也隐含着值得人们深思的拯救生命的哲理、大道。

人类医学的未来需要中医与西医，实现中华民族伟大复兴的时代更需坚守中医药学的科学基因。联系到前文讨论的大科学观、大医学观，我们坚信中医药学，大道不孤。只要我们坚守敬畏生命、敬畏医学科学的情怀与境界，中医药学就一定会尽快走向复兴。

参考文献

[1] 沈自尹，等. 肾的研究 [M]. 上海：上海科学技术出版社，1981.

[2] 杨维益. 中医学——宏观调控的功能医学 [M]. 香港：秋海棠文化企业，2001.

［3］沈自尹，等．肾的研究（续集）［M］．上海：上海科学技术出版社，1990.

［4］梁茂新．中医证研究的困惑与对策［M］．北京：人民卫生出版社，1998.

人类整个文化知识的核心，既包括以物理学、化学为代表的形下性科学，更包括以哲学为代表的形上性科学。在形下性科学为人类带来空前物质繁荣的当代，人类社会一旦偏离或者忽视了形上性哲学及其科学，混乱与灾难将骤然降临。中医学的当代衰落，就是足以唤醒人们的沉痛启示。

一、中医复兴的步骤与任务

　　中医是中华民族优秀传统文化中的瑰宝，它是世界范围内唯一达到成熟科学水平的传统医学。而与全球化的西医相比，其科学观念、概念范畴、理论思维也各不相同。倘若把中医比作一棵硕果累累的大树，那么中国传统文化中的文、史、哲是其根，以《黄帝内经》为代表的基础科学体系是其本，以《伤寒杂病论》为代表的辨证论治的临床技术体系是其主要枝干，而内、外、妇、儿各科的治疗及其方剂、药物等，则是其分支、花叶与果实。[1]

　　在西学东渐的一百多年里，中医成为中国传统文化中的重灾区。尤其是近五十多年来，在尚未从哲学、科学的源头明辨中医与西医的本质区别与属性的情况下，却受近代科学主义思潮的影响，使中医陷入中医西化的误区，而且至今不能自拔。这是人类文化科学史上罕见的特例，也是我国近代史上的一大文化错案。其典型的特点是，文化对文化的误解，科学对科学的摧残。数十年来，这一文化错案在现代化、规范化、发展、创新等口号的包装下，已经突显出不容忽视的严重后果。它直接导致了中医基础科学体系，以及辨证论治的临床技术体系全方位的扭曲和解体。

（一）告别中医西化是实现中医复兴梦的第一步

没有哲学思想，就不会有中医基础科学；没有中医基础科学，就不会有中医临床技术规范。脱离了临床技术规范的中医，必然要朝着两千多年前经验疗法的方向倒退。当前，摆在我们面前的历史使命和第一选择是，为了实现中医学的全面复兴，就必须遵照中医内在的科学规律，恪守科学发展观的宗旨，明智、果断地告别中医西化。

1. 什么是中医西化

回答什么是中医西化，首先要从近代科学主义思潮在中国的泛滥说起。

1840 年鸦片战争以来，走向没落的清王朝面临着内外交困的双重危机。李鸿章将这种双重危机称为"三千年未有的大变局"。在"师夷之长技以制夷"的急于应对中，中国人同时患上了民族文化自卑症。随着愈演愈烈的民族文化自卑症的蔓延，在中国人的眼里，物质、利器以及生产物质、利器的近代科学与技术，日渐上升为最重要的追求目标。而中国的传统文化，尤其是作为其核心的精神、思想、价值观、哲学等，在一次又一次的鞭挞、批判中，逐渐地被人们疏远了，淡忘了。所以，五四新文化运动在"全面反传统""砸烂孔家店"的呼声中，所要请进来的西方科学，当然就是西方近代科学与技术。

我们不反对"以夷制夷"，也不反对引进西方的近代科学。但是在处理内外交困的双重危机时，更需要历史与全局的智慧和胸怀。这种智慧和胸怀是在面对目前的选择时，应该从历史的维度看当下；在面对彼此的兴衰时，需要从整体的维度比长短。对于这些方面，李鸿章与五四新文化运动的带头人，都不免给人以顾此失彼之憾。我们需要西方近代科学，更应该从历史与全局看清历史，看清近代，从整体的维度正视全部的科学。

尽管我们今天对于西方近代科学，不仅全盘接受了，广泛普及了，而且彼此的差距也正在迅速地缩小。但是不论站在五四新文化运动时期，还是站在历史的今天来看，西方近代科学既不是西方科学知识的全部，也不是中国需要引进的外来科学知识的全部，更不代表人类科学知识的全部。况且，中国不仅有优秀的传统文化，也有诸多领先于世界的科学知识。中国的中医，就是其中的一项。所以这种"从历史的维度看当下……从整体的维度看长短"的智慧和胸怀，近代应当有，今天应当有，将来同样应当有。倘若我们能始终保持着这样的智慧和胸怀，相信在近代的中国就会避免许许多多的错误。在科学问题上，同样也是如此。

科学一词，是20世纪末由日本传入中国的。但是这一词汇的正确含义，五四新文化运动时没有搞明白，今天的我们也未必人人都明白。其实，科学这一外来词汇并不神秘。从内涵上讲，它应包括四个方面的要素：第一，科学的首要含义就是知识。第二，科学是分门别类之学。这里的分门别类，强调的是科学知识的分类，亦即分科之学的意思。第三，科学是知识的确切性、系统性。就是说，任何一门科学知识，都应有成熟的概念范畴体系。第四，科学知识的理论性含义。就是说，科学是以追求真理为目的的，真理自然是理论性的；技术是理论基础上的实践应用，技术自然是从属于科学的。所以，将以上这四方面要素综合起来，科学一词的定义就不言自明了。如果我们在这里给科学这一概念下一个定义，那就是：科学是分门别类的、确切的、系统的、理论性的知识体系。[2]应该说，这一定义适应于迄今为止人类全部的科学知识体系——因为它最准确、最合理地概括了所有科学知识体系的本质特点与属性。

从上述讨论可以联想到，我们通常把人类所认识的全部科学知识体系，归结为自然科学、社会科学、思维科学三大板块。[3]举凡在认识自然、社会、思维的过程中所形成的，符合上述定义的知识体系，都应当视之为科学。而西方近代科学所指的近代，是指16世纪欧洲文艺复兴以后，到18世纪以来。而其中的科学，则主要指18世纪以来近代物理学、化学为基础的学科。从人类认识自然、社会、思维这三大板块来讲，近代科学仅属于人类整个自然科学的一个部分。在自然科学中，人们对天文、地理、生态及生命科学内在规律的认识，并非完全决定于物理学、化学。而社会科学、思维科学两大板块，更不是物理学、化学的领地。当然，我们完全承认物理学、化学在近代经济、军事领域里，的确取得了巨大、惊人的成功。但是这些成功，基本上是人们将物理学、化学的基础科学原理转化为应用技术而形成的技术层次上的发明或创造。尤其以生产"物质、利器"为代表的高新技术，它照样是技术而不是科学。高新技术再辉煌，它的根还在物理学、化学的基础科学原理那里。所以，我们更不能因高新技术而忘记了人类在自然、社会、思维领域的全部科学知识。

19 世纪之后，西方国家的经济、军事、政治迅速崛起，与此同时清王朝却日趋衰落、一蹶不振。从西方列强的坚船利炮闯进中国大门之日起，内外交困之中的中国人就患上了民族文化自卑症。一方面对中国优秀传统文化无情地自虐、自残，盲目地批判、抛弃；另一方面在急于图强、求富心理的驱使下，把西方近代科学（包括技术）视为追求的主体，甚至顶礼膜拜。自虐、自残与顶礼膜拜两种同时并存而又截然相反的文化态度，催生了在中国持续蔓延的近代科学主义思潮。今天回过头来看，如果当时走在时代前沿的学界精英们，在研究与思考上再认真一些，深入一些，对于什么是科学、什么是近代科学、中国近代与西方的差别在哪里这一类问题，能够做到灼见于胸，相信近代科学主义思潮就不会在中国持续蔓延。

那么什么是近代科学主义呢？简要地说，把首创于西方科学家之手的近代物理、化学的观念与方法，捧为评价一切文化科学之是非的至上信条和唯一标准，这种立场或态度，就是近代科学主义。这是近代身患民族文化自卑症的中国人，对近代西方科学评价上的盲目与迷信心理所造成的。显而易见，近代科学主义者不了解科学的基本含义，也不明白科学的分类常识。而近代科学主义既违反了实事求是的科学态度，也与当代倡导的科学发展观完全相反。科学发展一旦离开了实事求是，就将走到自己的反面，甚至被伪科学、假科学所利用。因此对于上述这些问题，凡是从事科学学、软科学研究的学者，尤其不可掉以轻心。

什么是近代科学主义思潮呢？近代科学主义思潮，是一定时期内人们对近代科学盲目崇拜的一种普遍存在的从众心理。产生这种思潮的原因，是多方面的。从理性的角度上讲，除了一定时期内人们在科学的含义与分类上的常识性无知之外，还有我们前面提到的"从历史的维度看当下……从整体的维度看长短"的智慧和胸怀。从感性的角度上讲，自鸦片战争以来，社会上多数人都是从中国内外交困的现象上来做文化判断的。在文化发展的长河中，正确的方向与道路总是以正确的理性认识为先导的。科学的发展也是这样。由于近代中国在理性认识上的严重滞后，而追捧飘浮于现象表面上的感性认识，必然人数多，势头大。这是中国近代科学主义思潮绵延不断的主要原因。至今难以治愈的民族文化自卑症，也是近代科学主义思潮的另一种表现形式。中医西化，就是在这种文化背景下产生的。

所谓中医西化，就是在近代科学主义思潮的影响下，用西医的观念与方法，导致中医基础科学体系与临床技术体系扭曲、解体的做法。当中医的基本概念被扭曲、肢解到"非西非中""似西似中"的时候，中医的基础科学与临床技术体系就被彻底地颠覆了。

20世纪80年代初，越来越多的人已经意识到：中医与西医是完全不同的两种医学理论体系。尽管当时对于中西医本质上的区别，仍然缺乏哲学科学的深刻认识，但是对中西医结合名义下的中医西化，日渐引起学术界的高度关切与质疑。1982年卫生部明确做出"振兴中医""保持发扬中医特色"的决定。同年，国家宪法写入了"发展现代医药和我国传统医药"的内容，1991年国家又将"中西医并重"作为新时期卫生工作总方针之一。然而，中医西化之势依旧故我，固若金汤。这究竟因为什么呢？

2. 中医不可能被西化的再论证

"不可能被西化的中医西化",这一说法既拗口,又费解。为此就中医"不可能被西化"的问题,再做一些讨论。

十余年来,我通过东西方哲学史、东西方科学史的反复学习、研究与比较,对于中西医的科学定位,有了更清晰、更准确的认识。我在2008 年撰写《中医学的科学定位》[4]一文时,一种抑制不住的兴奋不时涌动在心头。当思维上溯到东西方哲学源头的时候,令人感到一种前所未有的震惊。我们在中医科学性这一问题上的长期困惑,像一座横在我们面前难以跨越的火焰山,压得人简直喘不出气来。然而上溯到哲学史的源头上时,那些长期困惑的问题,却原来是一个公理性、常识性的问题——不需要证明,也不容你怀疑。所以从那时起,我就确信,近代科学主义与中医西化,同样是中国近代在哲学与科学的源头上,所犯的一个公理性、常识性的错误。澄清近代科学主义,告别中医西化的时机,离我们越来越近了。为了证明中医"不可能被西医化",这里仅将《中医学的科学定位》一文中与中医学原理相关的十条公理化原则,简要陈述如下。

第一,两次文化高峰。人类文化科学发展到今天,曾经出现了两次高峰。而且从整个文化科学的发展上看,也只能是这两次高峰。第一次高峰在中国的春秋战国秦汉之际,第二次高峰在欧洲的文艺复兴以来。第一次高峰以哲学的成就为代表,第二次高峰以物理、化学的成就为代表。对于中华民族的文明史,我们口头上常常讲的是五千年。但是近代的我们却往往把春秋战国秦汉那一文化高峰,视之为中华民族文明的起点,那就大错特错了。

第二,两类研究对象。第一次高峰时期,人们着重研究的是原生态事物(亦即"天造之物")本来的发生、发展、运动变化的现象及其过程。而第二次高峰时期,人们着重研究的,首先是以解剖的方法把原生态的事物拆开,然后观察、研究其内部的结构与功能。

按照《周易》"形而上者谓之道,形而下者谓之器"的说法,摆在人们面前的万事万物，可以划归为两方面的研究对象[5]：一是研究"形而上"，就是在不干扰"天造之物"本来生存状态的前提下，研究其运动变化的现象及其过程，以认识引起"天造之物"运动变化的抽象的道理；二是研究"形而下"，首先要把原来的"天造之物"打开，研究构成"天造之物"的局部零件以至构成局部零件的最小物质，以认识局部及其最小物质的结构与功能，并由此获得了制造"人造之器"的材料，进而制造出"人造之器"来。

总之，从两类研究对象上讲，形上与形下，是人类文化科学的两大类。形上繁荣在先，形下成功在后。这是人类全部文化科学发展的长河中，所经历的也是仅有的两大步。所以这里讨论的两类研究对象，是人类两次文化高峰的两大基石。换言之，两次文化高峰的形成或出现，是以人类在两大类研究对象认识上的成就为其决定因素的。这一点是我们所讲的十条基本认识的核心，不容忽视。

第三，两种研究方向。文化科学上的两种研究方向，是由两类研究对象决定的。按照"形而上者谓之道，形而下者谓之器"的论断，形而上与形而下这两种研究方向，都是从"形"出发的。具体到某一事物来讲，究竟应当朝着形上的方向去研究，还是朝着形下的方向去研究，那要由具体事物的具体特点来决定。而整个人类文化科学宏观的研究方向，今天仍然是这两种。

第四，两类带头学科。关于两类带头学科，这里是从研究对象与研究方法两个方面综合起来而讲的。研究"天造之物"的学科为一类；研究"人造之器"的学科为另一类。如果从研究方法上来区分两类带头学科，那就是：研究"天造之物"的学科，着重以哲学和系统科学为代表的综合性方法为主；研究"人造之器"的学科，着重以物理学、化学为代表的还原性方法为主。

第五，两类科学体系。两类科学体系，是以两类带头学科的研究方法为根据而划分的。一类是以哲学和系统科学为代表的综合性方法体系内的学科。比如，社会科学、思维科学（包括逻辑学）以及自然科学领域里的信息论、控制论、系统论，还有具体学科里的物候学、气象学、生态学、生物进化等，皆属之。另一类是以物理学、化学为代表的还原性方法体系内的学科。在自然科学里，举凡研究有形之物的形态、结构、功能的学科，或者研究"人造之器"的学科，皆属之。

第六，医学面对的两种人。从《周易》的观点看，人与其他万事万物的不同之处是，人是天地万物之灵，人是天地间最复杂的生物，所以人具有最典型的形上与形下二重性。因此医学家面对的人，必然要划分为形上之人与形下之人两种，这是毫无疑义的。关于人的基本属性或特点，大体可以概括为以下七个方面：自然属性的人；社会属性的人；精神情志属性的人；人的整体状态的特点；人的组织器官层次的特点；人的细胞层次的特点；人的分子层次的特点。中医研究的形上之人，主要包括了人在前四方面的属性或特点；西医研究的形下之人，主要包括了人在后三方面的特点。

第七，医学研究的两类方法。中医的研究，主要运用了以哲学（包括系统科学）为代表的方法；西医的研究，主要运用了以物理学、化学为代表的方法。如果从逻辑学的角度上讲，中医的研究主要运用了由综合到演绎的逻辑方法；西医的研究主要运用了由分析到归纳的逻辑方法。这是中西医各自不同的研究对象所决定的，不能交换，也不可改变。

第八，两种医学的定义。中医学是以哲学和系统科学方法，研究整体层次上的机体反应状态，所形成的防病治病的科学体系。西医生物医学是以还原性科学方法，研究人的器官、组织、细胞、分子层次上的结构与功能，所形成的防病治病的科学体系。

第九，两种成熟的医学体系。西医的概念范畴体系是用具体概念，或者实体概念来表述的。实体概念，逻辑翻译上亦即具体概念。中医的概念范畴体系是用类比概念，或者抽象概念来表述的。抽象概念，逻辑翻译上亦即模拟概念。西医所用的具体概念和中医所用的类比概念之间，在文字的表面上常常有相同或相近之处，但其内涵却完全不同或相差甚远。中西医各自的概念范畴，必须放回到各自的理论体系之内去理解、去把握。不允许望文生义，不允许偷换概念，不允许相互比附，不允许相互混淆。半个多世纪的中医西化过程中，诸如此类问题太多太滥。必须全面、彻底、耐心、细致地逐一加以厘正。

第十，两种医学的不可通约性。"不可通约性"是一个外来名词，见于美国学者库恩的《科学革命的结构》一书。不同学科之间的不可通约性，应当从三个方面来理解：其一，不同的学科之间的研究对象不能颠倒，不可通约。其二，一定的研究对象，必然选择了一定的研究方法。所以不同学科之间的研究方法，是不可通约的，当然也是不能互换的。其三，用不同的研究方法，研究不同的研究对象，所形成的概念范畴体系必然不同。所以不同学科的概念范畴体系之间，是不可通约的，当然也是不可混淆、不可相互代替的。就像不能把物理学的概念，搬到化学中来；也不能用化学的概念，代替物理学的概念一样。中医与西医之间，也是这样。

以上十条公理性原则表明，如果从中医自身来检查半个多世纪中医西化的错误，我们应当承认：其一是对东西方哲学和科学史的无知；其二是在两个根本性的学术问题上不应有的麻木或疏忽。这两个根本性的学术问题，即"中医我是谁""我是怎么来的"。我是谁，是中医的定义或者中医科学定位的问题；怎么来的，是中医形成的文化渊源或者方法论、认识论的问题。十条公理性原则公开揭示这两个根本性的学术问题之后，必将迅速凝聚为中医文化与科学自觉的主体力量。彻底告别中医西化，彻底推倒阻挠中医发展的这一文化现象，将水到渠成。尽管前面的道路上还可能遇到种种困难和阻力，但是中医文化与科学自觉的主体力量，终将会以中医自身内在的科学规律，赢得中医的健康发展与全面复兴。而且现在正是我国深化改革的有利时期，正是举国高扬科学发展观的最好时机。

（二）告别中医西化后实现中医复兴梦的战略任务

基于上述，从复兴中医到人类未来的医学革命，这是历史对中华民族的壮举与重托，也是当代整个中华民族责无旁贷的光荣使命。完成这一使命的战略任务，大体有五个方面。概括起来，分别是定向、复兴、重组、创建、革命。

第一，定向。就是以中医内在的学术特点为根据，确立中医科学发展观，定向中医的未来。

在世界传统医学中，中医是唯一具有成熟的基础科学体系和临床技术体系的传统医学。在世界两百多个国家（地区）里，中国是唯一具有中西两种主流医学科学体系的国家。这是值得我们骄傲的，更是我们应当倍加珍惜的。联系到中医的科学原理和上述十条公理性原则，中医的科学发展观应当是：按照我国宪法精神与卫生工作总方针的规定，以我国传统文化为基石，以中医的基础科学体系和临床技术体系为核心，全面复兴中医中药，为中国与世界人民的健康事业贡献力量。几十年来，我们以事业代替学术，以行政方式推动中医发展的做法，不符合中医的科学发展观。我们为此付出了历时五十载，上下三代人的沉痛代价，换来的却是中医学的严重西化。所以彻底告别中医西化，彻底推倒阻挠中医发展的这一文化现象，是摆在我们面前的第一项战略任务。

第二，复兴。指的是告别中医西化之后，以中医基础科学体系与临床技术体系为核心，实现中医的全面复兴。

复兴中医，就是要重铸中医之魂。这个魂，就是中医的基础科学体系与辨证论治的临床技术体系。几十年来，我们在西化中医的过程中把中医的基础科学体系与临床技术体系严重地扭曲了、肢解了，从而在很大程度上把中医经验化、污名化了。对于这种伤筋动骨的灾难性破坏，需要有"将中医从根求先起的"决心和毅力[6]。况且，中医的基础科学体系与临床技术体系不仅是中医学的生命线，而且是复兴中华民族优秀传统文化的突破口。在我们今后面临的五项战略任务里，复兴中医是重中之重，根本的根本。万万不可等闲视之。

第三，重组。就是以改革开路，实现中医教育、科研、医疗及中药的现行体制的重组。

在中医管理、科研、教学、临床方面，比如，加强中医科学学与软科学研究，提高中医的决策与管理水平；尽快叫停西化中医的科学研究，以科学学研究为龙头，带动中医的学术研究；从建立中医教育特区或者开设教育改革试点起步，逐步改进或重组中医教育体制；深入展开中医临床队伍的基础科学体系与临床技术体系的大补课，以提高辨证论治的临床技能。在中药生产、经营、管理方面，比如，建立以道地化生产为基础的，与工农业同等重要的中药材产业基地；恢复原国家药材公司的建制，对中药材与中成药的质量、流通、调配实行全面的国营；按照中医与中药的具体特点，完善中药的管理制度、标准等。

第四，创建。是在中西医并重的前提下，逐步创建具有中国特色的，中西医临床优势相互配合的医疗卫生新体制、新格局。

中国是世界上唯一具有两种主流医学的国家，中西医临床优势相互配合，注定只能在中国逐步开展[7]。基于上述讨论，中西医配合的含义是：中西医工作者相互合作、中西医学术相互配合、以提高临床疗效为目的的实践过程。随着中医的全面复兴，这种配合应当在中西医两种专业人员的自愿、主动下展开。在中西医临床配合中，应当坚持的学术原则是：在中西医两种医学的基础科学层面上，彼此是并存、并重共同繁荣的关系；在中西医两种医学的临床技术层面上，彼此是相互配合、优势互补的关系；在中西医两种医学的临床经验层面上，彼此是相互借鉴的关系。随着时间的不断推移和经验的不断积累，具有中国特色的，中西医临床优势相互配合的医疗卫生新体制、新格局，将自然会趋于成熟。

第五，革命。是把我国医疗卫生新体制、新格局的经验与榜样推向世界，促使新的人类医学革命的真正到来。

基于以上讨论，人类的医学科学只能是形上与形下两大类。只要我们中国在配合的实践中做到疗效突出，特色服人，就已经是造福于人类，令世界注目的大事了。随着以提高临床疗效为目的的实践过程的延续，中西医配合必将引发人类医学的革命。这一革命，就是由中国兴起的中西医配合，发展为遍及世界医学实践的新形式、新格局。至于这个过程需要多长时间，只能由实践做决定，让历史来掌舵。

如所周和，科学学是关于科学或者学科发展的科学；而软科学则是促使科学或者学科实现科学管理的科学。我从事中医的科学学与软科学研究，至今三十多年。2009 年正式发表的《中医学的科学定位》一文，其中与中医学相关的十条公理性原则，深信无可置疑。以此为理论基础彻底告别中医西化，势在必行。这一理论基础同样是今后中医定向、复兴、重组、创建、革命五项历史使命与战略任务的科学依据。

马克思主义认为，生产力决定生产关系，经济基础决定上层建筑。三十多年前，邓小平关于"科学技术是第一生产力"的论断，极大地解放了思想，焕发起全国科学技术工作者极大的热情。1982 年《中华人民共和国宪法》规定："发展现代医药和我国传统医药。"1991 年，我国将"中西医并重"作为新时期卫生工作总方针之一。21 世纪以来，"实现中华民族的伟大复兴""复兴中华民族优秀传统文化"，已经成为时代的呼唤。习近平主席强调说："中医药学是中国古代科学的瑰宝，也是打开中华文明宝库的钥匙。深入研究和科学总结中医药学对丰富世界医学事业、推进生命科学研究具有积极意义。"这一切充分表明，彻底告别中医西化，这一时机已经向我们走来。毫无疑问，当代中医的复兴梦，是当代中华民族的中国梦的重要组成部分。此时此刻，追随文化与历史潮流，是摆在我们面前唯一正确的选择。每一位关心中医和中华民族优秀传统文化复兴的学子，万万不可等闲视之。

谨以此拳拳报国之心，奉献给国内学界同仁，欢迎讨论、批评、指正。

参考文献

［1］李致重.中医复兴论（增订版）［M］.香港：奔马出版社，2005.

［2］李致重.医医［M］.太原：山西科学技术出版社，2012.

［3］辞海编辑委员会.辞海（缩印本）［M］.上海：上海辞书出版社，1979.

［4］李致重.中医学的科学定位［J］.中华中医药杂志，2009（4）.

［5］冯友兰.中国哲学简史［M］.香港：三联书店有限公司，2005.

［6］李致重.医理求真［M］.太原：山西科学技术出版社，2012.

［7］曹洪欣.中医药发展报告［M］.北京：科学出版社，2010.

二、中医西医化这一发展道路有待商榷

　　《中国软科学》2013 年第 5 期以头条的显著位置，刊登了我《实现中医复兴梦的战略步骤与任务》一文。这是我近年来在中医科学学、软科学研究方面的代表作之一。该文把告别中医西化，作为实现中医复兴梦的战略第一步；对于第二步的五项战略任务，也做了一些初步的讨论。该文发表后，在学术界引起了不少同仁的关注。为此又写下了《中医学不能被西化的十条公理性原则》等文章，以作补充。

　　中医是中华民族优秀传统文化中的瑰宝，是世界范围内唯一达到成熟科学水平的传统医学。与全球化的西医相比，其科学观念、概念范畴、理论思维各不相同。倘若把中医比作一棵硕果累累的大树，那么中国传统文化是其根，以《黄帝内经》为代表的基础科学体系是其本，以《伤寒杂病论》为代表的辨证论治的临床技术体系是其主要枝干，而内、外、妇、儿各科的治疗及其方剂、药物等，则是其分支、花叶与果实。然而一百多年来，当中医遇到西医的时候，中国人在没有明辨中西医两者本质属性与特点的情况下，盲目地选择了用西医所依据的近代物理学、化学的观念与方法，对中医进行验证、解释和改造。这就是在中西医结合名义下的中医西化。它直接造成了中医基础科学体系和临床技术体系的扭曲与解体，使中医临床治疗的整体水平，朝着两千多年前经验疗法的时代大踏步地倒退。

为此，本文仅就造成这一文化现象的文化与社会原因，以及隐藏于其中的是非因果，进行一些讨论与分析。

（一） 覆巢之下，安有完卵

中国的优秀传统文化，是中国五千年文明史积淀而成的文化瑰宝。它的核心，是其中的哲学和价值观。核心中的价值观，是中国哲学基础上的，集中地反映在儒家学说之中的社会伦理学。这一社会伦理学守护着中华民族的灵魂，它维系着中华民族的繁荣、强大与文明，至今两千多年。辛亥革命以来，中国人对传统文化的自残与自虐，一直集中在传统文化的这些核心部分。

第一，不能把王权专制文化与中国传统文化的核心相混淆。

自秦以来，中国结束了诸侯分封的时代，"废井田、立郡县"，标志着中国从此进入了王权专制的社会。从西汉"独尊儒术"以来，儒家思想上升为朝野上下共同信守的价值观。随着王权专制的需要，以董仲舒、孔颖达为代表的一批又一批的御用文人，逐步从儒家的社会伦理之中，异化出强化王权专制思想的王权专制文化。王权专制文化因为是寄生于儒家社会伦理的，它往往具有很大的迷惑性、欺骗性。两千年来，尽管它在王权专制中像滚雪球一样不断强化，但是它与正统的儒家思想为代表的社会伦理，却渐行渐远。比如，御用文人篡改了儒家的三纲五常的原意，把三纲留给王权专制，把五常交给平民百姓。这一篡改明显强化了君、父、夫的专制意义，但是这种为王权专制服务的东西，真正的儒者是不辨自明，不会混淆的。

专制王朝衰落、更替的历史轨迹告诉人们，凡是帝王家与民众一起信守儒家社会伦理，按照儒家信条做人做事的时候，这一阶段的社会便兴旺发达。凡是帝王家借王权专制文化穷奢极欲、荒淫无度的时候，这一社会便逐步走向崩溃。天灾与人祸，往往是一个王权专制时代衰落的结果，也是专制王朝更替的一种机遇。19 世纪以来，清家专制王朝一步一步走向覆灭，是王权专制文化的必然结局。这与主宰中华民族价值观的中国优秀传统文化，大相径庭，不可同日而语。

第二，中国近代落后挨打的原因与优秀传统文化无关。

社会的落后与进步，积弱与富强，文化是基础的基础，前提的前提。文化包括精神文化与物质文化两个方面。但是这两个方面不应该是并列关系——精神文化居其首，物质文化为其次。物质文化总是靠那些享有文化教育，具有精神修养的人带头创造的。一个重视国民精神文化素养的社会，它的物质文化创新的实力就会持续高涨。中国自汉代以来到鸦片战争前后的一千七百多年里，国内生产总值（GDP）一直雄居世界之冠，首要的原因是精神文化的丰富和强大。

近代中国落后挨打的原因，主要是两方面：一方面是王权专制文化极度泛滥，导致了清王朝的腐败无能；另一方面是西方诸国近代科学技术迅速崛起，滋生了以强凌弱的侵略野心。辛亥革命的前前后后，不少人把中国落后、积弱、挨打的原因，笼统地归咎于中国传统文化，无疑是十分片面的。

1894年，严复把英国赫胥黎的《天演论》翻译成中文。严复原本是一位忧心中国落后挨打、亡国灭种的爱国名士，他翻译《天演论》的本意在于"鼓民力、开民智"。但是，严复对达尔文生物进化论的原意与西方的社会进化论邪说，分辨不清。另外，他在翻译赫胥黎的《天演论》时，主要采取了"意译"而非"直译"的方法，因此在翻译中，存在着严重篡改生物进化论原意的错误——表面上翻译的是赫胥黎，实际上贩卖了斯宾塞的社会进化论。因而，西方侵略者借社会进化论而鼓吹的"种与种争，群与群争，弱者常为强者肉""强者倡……弱乃消亡"的邪说，借着《天演论》的翻译来到了中国。它严重地挫伤了中国人因凌辱而变得格外脆弱的心，引发了空前绝后的与崇洋媚外同时并存的民族文化自卑症。直到今天，消除民族文化自卑症，澄清当年遗留下来的社会进化论余毒，仍然是我们不容忽视的一件大事。

第三，引进西方近代科学、技术与保留中国传统文化并不矛盾。

五四运动时期提出引进西方近代科学，是完全正确的、需要的。西方近代科学指的是以物理学、化学为代表的近代科学与技术。这与中国优秀传统文化，完全是两回事。近代物理学、化学带给人类的，是现代物质文明。但是，近代科学并不代表几千年人类科学文化的全部，物质文明也不等于人类科学文化的全部成果。以哲学思想、价值观为代表的社会科学、思维科学，是人类享用不尽、须臾不可或缺的科学文化财富。因此，以近代物质文明的落后为借口而自残、自虐中华民族优秀传统文化，是完全错误的。

处于落后挨打之中的中国人，自残与自虐优秀传统文化的结果，在全国蔓延起了民族文化自卑症，并由此招致了"近代科学主义"和"近代哲学贫困"两大顽疾。这两大顽疾直接造成了近代中国人对优秀传统文化的失忆，使近代中国陷入有史以来少见的"传统文化浮萍时期"。

古往今来，文化的进步，民族的复兴，社会的发展，永远是内在于传统的历史性演进的过程。一个民族进步的实力有多大，就在于本民族优秀传统文化的底蕴有多深。有深厚传统文化底蕴的民族，才是一个富有凝聚力和创造力的民族。切断了自己的文化传统，这个民族就失去了凝聚力和创造力，甚至会堕落为无望的民族。尽管也可能会出现阶段性的表面繁荣，但是持久厚重的繁荣，一定是以传统文化底蕴为基石的。正在点燃的中国人心头的复兴梦，无疑要从复兴优秀传统文化开始。

第四，请进民主与弘扬中国优秀传统文化并无冲突。

面对中国两千年的王权专制，五四运动时提出引进西方民主是及时的，正确的。民主政体的基础是"天赋人权，人人生而平等"。国学六经之一的《礼记·礼运》里讲："大道之行也，天下为公。夫选贤御能，讲信修睦，人不独亲其亲，子其子，使老有所终，壮有所用，幼有所长，鳏寡孤独废疾者皆有所养……"这种思想所体现的，其实就是和谐的、以人为本的社会民主生态模式。只是一百年来中国民主化的过程中，或出师不利，或内战频仍，或异见纷争，因而使其步伐相对放慢了些。但是把民主生态与优秀传统文化对立起来，这无疑是十分浅薄、草率的表现。

（二）和尚退后，神父主佛

文化科学自身的决策与发展，有两点是至关重要的。其一是学者的好奇心与求知欲望；其二是内在于传统的历史性演进。亚里士多德曾经说过："人是理性动物""求知是人的天性"。好奇心与求知欲望，是人的理性与天性在知识创造过程中的真正动力。这种动力往往不是外源性的，而是自发的不为功利所使的那么一种彻底的学究气和治学态度。这种学究气和治学态度，催人思考，引人质疑，促人争鸣，不怕批评，这是真正的知识分子最宝贵的精神气质与人格魅力。而文化科学的发展，既是历史的，也是现代的——历史是现代的基石，现代是历史的延伸。越是传统的文化科学，其内在的本质属性与特点对现代发展的张力便越大，所以就越值得我们充分尊重和认真对待。这不是观念陈旧保守，而是文化科学发展的轨迹所决定的。可惜至关重要的这两点，在近代中医的决策与发展中被人们忽视了。这里讲的"和尚退后，神父主佛"，是20世纪末老一辈中医专家对中医西化无可奈何的自嘲——传统意义的中医在自己故乡，几乎失去了与生俱来的话语权；西医所依托的观念与方法，占据了评判中医学术是非的主导地位，决定着中医未来发展的方向。

中国传统文化自残、自虐的一百年里，中医的头上悬着五项黑帽子：落后的、过时的、封建的、不科学的、经验性的。对中医阴阳五行的评价是：朴素的唯物论和自发的辩证思想。相比之下，西医则是先进的、现代的、科学的、来自西方发达地区的，通行于全世界的。这些看法尽管是许多外行人与西医学者来自感性的表面看法，尽管经不起哲学与科学，历史与实践的检验，但是在不少人的内心深处却既武断，又固执。它不仅严重地挫伤了中医的自尊与自信，而且在很大程度上影响着中医的未来发展。

改革开放以来，邓小平关于"尊重知识，尊重人才""科学技术是第一生产力"的论断，把颠倒了的生产力决定生产关系的问题，重新颠倒了过来。然而在中医学术的发展上，依旧摆着中医西化的难题。如果不能首先解决中医学术发展方向上的中医西化问题，中医学术与事业管理体制的改革，就缺乏起码的科学理论根据。

（三）真事隐而不露，假语存且流行

《红楼梦》一开头，有两个人物，一个是甄士隐，一个是贾雨村。曹雪芹借这两个人名的谐音，暗示着《红楼梦》里将"真事隐去"，写出来的多是些"假语存言"。这里以"真事隐而不露、假语存且流行"为题，一在说明读书人文化精神的溃败、科学态度的淡薄，二在强调学术界"真事隐""假语存"的状况。历经半个多世纪中医西化的浩劫，面对中医学术衰落的客观事实，中医急切地需要人们讲真话、讲实话。而告别中医西化不归路，首先要从告别空话、假话开始。

半个多世纪以来，围绕中西医结合而流行的种种说法，其实多是一些游谈无根的空话、假话。比如，有说中西医结合是创造新医药学；有说中西医结合是中医现代化；有说中西医结合是发展中医的唯一道路；有说中西医结合是中医学术创新；有说中西医结合是发展中医的一支重要力量；甚至有说中西医结合医学在中国已经形成……甚感难堪的是，上述空话、假话当作口号喊了几十年，"中医我是谁""我是怎么来的"这两个事关中医科学定位的核心学术问题，竟然至今没有进行深入、认真的讨论、争鸣、研究。科学工作者应当知道，不懂得"中医我是谁""我是怎么来的"，中西医结合这一提法必然是不具备科学基础，不符合科学精神的。至于中西医结合名义下的创造新医药学、中医现代化、唯一道路等口号，那就更是经不起推敲，经不起实践与历史检验的了。

其实，长期身在中西医结合潮头之中的许多人，早就明白中医西化这条路是走不通的。

俗话说："天生我才必有用"。所以，每一个人都担负着不同的社会与历史责任。"西化"中医和"创造新医"的路走了几十年，当历史需要在歧途之处立起一块"此路不通"的指示牌时，经历其事的先行者应当负责任地这样做。勇敢地立起一块"西化中医和创造新医，此路不通"的指示牌，这就是最珍贵的生命价值。如此对社会，对历史的有益贡献，当然不能说这一辈子是"白活了"。兵家论人，不唯成败；学者求真，必须务实。明知此路不通，却不肯明示后人，让来者重复失败的老路，那不仅是白活，只怕是犯罪！

文化科学工作者，是要有文化科学精神的。所谓文化精神，就是只对文化科学负责，不为功利所使的那么一种彻底的学究气或治学态度。杨先生以上所指的那些问题，仅仅是中医西化问题上文化精神溃败的一个缩影。

（四）突破既西化，又抢救的悖论局面

我们这一代人，见证了六十年来中医西化和中医衰落的全过程。这是一个自残、自虐中医，令人悲惨、痛心的过程，也是一个悖论统治中医，令人难堪、尴尬的过程。这种既西化，又抢救的悖论性局面，在其他学科管理中极少见到，是典型的体制内自我冲突的弊端。为了揭示这种悖论性的局面，我在《复兴是当代中医创新的主体》一节，按照《中医药发展报告》中"新中国六十年中医药大事记"所载，简单地做了一番梳理和回顾。以便从中看出六十年来中医管理在西化中医与抢救中医的悖论性格局中，疲于奔命、循环往复的窘迫与难堪。

中医西化之路，是一条自残、自虐、自灭中医的死路。1997年6月，原卫生部部长崔月犁在《中医沉思录》一书的序中强调说："中医应该走自己发展的道路，中医机构应该突出中医特色。如果形形色色削弱中医的做法不改变，或在漂亮的口号下使中医很快地西医化，那就重

复了明治维新以后消灭中医的悲剧。"

1994 年 1 月，崔月犁先生在北京主持召开了"中医药发展战略讨论会"。由崔月犁担任主编的《中医沉思录》收录了这次会议的纪要。现抄录部分内容，以供参考。

与会者对中医药学术水平的滑坡和西化倾向，表示了极大的关切和忧虑。

在谈及中医药学术水平时提到，近十多年与世界 100 多个国家学习中医药的学者交往中，普遍反映国内中医水平越来越差。德国有学者反映，我们的青年中医"真"的不多；法国有学者反映，不少青年中医对人们关心的中医药学术问题一问三不知。与会者还提到：我们讲与国际接轨，不等于把馒头扔掉，全去吃面包。在中医药学术受西方文化和西方医学冲击的情况下，当务之急是认真总结中医药学术走过的曲折道路，在学术上首先正本清源，回到中医药学术的特色和优势上来。否则，就积重难返，就难以拨乱反正。

在谈及中医院突出中医特色时提出，当前许多中医说中药治疗率达不到 50%，个别中医药大学的附属医院中医药治疗率仅 20% 左右。中医院的急症差不多全西医化了，为中医急症而推广的制剂，几乎全是配合西医急症用药的，中医真正的东西很少看到。与会者担心，中医院再过几年后就变成西医院了，因为学术内容和治疗思路、方法变了，只会剩下一块空牌子。

在谈及中医科研时提到，中医几千年来在特殊情况下从人身上得来的实践经验是可贵的，其代价是非常大的。现在搞科研课题设计，从两条腿的人身上得来的理论、经验、成果不算数了，必须靠四条腿的老鼠点头才算，实在可叹！有的与会者甚至说：现在搞中医科研，对中医药自身的规律，对中医医史文献研究，重视不够。这很像"明修栈道，暗度陈仓，到头来是以西代中"。

与会者对当前的中医教育最为关注。中医大学教育的目标是培养高级中医师，而现在培养出来的是两个（中、西医）中专水平，或者中医大专，西医中专水平。中医院校中西医基础课程安排大体是 7:3，到实习医院后实际变成了 3:7。中医院校毕业论文必须是实验研究性的论文，没有突出中医药学术，要西医方法点头才行。再过十年，等这些研究生成为教授以后，中医就会变了。在中医教育方面要有一批基础理论过硬，临床辨证论治能力强，像老中医样子的"原样人才"。不要等到从科学上真正认识中医了，全世界都来学习我们的中医药时，真正懂中医的人却没有了。

1994 年的这篇纪要，到今天二十多年了。重读我曾经参与记录整理的这一篇纪要，令人心碎。它是老一辈中医对中医西化这一文化冤假错案的控诉，也是老一辈中医对中医未来忧心忡忡的真实写照。反思中医在改革开放环境下极少受益的原因，我们不能忽视中医管理体制内两种相悖而并行的管理格局。它困扰着中医学术按照自身内在规律的不断进步，也影响着中医事业在中医学术基础上的健康发展。

2009 年，《国务院关于扶持和促进中医药事业发展的若干意见》的发布，是半个多世纪以来我国中医事业上的一件大喜事。同年，国务院又颁布了《国家中医药管理局主要职责、内设机构和人员编制规定》。其中在"职责调整"一款的第二条，对国家中医药管理局的职责重新进行了核定。把过去"发展我国中医事业与中西医结合"如此相悖的两条职责，调整为一条，即"促进中医药和民族医药事业发展、继承和发展中医药文化"。这是半个多世纪以来国家在中医药管理部门的职责核定上，所进行的重大变革。它宣告了中医管理体制内两种相悖而并行的管理格局的终结，也预示着澄清中医西化这一文化现象时机的到来。

本文至此，我们从近百年来中国人对传统文化自残、自虐，计划经济时期行政包办学术的既成体制，读书人群体文化精神溃败和科学观念淡薄等方面，讨论了形成中医西化这一文化现象的文化与社会原因。而忽视中医科学定位的理论研究，忽视中医不可能被西化的学术讨论，应是形成中医西化的最根本的学术原因。这一原因，我将在《中医学不能被西化的十条公理性原则》一文中进行专题讨论。

　　近年来常有人说：在长达半个世纪的中医西化中，中医医疗、教学、科研的国家队几乎全军覆没。这里说的国家队，指的是各级中医行政部门直接管理的医疗、教学、科研机构的专业队伍。这里说的全军覆没，当然有些过分悲观，甚至有危言耸听之嫌。然而当代中医西化形势之严峻，我们绝不可麻痹大意，等闲视之。

　　每一位身在其中的同仁都应该明白，实现中医的复兴是中国梦的重要组成部分。我们这一代人责无旁贷地肩负着告别中医西化，致力复兴中医的历史使命。我们的面前已经明显地摆着三件大事：其一，坚守实事求是的科学态度，用我们的勇气和智慧努力澄清这一文化现象；其二，围绕"中医我是谁""我是怎么来的"这两个根本性学术问题，展开深入、认真的学术讨论、争鸣、研究，明确中医学的科学定位，自觉地回到中医学术发展的正确轨道上来；其三，在改革开放的时代里，逐步健全和完善符合中医学术特点的管理机制。当我们为这三件大事交上满意答卷的时候，相信就是我们的中医复兴梦可望实现的时候。

正医

正本清源　复兴中医

三、开启中医药学复兴之门

期待三十多年的《中华人民共和国中医药法》，终于在 2016 年 12 月 25 日颁布，2017 年 7 月 1 日起执行。这是我国中医药发展史上的重要里程碑，是今后中医药学术与事业复兴、发展的法律保证。《中华人民共和国中医药法》总则第二条指出："中医药学是反映中华民族对生命、健康和疾病的认识，具有悠久的历史传统和独特理论及技术方法的医药学体系。"总则第二条规定：国家"实行中西医并重的方针"。

阐明"独特理论及技术方法"的学术内涵，是《中华人民共和国中医药法》颁布之后的首要学术任务。为此谈一些个人的认识，求教于文化、哲学和中医药界同仁。

（一）皮之不存，毛将焉附

中医药学与中医药事业的关系，是"皮"与"毛"的关系。学术是皮，事业是毛，中医药学术衰落，则中医药事业难保。

当代我国中医药学的窘境，可以用"两头热，中间凉"来概括。所谓两头热，指的是国家高层和广大民众对中医药的发展十分关切，社会需求不断攀升。所谓中间凉，指的是中西医结合名义下的中医西化，长期绑架了中医药学。在中医药体制之内，"中医西化独家坐大，传统中医日趋边缘"。就好像一个人阳气将亡时的"内真寒、外假热"，表面上热热闹闹，实际上学术萎缩、学风萎靡。这里举三个例子。

第一，当今的许多中医人竟不知"中医我是谁"。

凡是读过数学、物理学、化学的人及西医解剖学、生理学、病理学的人都知道，学科定义的原则是要用一个判断句，将本学科的研究对象与研究方法交代清楚。西医药学来自国外，为西医药学做定义的学术责任自然不是中国人的事情。全世界任何人只要在《牛津词典》里一查，便可一目了然。但是中医遇上西医之后，尤其在开办中医科研、教育、医疗机构的六十多年来，我们在中医药学科定义这一首要的学术问题上，向我们所在时代交了白卷。

至今在中医药教科书及行业内的文件往来里，有的说"中医药学是我国劳动人民长期与疾病斗争的经验总结"；有的说"中国医药学是一个伟大的宝库"；有的说"中医药学是中华民族优秀传统文化中的瑰宝"；有的说"中医是与西医完全不同的两种医学科学体系"；有的说"中医药是中国文化的原创性医学"。这种貌似中医药学定义的表述，其实是不知"中医我是谁"的现象。因为"经验总结""宝库""瑰宝""完全不同""原创性"这一类自我美化、指意不清的形容词，既没有交代出中医药学的内涵，也没有表达出中医药学的外延。

问题的严重性还在于，中医药学的定义不清，人们对中医药学本质属性、特点理解的歧义性便不可避免，于是在自身学术、事业上的主观随意性便如同滚雪球似的膨胀。当许多人把手中的一把草，火罐拔出的一个红印视为中医药学走向世界的时候，常说的"宝库""瑰宝"等光环随之化为子虚乌有。

第二，不知"中医我是谁"有什么理由讲"中西医结合"。

20世纪50年代提出的中西医结合，后来在以西医观念与方法，挖掘、整理、提高中医的过程中，逐步演变为中西医结合名义下的中医西化。60多年来，"中西医结合是个框，什么都往里面装"。有的把创造新医药学称为结合；有的把临床上的中西药杂用称为结合；有的把以西医还原性方法对中医的解释、改造称为结合；有的把中药西化称为结合；有的把中西医课程双管齐下称为结合；有的把用西医的思路、方法管理中医称为结合；有的把"西学中"或"中学西"人员称为结合；有的把"西学中"人员称为中西医结合的另一支队伍；有的把中医西化称为发展中医的重要途径；有的甚至把中医西化称为"中西结合医学"……

其实在中医药学定义悬置的情况下，我们没有任何理由讲两种医学之间的"结合"，最多只能讲中西医临床治疗优势的"配合"。因为真正的两种医学临床治疗优势的有机配合，必须在中医药学准确定义并且实现全面复兴之后。我设想的中西医配合大体框架是：中西医在基础科学层面并存并重、共同繁荣；中西医在临床技术层面相互配合、优势互补；中西医在临床经验层面相互尊重、合理借鉴。[1]这种中西医临床治疗优势的"配合"，与《宪法》总则的规定与"中西医并重"卫生工作方针，应当是一致的。

第三，中医药面临的最大危机是人才断代。

一百多年来的中医药学，处于被废止、被改造的双重文化困境。从1956年创建中医大学教育、科研机构及临床医院那时候起，事实上就选择了中西医结合名义下中医西化的方向与道路。当年成立北京中医研究院（现在的中国中医科学院）时，从全国调来了五十多位名老中医，同时调来了一百五十多位西医。同年成立的五所大学院校，中医、西医和公共课程的设置各占三分之一。当年为北京中医研究院成立的附属医院，只有门诊部，没有住院部。其后增设住院部时，住院病人由西医学习中医的"西学中"人员管理，名老中医除了个别住院病人的会诊之外，日常只能看门诊病人。住院部的"西学中"人员使用"症候群"为诊断标准的"协定处方"，并将此美其名曰科学研究；名老中医坚持中医理论为基础的辨证论治只能作为临床陪衬，作为被西化的对象。

1962年北京中医药大学首届大学生毕业时，李重人、陈慎吾等五名老中医上书卫生部，要求首届大学生推迟半年毕业，专门补修中医经典课程。与此同时，还提出改进中医教育方向及改进中医与西医课程设置等多项建议。虽然首届大学生补修经典课程的意见被接受，但是其他方面的改进意见至今没有采纳，而且中医发展越来越西医化。

中医药科研机构、大学教育和临床医院，是中国中医药事业的主体，是向世界上展示中国中医药形象的"国家队"。当今国内中医科研、教育、临床的现实是，中医的科研与教育严重西化，中医的临床疗效不断下降，越来越依附于西医。尤其离奇的是，近三十年来中医硕士、博士研究生教育几乎全盘西化。哪一位教授不参与西化中医的研究课题，他便没有资格招收中医研究生。而且，近年来多家中医药大学明文规定，硕士、博士研究生的毕业论文提要，必须进入 SCI（即美国《科学引文索引》）期刊。否则，就不准授予该研究生的相应学位。这表明中国中医药研究生教育不仅要服从西医药的标准，而且还要由不懂中医药的西方期刊认可。

二十五年前国医大师李今庸有一首小诗说："卅（四十）年教学工作苦，培养自己掘墓人。"二十年前国医大师邓铁涛把老一辈中医称为一代"完人"，意思是老一辈中医药家的身后，中医药的后继人才便彻底断绝了。近年来北京大学哲学家楼宇烈强调："中医离开了哲学，就变为了西医的附庸。"2016 年 12 月 2 日中国中医科学院副院长、中国工程院院士黄璐琦在《人民日报》撰文，把中医药学面临的问题概括为"四化"：中医药思维弱化，中医药传统技术退化，中医药特色优势淡化，中医药话语权边缘化。[2] 由此可见，中国中医药"国家队"群体不姓"中"的问题，已经是危及中医药兴衰存亡的全社会不可等闲视之的重大问题了。

学术之皮不存，事业之毛难保；中医中药病危，国民健康何为。中医西化已经将中医连根拔起，当今最紧迫的是将中医从根救起。这正是《中华人民共和国中医药法》颁布之后，我们不可回避的现实任务与学术课题。

（二）充分认识中医药学的文化基因及其核心价值

拯救与复兴中医药，首先要重新认识中医药的文化基因及其核心价值。我们不能把民族文化瑰宝的中医药学曲解为经验医学，也不能用西医的观念与方法对中医药学随意解释、妄加改造。博大精深的中医药学不是"一根针、一把草""土、单、验方"的原始疗法，也不是用"简、便、验、廉"所能概括的。植根于中国传统文化的文、史、哲（尤其哲学）的基础科学体系辨证论治的临床技术体系是中华中医之魂，是中医药学的文化基因与核心价值所在。

两千多年来民间有种说法，"不为良相，即为良医"。这一说法指的是，不论良相还是良医，都需要具备相似的知识结构。都应当"上知天文、下知地理、中晓人事"，都应当具有"近取诸身、远取诸物……通神明之德，以类万物之情"的综合性哲学思维的能力。为了说明中医药的博大精深，这里也举两个例子。

第一，从兵家的道理看中医药的文化基因与价值体系。

中药的药理，是以四气、五味、升降浮沉、功效、归经为标准的。用古代兵家的道理来说，每一味中药都好像游兵散勇，它是组成方剂的元素，一般不能单独使用于临床的。

组成方剂的药物，有君、臣、佐、使之分，就像古代战场上的布阵一样。不同的军种、兵种，必须由方剂的战术性需要来决定，做安排。常说的"用药如用兵"，其实是"用方如用兵"。这里的"用兵"是战术上的含义，而不是组成方剂的一兵一卒。

中医临床的治疗原则，就好像军事上的战略决策一样。它是根据疾病的临床病机诊断做出的，关于疾病治疗上的标本、寒热、虚实、表里、轻重、缓急、先后、主次的战略原则。

中医的临床病机，是对疾病的原因、性质、演变趋势的总体判断。是在临床中医师望、闻、问、切四诊的前提下，根据中医脏象理论而做出的疾病诊断。病机诊断就好像运筹帷幄之内、决胜千里之外的军事家对战争全局的判断一样。凡是能够驾驭战争全局的人，才可以称得上军事家或者良相；凡是能够洞悉中医脏象理论，驾驭疾病演变病机的人，才可以算得上真正的良医。

而脏象则是以中国传统文化的文、史、哲（尤其哲学）为基因，由医家先哲们总结概括而来的。

如果说中药、方剂、治疗原则、病机、四诊、脏象是中医药基础科学体系的六大范畴，那么脏象则是中医药基础科学体系的基础，是中医药核心价值体系的核心。由此还可以说，综合性哲学思维，是支配中医师、军事家、良相头脑的共同的文化基因。

第二，从管理职能系统看中医脏象的一般系统理论模型。

这里换一个角度，对中医的脏象理论与西医的组织、器官的相互区别，再进行一些简要的说明。

中医面对的人，是天地自然、社会环境、精神情志、血肉机体共同作用下的有生命、能活动、会思维的整体性的人。这与西医的组织、器官、细胞、分子叠加起来的，就像由零部件组成机器似的实体结构性的人，完全不是一回事。[3]

中医的脏象理论是建立在哲学和系统科学基础上的一般系统理论模型，而非有质量、有重量、有空间形态的实体结构。这种一般系统理论模型，是综合了天地自然、社会环境、精神情志、血肉机体这四个方面与人类相关的诸多要素组合而成的。用一般系统理论的说法讲，中医眼前的整体性之人是一个系统，由肝、心、脾、肺、肾五个下一级的系统组合而成。而肝、心、脾、肺、肾五个下一级的子系统，各自皆由天地自然、社会环境、精神情志、血肉机体这四个方面相关要素而构成。上下两级系统整合起来，就是中医的脏象系统理论。《黄帝内经》中涉及的决定整体性之人的要素有五类，每一类中都包括相互对应的三十余项的具体要素。于是我们的祖先以这五类、三十余项的具体要素为基础，构建了中医的脏象系统理论的整体模型。[4]如此一来，在中医的脏象系统理论模型的框架里，每一个有生命、能活动、会思维的整体性的人，无论健康还是生病，都鲜活地存在于中医的头脑里，存在于中医的临床四诊中。所以中医的脏象系统理论模型，与建立在物理学、化学基础上的西医的组织、器官结构实体，也完全不是一回事。

其实中医的脏象系统，相当于国务院下设的管理职能各不相同的部、委、局。由这些部、委、局组成的国家管理职能系统，担负着全国各个方面的管理职能。只要每一个部、委、局在国务院总理的管理领导之下，都能够各司其职、管理到位，彼此联系、相互协调，整个国家则国泰民安、百业兴旺，人们向往的太平盛世，即可经久不衰。同样的道理，只要一个人的脏象系统处于平衡、协调、稳定的正常状态，人便不会生病，而且健康长寿。即使一时生了病，只要把病态的那一些脏象职能及与其相关脏象的相互关系调理到相对正常的状态，人的病也就不会存在了。这就是中医的脏象系统的价值，与西医的修机器、换零件、对抗外来的致病因子，当然也不是一回事。

负责调理整体生命之人脏象系统的管理者，当然就是我们这些中医师。说一句并非打趣的话，中医师就是管理整体生命之人的脏象系统的总理。只要这位中医师具有良好的文、史、哲素养，能够理解和驾驭中医的脏象理论，他就能够通过临床四诊而明察病机，并妥善运用临床治疗的战略与战术做好防病治病工作。这种在脏象理论指导下的临床诊疗特色，从业西医的理论与临床工作者不一定能够懂得，头脑被西医化了的"中医"也不一定能够理解。

其实，"不为良相，即为良医"之说，是对每一位中医师在知识结构上的要求或标准。不懂得哲学就不懂得中医的文化基因和核心价值体系，不懂得哲学就难以理解和熟练掌握中医的基础科学体系，也就难以成就为一名真正的苍生大医。张仲景在《伤寒论》中强调"勤求古训，博采众方"。孙思邈在《大医精诚》中劝告不能"以至精至微之事，求之以至粗至浅之思"。这与良相与良医之说，完全是一回事。

（三）认真思考综合性研究方法为基础的中医创新

《周易》的作者站在人类五千年文化史的正中间，不仅以哲学家独有的远见卓识深刻地总结了前两千五百年的哲学成果，而且也先声夺人地预示了以后两千五百年人类科学的发展趋势。《周易·系辞传》上第十二章在讨论"乾""坤"二卦与天下之事业的关系时提出"形而上者谓之道，形而下者谓之器。"这里关于形上、形下的道、器之说，其实是人类文化科学发展史上最早的，至今依然是无可争辩的人类关于科学分类的纲领性论断。

两千五百年前，人类解剖分析原生态事物的能力十分有限。人们在不拆开原生态事物的前提之下，观察万事万物发生、发展、运动、变化的状态（现象）。在综合地观察这一事物与周边事物的诸多相关性的基础上，逐步认识了这一事物内在的原理、规律、法则，从而概括为哲学和从属于哲学的综合性思维方法，这叫"形而上者谓之道"。近四五百年来，随着近代物理学、化学的不断发展，人类拆开原生态事物的能力不断提升，越来越娴熟地运用了分析性的研究方法。于是人类通过深入认识事物内部的结构与功能，由此获取了越来越精良的制作人造之器的原料、技术和产品，这叫"形而下者谓之器"。前者奠基了人类的思维智慧及精神文明，后者繁荣了人类的人造之器及物质文明。[5]

纵观人类五千年的历史，整个人类文化科学的进步，其实应当归结为两次文化高峰。第一次高峰在春秋战国秦汉之际，其标志是人类在哲学上的成熟；第二次高峰在后，即距今四五百年的欧洲文艺复兴以来，其标志是人类在物理学、化学方面的成功。

倘若从方法论、认识论的角度上讲，综合性思维方法，即由综合到演绎的逻辑方法，也包括近代的一般系统理论基础上的系统性研究方法在内。这是哲学及其哲学体系内的科学，至今遵循的基本研究方法。分析性研究方法，即由分析到归纳的逻辑方法，通常称之为实证（实验）

科学研究方法。这是物理学、化学及物理学、化学体系的科学与技术，至今热切运用的基本研究方法。中医与西医两种医学各自从属于形上、形下两大类科学之中。中医中药是哲学体系下的学科，主要运用着由综合到演绎的逻辑思维方法；西医西药是物理学、化学体系下的学科，主要运用着由分析到归纳的逻辑方法。[5]

马克思曾经将 17 世纪的弗朗西斯·培根称为"实验方法的真正鼻祖"。他所说的实验方法，也就是由分析到归纳的方法。恩格斯在其《自然辩证法》中指出："归纳和演绎，分析和综合一样，不应当牺牲一个而把另一个捧到天上，应当把每一个都用在应当用的地方。"[6]

众所周知，科学是超时空而存在的。科学因其研究对象的不同而分为不同的学科，科学是随着本学科研究方法的进步而发展的。没有人用分析性方法来解释哲学的对立统一、否定之否定等问题，也没有人用综合性的哲学方法来说明化学的化合与分解反应。不论哲学及其哲学体系内的科学还是物理学、化学及物理学、化学体系内的科学，也不论中医药还是西医药，各自有各自发展的历史轨迹，各自有各自遵循的研究方法。倘若以近代、现代为理由，把近代分析到归纳的方法用到中医药的发展与创新上来，那就是典型的科学研究方法的错用。这种科学研究方法的错用，其实是违背《周易》关于形上、形下两大科学分类原则的错误，一个人类科学领域本来不应该违反的常识性错误。

20 世纪以来，随着申农的信息论、维纳的控制论、贝特朗菲的一般系统理论的出现，形成了一般系统理论基础上的系统性研究方法。被人们誉之为人类在哲学基础上的科学研究方法的重大进步。今天看来，贯穿于中医的脏象理论及临床辨证论治全过程的阴阳五行学说，当属世界上最早的一般系统理论与系统性研究方法，只不过表述的语言习惯彼此不同而已。这一点，却被中国人忽视了！

钱学森说："西医的思维方式是分析的、还原论的，中医的思维方式是系统论的。"并指出："人体是一个开放的、复杂的巨系统，人体科学和医学都需要系统观点和系统方法，而这正是中医的思维方式。"[7]

我也曾提出："世界上第一个信息系统模型，是中国的阴阳五行学说。而人类医学上第一个成功的人体信息系统理论模型，是中国的中医学。"[8]

台北哲学家邝芷人在其《阴阳五行及其体系》一书的封面上印着"阴阳五行作为一般系统理论。"[9]因而成为中国哲学界明确认定阴阳五行学说就是一般系统理论的第一人。

德国汉学家、中医学家波克特尖锐地指出：中医学"采用阴阳和五行作为常规标准，来达到定性标准的单一性。中国科学家反对使用阴阳五行作为常规标准，正好像西方科学家禁止使用米制来表达定量陈述的单一性一样荒谬"。

中国人应当知道，人类文明古国的埃及、印度、希腊、罗马，由于当年未能孕育出成熟的阴阳五行学说，因而没有形成理论体系完整的可以与中医药学媲美的传统医学。为此，二十年前我对中医药学的定义是这样表述的："中医药学是以阴阳五行学说的理论、方法，研究证候及其变化规律而形成的防病治病的科学体系。"如果从系统性研究方法与现代术语上讲，"以系统性方法研究整体层次上的机体反应状态而形成的防病治病的科学体系，谓之中医药学"。[10]

基于上述，我们谈论现代或近代科学研究方法的时候，不应当只知道分析性研究方法，而忘记或排斥系统性研究方法。思考中医的复兴、发展、创新，必须回到中国的由阴阳五行奠基的一般系统理论及其系统性研究方法上来。中国人抛弃阴阳五行学说而令中医走向灭亡，无疑是人类医学科学史上的愚昧；中国人以实证（实验）科学研究方法强行西化中医，不仅是人类医学科学史上的愚昧，而且是一种犯罪。

（四）开启中医药学复兴之门的钥匙

中医药学是中华民族的，更是全人类的。中医药学存在的意义有两条：其一，它是世界上唯一的理论与临床体系最成熟、最完整的传统医药学；其二，它是世界上唯一的，可与主流的西医药学相媲美的传统医学。复兴中医药学的意义也有两条：其一，它是未来人类医学革命的真正希望所在；其二，它是中华民族为人类贡献重大力量的主要项目之一。因此，无视中医药学独特的文化基因及其核心价值，无视中医药学独特的研究方法和创新方向，顽固推行中医西化的犯罪，无论如何不能再持续下去了。苦难深重的中华民族经过一百多年的艰苦奋斗，终于迎来了实现中华民族伟大复兴的新时代。尽管告别中医西化存在着种种阻力和困难，然而只有首先告别中医西化，才能迎来中医药学的复兴与发展。

第一，不能辜负中华民族伟大复兴的新时代。

党的十八大以来，习近平总书记在多种场合谈到了传统文化，表达了对中华民族传统文化、传统思想价值体系的认同与尊重。2013 年习近平总书记前往山东曲阜孔子的故里；2014 年 5 月 4 日到五四运动发源地的北京大学，讲传统文化，论儒学精神；2014 年教师节到北京师范大学附属小学，指出了语文教材中"去中国化"的问题。2015 年《人民日报》发表的习近平总书记《在文艺工作座谈会上的讲话》，既是对文艺讲的，更是对整个文化讲的。他指出的对待优秀传统文化的"去思想化""去价值化""去历史化""去中国化""去主流化"的问题，以及"以洋为尊""以洋为美""唯洋是从"的问题，[11]，同样是中医药领域突出的问题。2016 年习近平总书记在《哲学社会科学工作座谈会上的讲话》说："一个没有发达的自然科学的国家不可能走在世界前列，一个没有繁荣的哲学社会科学的国家也不可能走在世界前列。"这正是当代中国最应当弘扬的大科学观。他鼓励"一切有理想、有抱负的哲学社会科学工作者都应该立时代之潮头，通古今之变化，发思想之先声，积极为党和人民建学立论，建言建策，担负起历史赋予的光荣使命"。同样是中医药领域急切需要的"严谨治学，讲求责任的学风"。[12]

议论三十多年的《中华人民共和国中医药法》，于 2016 年 12 月 25

日正式颁布。它是《中华人民共和国宪法》"发展现代医药和我国传统医药"这一规定的具体化，也进一步提升了"中西医并重"卫生工作总方针的法律内涵。因此全力复兴"具有悠久历史的传统和独特理论及技术方法"的中医药学，正当其时。

第二，亟待一场以中医药学科定位为中心的学术民主大讨论。

中医药学的复兴与发展，是内在于传统的历史性演进。中医药学的复兴与发展，必须遵循中医药学自身内在的文化基因与核心价值体系，必须遵循自身内在的研究方法及其进步、发展的历史轨迹。

六十多年来，中医的教科书里，总是以"与疾病斗争的经验总结""伟大宝库""文化瑰宝""与西医完全不同""原创性医学""独特理论及技术方法""特色和优势"等来定位我国的中医药学。全世界的自然科学、社会科学千百种，哪一门学科是用溢美的形容词，来定位自我的本质属性与特点呢？

六十多年来，在中医药学尚无规范的学科定位之前，中西医结合的口号满天飞，而且公开向世界宣称"中西结合医学"在中国已经形成。世界上存在传统医学的国家、地区一百多个，哪一个国家、地区讲过他们的传统医学与主流西医相结合，哪一个国家、地区讲过他们的传统医学与主流西医结合为一了呢？

六十多年来，轰轰烈烈的中医药现代化、中医药标准化、中医药规范化、中医药科技创新的"研究成果"成千上万。在中医药学尚无规范的学科定位之前，支配现代化、标准化、规范化、科技创新的定向罗盘自然是西医的思维，课题与成果评定的标准也自然是西医的成果。"中医西化一家独大、传统中医日趋边缘化"的尴尬局面，不正是这样造成的吗？

六十多年来，《中华人民共和国宪法》总则的规定和"中西医并重"的卫生工作总方针，应当是保障我国两种医学共同发展的大政方针，然而却未能有效制止中医药"中医西化一家独大、传统中医日趋边缘化"的局面。《中华人民共和国宪法》的规定和国家卫生工作总方针被颠覆，原因究竟在哪里呢？

《中华人民共和国中医药法》颁布之后，急切需要一场以中医药科学定位为核心的学术民主大讨论、大争鸣。充分调动广大有识之士参与这场大讨论、大争鸣，并在中医药学科定位上达成学术共识，是完全可能的。中医药学科定位明确之后，以往用"宝库""瑰宝""独特""特色和优势"之类形容词表述中医药学本质属性与特点的习惯，必将彻底让位于以确切的名词对中医研究对象、研究方法、概念（范畴）体系及文化基因与核心价值的准确表达。这绝不是一个简单的文字语词表述方式上的问题，而是中医药学发展史上的一次重大的质的飞跃。它标志着西学东渐一百多年来，中国（其实是全世界）所期盼的中医药学科定义的真正完成。只有到了这一步，困扰中医发展半个多世纪的中医西化必将不攻自退。只有到了这一步，中医与西医之间才有公平对话和交流的学术平台。只有到了这一步，中医药事业全面改革的"系统化顶层设计"将随之进入倒计时阶段。长期在中医西化的打压下的中医药学术界，蕴藏着雄厚的复兴中医药学的思想、理论和智慧资源。告别中医西化之后的中医药学术界，必将会出现一个前所未有、群情高昂的超高速学术复兴、发展期。这一超高速学术复兴、发展期，同样是"健康中国"与"一带一路"上中医药走向世界所期待的。因此，《中华人民共和国中医药法》颁布之后的这一场学术民主大讨论、大争鸣，是开启中医药学复兴之门的金钥匙。它与当年决定中国命运前途的"实践是检验真理的唯一标准"的大讨论一样，意义重大，影响深远。

参考文献

［1］李致重. 医医［M］. 太原：山西科学技术出版社，2013.

［2］黄璐琦. 增强文化自信 坚持与时俱进［N］. 人民日报，2016.

［3］李致重. 中医复兴要有大医学观［J］. 中华中医药杂志，2016，31（7）.

［4］李致重. 脏象为核心的中医学体系［J］. 中华中医药杂志，2016，

31（8）.

［5］李致重．文化繁荣要有大科学观［J］．中华中医药杂志，2016，31（6）.

［6］恩格斯．自然辩证法［M］．北京：中华书局，1978.

［7］钱学森．论人体科学［M］．北京：人民解放军出版社，1998.

［8］李致重．中医复兴论［M］．太原：山西科学技术出版社，2015.

［9］邝芝人．阴阳五行及其体系［M］．台北：文津出版社有限公司，2000.

［10］李致重．论中医药学的定义［J］．医学与哲学，1995（3）.

［11］习近平．文艺工作座谈会上的讲话［N］．人民日报，2015.

［12］习近平．哲学社会科学工作座谈会上的讲话［N］．人民日报，2016.

如果把中医比作一棵硕果累累的大树，那么中国传统文化的文、史、哲（尤其哲学）是其根，以《黄帝内经》为代表的基础科学体系是其本，以《伤寒杂病论》为代表的辨证论治的临床技术体系是其主要枝干，而内、外、妇、儿各科的治疗及其方剂、药物等则是其分支、花叶与果实。这里的根、本和主要枝干，是中医的主体，是中医学之魂，是我们复兴中医的核心。丢掉了中医学之魂的临床治疗及其方剂、药物等，也就成为失去生命力的枯枝、败叶、干苹果了。

一、立法应以维护和复兴中医学为宗旨

党的十八届三中全会以来，我国迎来了深化改革新的历史时期，国家对文化产业，对传统文化科学的空前重视，令人振奋。读 7 月 24 日国务院公示的《中华人民共和国中医药法征求意见稿》，一方面为我国法制建设民主化、科学化的进步由衷地高兴，另一方面为国家对中医学复兴的关心与重视倍感喜悦。

从 1982 年《中华人民共和国宪法》颁布以来，我国提出中医立法已经三十多年了。我曾多次参与中医立法的讨论，曾为 2006 年国家中医药管理局起草的《中华人民共和国中医药法征求意见稿》，写了万余字的《依据中医的科学特点立法》一文。详读 2014 年中医立法的征求意见稿，我以为困扰中医立法的三个基本问题，至今依然未能厘清。其一是中医学的科学定位（即特点）问题，其二是半个多世纪以来"中医西化"的问题，其三是学术与事业、科学与管理的关系问题。而且，前两个问题是基础，是关键。半个多世纪的历史与实践表明，中医学科学定位与中医西化不能真正厘清，即便立出一部中医事业管理法，也难以带来中医学的复兴与发展。

"位卑未敢忘忧国"，有以下四点意见，谨以至忠至诚之心奉送国务院立法部门参考。

（一）站在历史与现实的制高点上思考中医立法

全国人民代表大会常务委员会、全国人民代表大会内务司法律委员会李慎明副主任在《中医药立法重在破"五化"》一文开宗明义地指出：我国中医药学术普遍存在着"五化"，即"中医思维弱化，中医评价西化，中医学术异化，中医技术退化，中医特色优势淡化"。我以为，"化"即全方位，深层次之意，涉及中医临床、教学、科研、管理的各个方面，其核心是中医评价的西化而导致的中医特色与优势的严重退化。这是对中医近代历史、现状、学术的综合性概括，既准确，又真实。

1976年以后的十余年，是中医迅速发展的黄金时期。但是20世纪90年代以后，由于近代科学主义思潮和计划经济时期僵化的管理体制的困扰，"中西医结合是发展中医的重要途径"老调再起，中医西化重新主导了中医现代化、规范化、标准化、科技创新的各个方面，陷入了李慎明主任所概括的"五化"困境。

不少中医院大量重用西医西药，中医药的使用率大大降低。有调查显示，不少中医院的住院部，中医药使用率不足20%。那算什么中医院？

熟练掌握中医经典理论，娴熟于运用辨证论治技能的老中医，因为不熟悉系统的西医知识而进不了中医院的病房，不得不一辈子在门诊工作，而且被讽刺为"缺乏时代思想的纯中医"。这种"西医在朝，中医在野"的中医院里，如果中医的地位与管理的观念不彻底改变，中医院急危重症的中医治疗优势，将难以发挥。这样的中医院，其实已经不姓"中"了。

20世纪90年代以来，中医药的研究生教育与中医学科体系严重脱节。有西医实验研究课题的老师才可以带研究生，而且研究生的毕业课题必须是实验研究的内容。这种研究生教育方式，不可能造就熟练掌握中医辨证论治思维规律的合格临床中医的。这种教育方式不改变，中医群体临床思维弱化，中国往后就不可能再有真正的中医临床高手了。

1994年，在崔月犁老部长于北京主持召开的"中医药发展战略讨论会"上，与会的许多著名中医专家认为，中医大学教育培养出来的学生是两个中专水平，或者中医大专与西医中专水平。日本学者认为，他们是"有学无术，有术无人"，而我们当前的问题则是"有人乏术"。专家们呼吁："在中医教育方面要着重培养一批中医基础理论过硬，临床辨证论治能力强，像老一辈中医样子的原样人才。不要等人们真正认识到中医科学价值的时候，全世界都来热心学习我们的中医药，而中国真正懂得中医的合格中医却没有了。"

与英国李约瑟齐名的德国汉学家、中医学家满晰博教授2005年来北京时，曾接受了《科技中国》的采访。他在以《中医是成熟的科学》为题的采访中讲道："人类离不开中医。"他还严肃地告诫我们："中国不要培养假中医。"他所说的假中医，就是那些"不西不中"，没有学好中医理论，缺乏临床思维训练，只知一方一药的所谓中医。

以上所提到的"五化"和举例，可以理解为中医药立法的制高点。以此为基础，中医药立法的使命与意义将不言而喻。

（二）征求意见稿未能以突破"五化"为立足点

从征求意见稿可以看出，该稿力图为传统中医求得一些生存发展的条件，这一苦心应予理解。然而这是一条屈从于"五化"现实，屈从于原有的《中华人民共和国执业医师法》《中华人民共和国药品管理法》，在夹缝中为中医寻找的一条曲折小路。它没有站在历史、现实、学术的制高点上，偏离了《中华人民共和国宪法》和"中西医并重"的根本原则，而且也将生存危机中的中医进一步矮化了。

第一，征求意见稿第十六条将中医治疗部门分为两类，一类是"中医治疗机构"，一类是提供"传统中医药服务的传统中医诊所"。该条规定："传统中医药服务，包括中医辨证论治、中药治疗和中医调剂、中药汤剂煎煮等中药药事服务及针灸、拔罐、推拿等非药物疗法"，而没有提到中医治疗机构的服务范围。这其实是两类中医治疗部门共同的服务范围，而不只是传统中医诊所一家的事。

第二，征求意见稿关于"中医人员实行分类管理"的第二十三条中规定中医治疗人员分为"中医医师和传统中医师"两类。前者的执业资格、执业范围依照《中华人民共和国执业医师法》的规定执行，后者则由"县级人民政府中医药主管部门实际考核、登记"。这其中的在朝与在野，高贵与低下姑且不说，仅就"传统中医师"准入点过低的降格要求来看，其实不是宽容，而是对中医药学和传统中医师的矮化与歧视。

按理说，中医的临床标准不应以省级、县级来划分，也不应分为"中医医师和传统中医师"。两类中医师应该执行同一个考核标准和准入办法，而且应当从严掌握。两类中医师都应当以传统文化和中医基础理论、辨证论治技术、方剂、中药等，为共同的考核（考试）内容。况且，我国既有中医本科教育，也有中医专科（中专）教育，从执业的准入点而言，有医师，也有助理医师，因此可以称之为中医师与助理中医师，不应当分为"中医医师"与"传统中医师"。可见征求意见稿的"中医师"指的是当今中医队伍里西化了的主体，而"传统中医师"则属于中医队伍里未经西化的配角。如果征求意见稿有意保护"传统中医师"，则首先应当争取修订《中华人民共和国执业医师法》，以消除对中医不合理的制约。不应当因循《中华人民共和国执业医师法》的不合理，反以中医立法的形式把《中华人民共和国执业医师法》的不合理保留与加固。其实二十三条的规定，本身就隐含着对"传统"的歧视。

三十二条关于"传统中医师自种、自采并自用的中药材"的规定，在一定程度上将中医药学降低为原始化的经验疗法。《黄帝内经》的问世已经两千年了，它标志着中医超越了经验医学的阶段，从此进入成熟的理论思维阶段。而这里提到的自采、自种的"中草药群众运动"，固然曾经发挥过一定的积极作用，然而它既不是今天现代化中国的医疗卫生样板，也不能与成熟的科学体系相提并论。倘若以它来定位"传统中医"，对中医药学同样是一种矮化与歧视。况且，基层的广大农民已经在中国享受着"医疗改革"全覆盖的福利，同样应当有享受成熟的中医药学的权利。至于基层缺少良好中医药人员的问题，那是人事组织调配方面的行政性问题，而不是将自采、自种的原始化治疗方法继续用于弱势群体的问题。

第三，第四十三条的"现代教育方式"与"传统教育方式"是一种业已过时的提法。中医的现代教育方式，存在着严重的西化倾向，是今后改革的重中之重。中医的传统教育方式，其实就是以师带徒的方式，这正是当代国内外盛行的研究生教育方式。自从 20 世纪 90 年代开展"全国老中医药专家学术经验继承工作"以来，国家中医药管理局已经将以师带徒的教育方式纳入管理之列。20 世纪 50 年代成立中医高等院校之前的传统意义上的以师带徒，在我国基层已经基本消失。所以"现代教育方式"与"传统教育方式"，是两个指意不清的提法。中医教育上并不存在方式之争，而是教育的内容问题。要谨防以"现代教育方式"来掩盖中医教育内容西化的实质。这是中医立法不可忽视的大是大非，不可忽视。

第四，第四条与第四十二条两处提到的"中西医结合"，应当予以删除。

1986 年成立国家中医管理局时，沿袭卫生部中医司职能的规定，其基本职能是发展中医与中西医结合。2009 年国务院关于国家中医药管理局的"三定方案"中对其职能进行了新的规定："发展中医与我国民族医药。""中西医结合"从国家中医药管理局的主要职能中删去了。后来国家卫生和计划生育委员会和国家中医药管理局在其《关于在卫生计生工作中进一步加强中医药工作的意见》中，也未提"中西医结合"。为此，征求意见稿中必须删除该提法。

正医

正本清源　复兴中医

数十年来的中西医结合，其实就是中医西化。当年提出中西医结合的意图是希望"创造中国统一的新医学"。历史的事实是，在创造新医学的六十多年里，对于"中医我是谁""我是怎么来的"这两个最基本的前提性的学术问题，至今没有人关心，没有人研究，没有做出科学意义上的正确回答。这也进一步表明，创造新医学的努力极有可能陷于无果而终的结局。近年来中西医比较的科学研究，也证明了这一点。然而用西医所依托的近代物理、化学的观念与方法对中医进行改造的中医西化，至今却没有停步。它直接造成了中医基础科学体系与临床技术体系的全面扭曲和解体，导致了中医朝着早期经验医学方向的大倒退。

在中西医两种医学并存的中国，在《中华人民共和国宪法》规定与"中西医并重"方针的前提之下，中医与西医之间的关系应当用"中西医配合"来概括。根据中西医两种医学体系的结构，中西医配合这一提法的含义是："中西医人员相互合作，中西医学术相互配合，以提高临床疗效为目的的实践过程。"具体而言，中西医在基础科学领域是并存并重、共同繁荣的关系，中西医在临床技术领域是相互配合、优势互补的关系，中西医在经验知识领域是相互尊重、合理借鉴的关系。可以说，在整个中医学体系里只有中医的基础、临床与经验，不存在中西医结合，也不允许中医西化。

基于上述举例，征求意见稿对于中医学术、事业、管理的基本情况了解不足甚至有意回避，尤其对中医学术的基本内涵与科学管理理解太浅、太少。建议应在广泛听取意见的同时，组织一些专题性的研究、讨论、争鸣，在充分了解历史、现实、学术的基础上做好立法工作。

（三）中药的问题比中医更多、更复杂，似应单独立法

近年来，原国家医药局骆诗文老司长关于《中医必将亡于中药》一文，在社会上广为传播，影响甚广。

1989 年，原卫生部中医司副司长、中国中医学会秘书长魏福凯与

我，承担了卫生部卫生事业改革与发展研究组关于"中药事业管理的指导思想和模式"的研究课题。迄今为止，我国在中药的理论认识与中药的圣洁性特点上，在中药行业管理、质量管理及有力防范伪劣假冒商品等基本问题上，缺乏基本的研究与应有的重视。征求意见稿提到了一些表面上的管理，但缺乏可操作性。建议充分尊重中药学的科学原理，在研究、调查的基础上作为专题，从速另行立法。

（四）立法要以维护和复兴中医为核心

从 20 世纪 70 年代卫生部中医司提出中医立法以来，至今四十多年了，立法的草稿，也已经出现多次。从我仔细研究、推敲过的 2006 年的征求意见稿与本次征求意见稿来看，有两点看法供参考。

第一，将学术与事业颠倒了的关系首先颠倒过来。

经济基础决定上层建筑，生产力决定生产关系的原理，应当永远遵循。当年我国提出工业、农业、国防、科技四个现代化时，其中的科学技术是四个现代化的核心。邓小平在中国转型时期提出的"科学技术是第一生产力"的论断，激发了生产力的决定性作用，取得了经济建设的巨大成功。几十年来，中医界对于中医立法的急切心情，是因为中医的科学地位受到了前所未有的颠覆，国家考虑中医立法，也是因为中医按照自身规律的发展遇到了挑战。所以中医立法的关键点在生产力上，就是在保护和复兴中医学上。

计划经济时期的习惯思维中，制定政策时往往把眼光盯在领导层面上。所以 2006 年与本次两份征求意见稿，都是中医药行政管理法规的模式。是把重点放在生产关系方面，而不是生产力方面。

第二，必须充分认识中医立法的特殊性。

为什么自然科学领域那么多学科没有提出立法的要求，为什么医学领域里西医也没有提出立法的要求，唯独中医立法的要求如此强烈呢？根本原因是中医在近代科学主义泛滥的潮流里，在中医西化的泥淖中严重萎缩了，生存不下去了，需要通过法律形式加以保护，确保中医按照自身内在的科学规律独立自主地复兴与发展。我们应当尊重在专门学科的建设与发展中，学术第一，事业第二，管理第三的原则。中医学术回到了自己的正确道路上以后，中医的行政立法才有意义。

现在需要的是把中医从"五化"的阴霾中解放出来，重铸中医之魂，把中医从根救起，把中医这一生产力真正解放出来，为未来人类医学的真正革命，做出中华民族应有的贡献。

在征求意见稿修改过程中，建议围绕中医学的科学定位，在充分解放思想的基础上，把数十年积压在底层的思想、研究、人才、智慧，来一次大解放，相信保护和复兴中医的核心思想，必将会达到高度一致。

（五）牢记共同的愿望

毛泽东主席当年讲过，中国对人类能够贡献力量的，中医是最主要的一项。历史与现实证实了毛泽东当年预见的正确性。20世纪后半叶，随着西方医学自身局限性的不断涌现，传统医学受到了全世界前所未有的重视。而中医是世界传统医学中，理论体系最成熟，治疗方法最全面，临床疗效最可靠，药物资源最丰富的。因此中医应当成为我国最大的文化产业，中药应当成为我国最大的知识经济产业。只要下定决心，尽快切掉中医西化这一大毒瘤，中医药的腾飞指日可待。

当前，我国将文化战略作为未来发展的重中之重，中医复兴的曙光已经到来。习近平总书记曾经说过，"中医学凝聚着深邃的哲学智慧和中华民族几千年来的健康养生理念及其实践经验，是中国古代科学的瑰宝，也是打开中华文明宝库的钥匙。深入研究和科学总结中医药学对丰富世界医学事业、推进生命科学研究，具有积极的意义"。2013年11月，习近平总书记亲临孔子故里，2014年5月4日到北京大学的讲话，对中国传统文化哲学的复兴是一个很大的推动。相信植根于中国传统文化之中的医学真正复兴的时代已经来临。

2014 年 8 月 18 日

（本文是读了 2014 年 7 月 24 日国务院公示的《中华人民共和国中医药法》征求意见稿之后，于同年写成并递交国家中医药管理局的。）

二、中医立法要守定
《中华人民共和国宪法》总则的规定

读《中华人民共和国中医药法（草案）》，给人最突出的感觉是：中医药必须立法，但条件尚不成熟。行将出台的《中华人民共和国中医药法》未突出《中华人民共和国宪法》总则"发展现代医药和我国传统医药"的原则，民族文化自卑感和近代科学主义的影子依然很重。

从 1982 年《中华人民共和国宪法》总则关于"发展现代医药和我国传统医药"的规定之后，1983 年老一辈中医专家董建华教授在全国人大常委会上提交了中医立法案。从那时起，我曾多次参与中医药立法的研究、论证。2006 年国家中医药管理局起草的征求意见稿出台后，我写了万余字的题为《依据中医的科学特点立法》的意见书。2014 国务院的《中华人民共和国中医药法征求意见稿》公布后，又写了近六千字的题为《立法应以保护和复兴中医学为宗旨》的意见书。近日反复研读了 2016 年 1 月 1 日的《中华人民共和国中医药法（草案）》，谨在前两次意见书的基础上，补充以下五条意见。由于前两份意见书中提到的不少问题在本次"草案"中仍然存在，故作为附件同时送上，供全国人民代表大会常务委员会审议时参考。

（一）中医药立法困难的三条主要原因

积三十多年的研究与思考，在中医药立法问题上进展缓慢、众说纷纭的主要原因，有以下三个方面。

第一，当今国内流行的科学观念，是残缺不全的。

西学东渐以来，中国人患上了严重的传统文化自卑症。当提到科学一词时，浮现在大多数人头脑里的，只是近代物理学、化学基础上的近代自然科学，很少注意到哲学基础上的人文科学。中医药内在的科学原理与价值，常常在时代的群体无意之中，被人们忽视，遭人们排斥。

第二，六十年前我国选择的中医药发展方向，存在问题。

我们这一代中医，经历了六十年来"中医西医化"的全过程。20世纪50年代创办中医大学及中国中医研究院（今称中国中医科学院）时，选择了名义上的"中西医结合"，实际上的"中医西医化"。

第三，中医药学科学定位的研究，至今未受到重视。

中医的科学原理，是事业发展的定向罗盘。而六十多年来，中医却是在学术性口号的驱动下走到今天的。比如，"中国医药学是一个伟大的宝库""振兴中医""保持发展中医特色""中医药学是中华民族优秀传统文化中的瑰宝""中医药是具有独特理论和技术方法的医学体系"等。实事表明，不能以学科定义的逻辑形式准确地揭示出"宝库""瑰宝""特色""优势"的真正内涵，笼统地靠溢美之词编织的学术性口号，是不可能抵御中医西医化逆流的。

以上三个问题，要从科学哲学的历史与现实高度，认真研究，加以澄清。否则，在实现中华民族伟大复兴中国梦的伟大时代里，在中医药立法这一文化复兴的重大问题上，我们有可能面临铸成大错的危险。

（二）中医药立法不应张冠李戴、削足适履

1999年5月1日实施的《中华人民共和国执业医师法》和2002年9月15日实施《中华人民共和国药品管理法》，是按照现代医学（即西医）的理论原则与技术标准制定的。但是该法颁布实施后，它却是贯彻于我国整个医药领域之中的。就是说，这两项法律也包括中医药和民

族医药在内。接着在两部法律之后，还出台了几项与中医药相关的条例、细则。这种做法与《中华人民共和国宪法》关于"发展现代医药和我国传统医药"的规定，显然是不一致的。对中医药来说，它就是张冠李戴、削足适履的桎梏。自从这两部法律颁布实施以后，中医药界对中医药立法的呼声越来越高，其原因就在这里。

（三）最大的障碍来自体制内的"去中医化"

2015 年《人民日报》刊登的习近平总书记《在文艺工作座谈会上的讲话》，既是对文艺讲的，更是对整个文化讲的。他所指出的在优秀传统文化上"去思想化""去价值化""去历史化""去中国化""去主流化"的问题，在中医的生存与发展上表现得尤其突出。长期阻挠中医健康发展的中西医结合名义下的中医西化，正是我们所说的"以洋为尊""以洋为美""唯洋是从"的"去中医化"。所以中医西化，就是"去中医化"。

改革开放的三十多年，是我国工业、农业、国防、科技实现"四个现代化"的崛起之年。在此大环境下，各个行业、学科都有各自现代化、标准化、规范化、科技创新的不同特点和具体内容。而中西医结合名义下的"去中医化"却借着现代化的名义，偷梁换柱地异化出"中医现代化""中医标准化""中医规范化""中医科技创新"的时髦招牌。而在这些时髦招牌下所做的，不是以中国传统的哲学方法、系统理论方法对中医药学整理、提高、创新，而是以西医沿用的"现代科学方法"所实施的"去中医化"。

六十年来，国家投资大量人力、财力、物力建设的中医教育、科研、临床体系，当属当代中国的"中医国家队"。然而，不论从中医药的发展方向、学术路线上看，还是从人才成长状况、科学研究成果、实际医疗效果上看，举国为之担忧的"去中医化"问题，主要集中在国家队的内部。

国家队内部尽人皆知的事实是，国家科技部、教育部、卫生部、自然科学基金委员会批准的中医科研项目，基本上是"去中医化"的项目。20 世纪 90 年代以来，中医的研究生教育几乎"去中医化"了。中医大学里如果一位教授没有西化中医的研究项目，他便没有带中医研究生的资格。学生考取中医研究生之后，便是帮助老师搞实验研究的打工仔。中医研究生的毕业论文（除香港、台湾），也全是"去中医化"的内容。近年来更要求中医研究生的毕业论文，也要进入 SCI（即美国《科学引文索引》）期刊里。尽管二十年前许多老一辈中医专家就大声疾呼："中医教育上学历越高，越不懂中医临床。"而在"去中医化"的教育、科研、医疗、管理体制里，充耳不闻、我行我素，早已是几十年来的"老常态"了。

为此我建议，请全国人民代表大会常务委员会代领全国人大代表，深入到省以上中医教育、科研、医疗、管理部门看一看。在那里，以《黄帝内经》为代表的传统的中医气味，到底还能闻出多少。在那里，到底有多少可爱的青年学子为了学到真正的中医，正在浪费青春、苦受折磨。衷心地恳请你们在调查研究以后，在胸有定见之时，再为确保中医药复兴、发展的真正中医药法，投下你们手中可贵的一票。

（四）关于《中华人民共和国中医药法（草案）》三处含糊的提法

第一，中医的科学本质口号化。

第二条说："中医药是具有独特理论与技术方法的医学体系。"这里的"独特"二字与前面提到的"宝库""瑰宝""特色""优势"一样，是以形容词表述的学术性口号。按理说，这里必须用一个学科定义的判断句，把中医的研究对象和研究方法，一锤定音地表达出来。这样一来，才会有坚如磐石的科学基础。中医立法不是以学术性口号为基础的立法，而是以准确的中医学科内涵为根据的立法。几十年来学术性口号包装下的中医，就好像"中医药学是个框，什么都往里头装"一样——鱼龙混杂、是非不分、真伪难辨，剪不断、理还乱。面对复兴优秀传统文化的当代，如果不能以内涵定义的逻辑原则，准确回答"中医我是谁""我是怎么来的"，勉强通过的法律法规，极有可能成为"去中医化"的护身符。

第二，"去中医化"的意图被掩盖。

第三条说："运用现代科学技术，推进中医现代化。"联系到该条前一段，这里的"现代科学技术"，显然是指现代医学（即西医）沿用的以近代物理学、化学为代表的研究方法。近代与现代，是时间性概念；中医与西医，是空间性概念。时间与空间，是两个不同维度的概念，彼此是不可互换的。中医是否可以运用西医的研究方法，是由中医的研究对象决定的，与时间的先后没有关系，与研究方法的现代与古代也没有关系。这里用"现代科学技术"的说法，则将由中医西化而来的"去中医化"，有意地模糊了起来。这便在制定《中华人民共和国中医药法》里，埋藏下了今后继续坚持"去中医化"的理由。

第三，"中西医结合"不可滥用。

第三条说："中医药事业是我国医药卫生事业的重要组成部分。国家实行中西医并重的方针，鼓励中西医相互学习，促进中西医结合。"这一条应当删除。

一方面，这一条是对《中华人民共和国宪法》总则和"中西医并重"方针的一种解释或强调，是人人皆知的中医与西医两大医学体系地位、关系的基本原则。既然西医的《中华人民共和国执业医师法》中无此条，与西医法同级别的《中华人民共和国中医药法》也不需要这一表述。

另一方面，"中西医相互学习"，是中医与西医两大医学体系相互尊重、相互学习的前提下，两者相互合作，临床优势互补的含义。近年来许多有识之士认为，应当将"中西医结合"彻底更正为"中西医配合"。在这里就不必再提"中西医结合"了。

在关于中医人才培养的第二十三条说："鼓励开展高层次的中西医结合教育。"这一提法明显不妥。一个人既学中医，又学西医，这是获取两个学位，既不是"高层次"，也不能叫"结合"。世界上既学文、史、哲，又学数、理、化的人普遍得很，谁说他高层次，谁说他将文、史、哲、数、理、化结合了呢？

真正高层次的中西医结合教育，那是中西医融会贯通、合二而一之后，才会提出讨论的问题。然而现有的研究表明：中西医学之间是不可通约的关系，两者是永远不可能合二而一的。果真如此，中西医结合教育则成为永远不可能讨论的问题了。这里我们不杞人忧天，但必须正视事实。早在十二年前就有人声称"中西结合医学"在中国已经形成了，这是真的吗？令人不解的是，近年来不少大学中西医结合系、中西医结合专业以及名目繁多的中西医结合教材，已经充斥了校园。为此建议，在正式表决通过之前，请全国人民代表大会常务委员会组织国内外中西医高层专家团，专门到相关教育部门进行一次检查验收。看一看"中西结合医学"到底是伟大发明创新，还是群体性学术造假。发明创新与学术造假，是不可两立，没有折中余地的。这一问题核实之后，再讨论《中华人民共和国中医药法》中，要不要写进"中西医结合教育"这一条款。

（五）中药一章的不足在于观念滞后、起点过低

中药立法的重点，是中药材的生产与使用。中药材的使用，基本是两个方面：一方面，按照中医的基础理论与辨证论治的临床需要，在中药材基础上生产出中医临床使用的中药饮片与中成药；另一方面，按照西医的临床药理，从天然药材中提取西医认为的有效化学成分，生产出供西医临床使用的像青蒿素这样的西药。前者是中药立法的任务，后者是西药立法的范围。两者貌似同源，实则大相径庭。这是以中药材生产与使用为重点的中药立法时，必须首先澄清的一个前提性问题。

这里针对《中华人民共和国中医药法（草案）》中立法观念滞后和目标过低问题，谈四点看法。

第一，中药立法要有敬畏生命的情怀。

中药是中医救死扶伤、保护生命的武器，中药材的生产与管理不仅要坚守中医药的科学原理，更要有济世活人的高度虔诚。必须像战场上使用的武器一样，高度重视中药材生产与管理的立法问题。我国把中药材的生产划归于农业部农副产品司来管理，不仅远离中医药的专业制衡，而且药材生产的质量与数量问题全部交给市场机制来调控，这是极其不妥当的。

第二，中药立法要有高度统一的质量意识。

中药材的质量管理，不是简单的经营、销售环节的等级划分，而是高度统一的质量标准。所谓高度统一，即全国各地、国内国外，中药材的质量标准要做到基本统一。就是说，不论哪一种中药材，拿到市场上的应该是同一个等级，同一个标准。这其中的道理很简单，全国各地、国内国外，读的是同样的中医药学，治的是同样的临床疾病，遵循着同样的方剂配伍原则，服从着同样的临床用药剂量标准。倘若中药材品种、产地、种植养殖管理诸多环节没有统一标准可循，中药材质量必然难以统一。做不到中药材质量的高度统一，中医大夫临床治病难，中医药走向世界更难。因此如何达到中药材高度统一的质量标准，这是中药立法时必须深入研究的另一个关键问题。

第三，中药立法要有严肃系统的管理思维。

这里的严肃，指的是严肃谨慎、实事求是的精神和态度。这里的系统，指的是中医学术体系内，理、法、方、药，一以贯之的理论原则及其相互关系。

当代中医学术上的最大弊端有二：一是中医与针灸分家，二是中药与中医分家。中药专门院校的教学与科研中，传授与研究传统中药临床药理的内容甚少，把中药视为天然动植物而传授与研究西药实验药理的课题却太多。中药临床药理是中医学术体系的重要内容，天然动植物实验药理则是西医学术体系的重要内容。从中西药的学术特点来看，当今的中药院校与西药院校，本质上已经少有差别了。这种状况严重影响着中医体系"医为药之理、药为医之用"的内在完整性。这同样是中药立法时，必须严肃对待的重要问题之一。

第四，胸怀造福人类的知识经济产业大目标。

实现中华民族的伟大复兴，优秀传统文化的复兴是其中重要的一环。而中医是尽人皆知的优秀传统文化中的瑰宝，习近平总书记把它视为打开优秀传统文化宝库的钥匙。当前，"一带一路"倡议，进一步把中医药推到了复兴与发展的前沿。因此，在世界人民需要中医药的这个时代里，中医药也极有可能成为中国最大的文化经济产业。

1999 年我在《中医生存与发展的理性思考》一文中，依据世界医疗卫生总投入，做了一个测算。如果我国中医医疗与中药大踏步走向世界，从世界医疗卫生总投入中拿回 10% 的份额，应该不是夸张。那10% 的份额，则相当于当时国内 GDP 的 22%。这一文化经济产业的测算，是以传统中医的医疗与传统中药的角度测算的，不包括从动植物药材中提取西医有效化学成分的那些西药在内。今天，我们有"一带一路"倡议为动力，只要中医药学闯出"去中医化"的桎梏并尽快复兴与发展，中医药成为中国最大的文化经济产业的梦，相信是能够实现的。

在国家积极推进中医药立法之际，我愿意把自己从事中医软科学、科学学三十余年的体会凝为一句话，送给关心、支持中医药学的同仁们：我们要牢牢树立一个新观念，全面复兴中医药学是当代人类医学发展的最大创新！

（2016 年 1 月 8 日提交全国人民代表大会常务委员会法制工作委员会）

三、中医立法再进三点建议

2016 年 1 月 1 日，全国人大常委会公布《中华人民共和国中医药法（草案）》，面向全国公开征求意见。接着于 12、15 两日，又向全国公开了部分委员（共 39 位）的"发言实录"。这是我国在立法公开、民主方面的一大突破，也是近代中医药管理与学术建设上极少见到的，令人深感振奋。

39 位人大代表在中医药立法的必要性上，认识一致。在"遵循中医药自身规律"，中医药"具有独特理论和技术方法"，要"建立符合中医药特点的管理制度"，要"保持发挥中医特色、优势"等方面，认识也基本一致。但是在中医发展方向、道路、方法上，坚持中医独立发展与坚持中医西化的双方，分歧突出，甚至截然对立。

基于上述，我在上呈的《中医亟待立法，条件尚不成熟》的基础上，再呈上对中医药立法的三点补充建议，供全国人民代表大会常务委员会参考。

（一）不需中医保护法

持续半个多世纪的中医西化、去中医化，对我国中医生存与自主发展，造成了致命的摧残。这与近代科技快速发展的三百多年以来，世界各地传统医学相继消亡的历史命运相似。因此 20 世纪末以来，世界上已经有四五十个国家与地区，为其传统医学（或传统经验医学、传统疗法等）出台了保护性法规。一方面限制主流医学（西医）的排斥与介入，一方面也限制自身的依附与屈从。韩国、日本为汉医学立法，大体都属于这一模式。但是，这种立法模式不适用于中医，因为它的立法起点太低。

与其他国家、地区的传统医药相比，中医药学是世界上最早成熟的，临床疗效卓越的传统医学。它对中华民族的繁衍昌盛有巨大的贡献，它有深厚的中华民族传统文化的根基，更有自身体系内在的顽强生命力。所以中医药立法的出发点，不是消极的保护，而是要为中医药开创一条在本土文化中复兴与发展的正确道路。

（二）先立一部中医复兴法

当前正在讨论的中医药法，应当是一部中医药复兴法。因为中医药学本来就是具有成熟、完善的基础科学与临床技术体系的传统医学。只是近代在发展方向、道路的选择上出现了失误，受到了严重的摧残。因此告别失误的过去，厘正学术方向、道路之后，中医药必然会从复兴中实现新突破，新发展。此时首先应当认识到，中医药学的当代复兴既不是倒退，更不是复古，而是中国特色的重大科技创新。随着中医药学的全面复兴，我国中西医并重的医疗卫生新体制、新格局才可能逐步建成，中医药堂堂正正走向世界的大目标，才可能真正实现。

中医药复兴法的重心，是中医药学术发展的定向。它是指导性的而不是指令性的，结构与表述宜粗不宜细。为学术界留下充分的发挥空间，更有利于调动广大学者的积极性、主动性和创造性。

在讨论中医药复兴法的时候，要防止一种倾向。有人把中医视为推拿、按摩、刮痧、火罐之类的经验疗法，视为"三个指头、一个枕头"的神秘小技，视为自采、自种、自用、偏方、验方之类的原始医疗状态等，这些都是十分浅薄的，甚至错误的。

在讨论中医药复兴法的时候，要重视一个事实。当今中医体制内的学术状态大体是，"中医西化独大，传统中医边缘化"。建议在全国人民代表大会常务委员会的主持下，广泛征求被边缘化的传统中医、老一辈中医专家的意见，率先制定一部中医药复兴法。这样做既不困难，也正逢其时，在本届人民代表大会期间一定能够完成。

（三）要有一个战略过渡期

在《中华人民共和国宪法》总则的规定和我国"中西医并重"卫生工作总方针之下，我国应当出台一部与《中华人民共和国执业医师法》《中华人民共和国药品管理法》并列的中医药管理法。但从中医药体制内部的现实情况出发，当前的时机与条件都不够成熟。

2014年1月30日，《中国中医药报》刊登了中国社会科学院前副院长李慎明同志《中医药立法重在破"五化"》一文。该文开宗明义地指出：我国中医药学术普遍存在着"五化"，即"中医思维弱化，中医评价西化，中医学术异化，中医技术退化，中医特色优势淡化"。其核心是中医评价体系的西医化而导致的中医特色与优势的严重退化。这是全方位、高层次对当代中医学术现状的概括，涉及中医临床、教学、科研、管理的各个方面，实事求是，一针见血，大胆、深刻、准确。我执业中医五十多年，对《中医药立法重在破"五化"》一文所体现的勇气与智慧，极为少见，深感敬佩。

中医学术是中医事业发展的基石，事业总是随着学术的发展而发展的。制定中医药管理法的时候，这一关系是不容颠倒的。在战略过渡期里，应当是中医药复兴法推动下的中医药学术发展方向、道路的调整与改革期。其实这一过渡期，同样是中医药体制的大调整与大改革的时期，同时也是积累经验、促进未来的中医药管理法出台的前期。在此之前，可以在征求意见的基础上，先制定一个中医药管理暂行条例或中医药管理法暂行草案，以补未圆之缺。

（2016年1月20日提交全国人民代表大会常务委员会法制工作委员会）

四、公理化原则和人类医学革命

　　中医和西医即我国《中华人民共和国宪法》（简称《宪法》）总则所指的"现代医药和我国传统医药"，是我国并存的两种主流医学。[①] 长期以来，有人从西医的视角出发，认为中医是经验医学，主张用西医的观念和方法对中医加以解释和改造；有人从中医的视角出发，认为中医是与西医并存的另一种医学科学，主张按照中医自身的科学规律独立发展。[②] 持"解释、改造"主张者半个世纪以来的结果是，既不能为中

---

　　① 包括本文标题在内的"中医"，即中国的传统医学。标题中的"西医"，指国际上认为的主流医学；文中与中医并提的"西医"，指的是主流医学中占据主体地位的生物医学部分。1982 年修订的《中华人民共和国宪法》总则中规定："发展现代医药和我国传统医药。"这里的"传统医药"，指中医。中国是中医的故乡，已有数千年历史。历史上称"医学"，医学即中医；就像没有中医的国家、地区不称"西医"，西医就是医学一样。当今国际间所称的"传统医学"，指所在国过去经验意义上的传统疗法。中医不是经验治法，也不是经验医学。用德国汉学家波克特教授的话讲："中医是成熟的科学，而且在两千多年前就已经达到了成熟科学的水平。"只是中医的科学标准与西医不同而已。从国家主要法规而言，中国是世界上唯一的把中医与西医作为并列的两个主流学的国家。

　　② 20 世纪以来，中国学术界流行着一种西医科学，中医不科学的观点。这里所谓的科学，即近代物理学、化学基础上建立的科学。1956 年，当时的中国主席毛泽东提出："要把中医中药的知识和西医西药的知识结合起来，创造统一的新医学、新药学。"接着在 1958 年又提出了培养一批西医学习中医的"中西医结合"的医生，依靠他们用现代科学（即西医的观念与方法）整理提高中医。借用康德的比喻："男人与女人，就像各自残缺不全的智慧。"中医与西医，正是这种各自都有局限性的残缺不全的医学。优势互补，相互配合，方能组合出完整的医学科学的价值来。而在科学研究名义下，以国家领袖权威所推行的，以西医的观念与方法施加给中医的，恰似一场旷日持久的"转男为女"式的变性手术。这是中医从成熟的医学科学向经验疗法、经验医学蜕变的主要原因。这一方面，《中医复兴论》和《中医形上识》两书中有大量的论证。

医的理论所接纳，也无法被西医的理论所认同。持"独立发展"主张者因为未能在科学层面上说明中医"是什么""是怎么来的"，所以始终难以令中医走出学术衰落的困境。① 这种状况，持续至今。

20世纪70年代，美国生物学家恩格尔提出了"生物—心理—社会"三位一体的医学发展新模式。二十年后，这一提法为世界卫生组织所接纳。然而，恩格尔感觉到西医生物医学的局限性，却未能揭示其产生局限性的科学根源。所以他的"新模式"只能是西方医学领域内的自我补充，不具有引发人类医学革命的价值。

我自20世纪80年代起，从东、西方哲学比较入手，围绕中、西医的正名与定义，围绕两者产生的历史与科学背景，进行了长期的比较研究。本文提出的中、西医之间的六条公理化原则和复兴中医必将引发人类医学真正革命的观点，是二十多年深入比较研究中、西医的过程中，一步一步地形成的。

（一）中医与西医各自的学科定位

其实，中医学面临的问题，本质上是中、西医学术共同的问题。当代多数辞书对"医学"的定义是："研究人的生命过程和防病治病的科学"。在中医和西医并存的中国，仅有这个定义是不够的——表面看来

---

① 中国20世纪早期的新文化运动中，代表了一种文化思潮。这种思潮的长期延续，使中国的思想文化受到了严重的破坏。《易经》及先秦诸子乃至以后的哲学，在近代中国的主流意识形态看来，都属于"主观唯心主义"或"客观唯心主义"的东西。而在西方哲学中，许多与先秦诸子"基因"相似、价值互补的哲学。比如，早期的亚里士多德（Aristotle，前384—前322）、托马斯·阿奎那（Thomas Aquinas，约1225—1274）的思想等。在西方近代，比如，法国柏格森（Henri Bergson，1859—1941）的"生命哲学"，德国胡塞尔（Edmund Husserl，1859—1938）的现象学，美国杜威（John Dewey，1859—1952）对哲学科学化的反思，都颇有启迪。而中国当代作为主流意识形态的，主要是马克思主义一家的哲学思想。我的研究一直认为，中医学是哲学和系统理论孕育的医学科学。而近一百年中，中医的哲学思想几乎处于枯竭的状态。这种枯竭状态对中医理论而言，诚可谓源头上的枯竭。所以中医的萎缩，不仅是根本性的，而且也是时代性的。

似乎对中、西医都适用，深入分析便觉得都不确切。① 如果不从源头上明确各自的科学定位，把中医与西医的本质特性彻底澄清，中、西医各自的学术发展都将面临同样的困扰。这里所谓"源头上"的"澄清"，即本文前面所讲的——从哲学、科学发展的历史入手，在自上而下、由源到流的比较研究中彻底加以厘正。

当今的东方和西方都一样——既处在一个哲学贫困时期，同时又处在一个科学迷信时期。② 在医学的发展与研究方面，哲学贫困与科学迷信的问题表现得更为突出。由于中国是世界上中医与西医并存的唯一的国家，研究中医与西医在学术和事业上冲突、困惑，对中西医学术体系进入深刻的比较研究，自然是中国医学工作者面临的特殊任务。而在哲学贫困与科学迷信的文化环境中，我国用西医的观念和方法对中医进行验证、解释、改造，已经持续半个多世纪了。所以，在夹缝中潜下心来，通过对中西医学术体系深刻的比较研究以明是非、辨真伪、求生存、求发展，无疑是摆在当代中医工作者面前顶风而上、背水而战、不容彷徨、不容推卸的首要学术任务。

1995 年，我发表的《论"中医学"的定义》一文中，对中医学是这样表述的："中医学是研究证候及其变化规律而形成的防病治病的科

① 这是逻辑学中上位概念和下位概念的关系问题。凡是只有西医、没有中医的国家或地区，人们意识不到这一问题的紧迫性。而在一百年前的中国，这一问题也同样不会引起人们的关注。无论如何，历史把一个专门的大问题，压在了中国的中医身上，非研究、解决不可。

② "哲学贫困"，以上已有说明。"科学迷信"是近代科学主义造成的一种社会现象。当人们把物理学、化学基础上所建立的观念和方法，作为衡量一切科学之是非的至上信条和唯一标准时，科学迷信就成为习惯所称的"近代科学主义"。近代物理学、化学上的发展，对于人们认识物质以及制造非生命的器具来说，在科学史上的确是一个突飞猛进的时期。但它绝非科学的全部，在这一点上，康德（Immanuel Kant, 1724—1804）早期在他的《宇宙发展史概论》一书中也说了一些糊涂话："给我物质，我将用它造出一个地球来！"

按照亚里士多德关于"求知是人的本性"和"科学就是知识"的经典说法，后来哲学家胡塞尔才说："哲学是严格意义上的科学。"而近代科学迷信的主要错误在于：重视了分析性科学、忽视了综合性科学；跨大了具体的、低层次的科学，冷漠了抽象的、高层次的哲学。甚至把近代科学发展置后的原因，归咎于哲学的束缚，这自然是不适当的。

学体系。① 如果把研究方法也包含进去，那么，中医学则是以阴阳五行学说的理论、方法研究证候及其变化规律而形成的防病治病的科学体系。② 如果从发展的眼光看，用本文上述讨论中使用的现代术语来讲，中医学的定义应该是：以系统科学方法研究整体层次上的机体反应状态

---

① "证候"是中医学研究的对象。其定义是："通过望、闻、问、切四诊所获知的生命过程中表现在整体层次上的机体反应状态及其运动变化，简称证或者候"。此定义见《中医复兴论》。

具体含意包括五个方面。其一，"望、闻、问、切"，是中医通过感官以及与人之间的语言沟通，以察知人的健康状况的四种方式。这时所了解的，主要是对一个人健康状态在感性层面上的认识。其二，"生命过程中的"，在于强调，证候是活着的人——不论健康人还是病人所表现的状态。假如一个人死亡了，医学意义上的证候便不存在了。其三，"整体层次"的意思在于强调，中医所指的证候，与西医在解剖技术下所见到的器官、组织、细胞、分子层次上的形态不同。也就是说，不能把西医在器官、组织、细胞、分子层次上的所见，与活着的人的证候相互混淆。其四，这里的"机体反应状态"，是指人的生命是与自然、社会、精神情志直接作用下的，有自稳态、自组织（或新陈代谢）能力的过程。而这个过程中所表现出来的状态，叫作证候。其五，这里用"运动变化"，旨在进一步强调状态（证候）是运动的，运动的就是变化着的，变化着的才是生命的过程。所以人的生命，就是由变化着的状态体现出来的；或者说，就是证候的运动变化的过程。而西医研究的对象是解剖刀下的器官、组织、细胞、分子，西医所关注的是其空间意义上的结构与功能。这与中医的证候，完全不同。

在中医学中，与证候相近的提法还有"象""病态""色脉"等。在中国的其他学科里，与证候相似的提法有"物候""气候""天文""水文""生态"等。另外，西方现象学大师胡塞尔哲学中的"现象"，20世纪50年代以后系统论里的"信息"，也是"证候"的同义词。其实，举凡东西方哲学、科学中一切通过人的感官所获知的感性材料，都有上述关于证候的基本含意。

证候与西医研究的器官、组织、细胞、分子层次上的所见完全不同。最重要的是，这一对象是有理性、会讲话的研究者（医生）和被研究者（病人）共同参与而获取的。几乎在所有非生命的学科领域中，研究对象作为被研究的客体，怎么会主动地向研究者说明它是什么，它有什么感受呢？而中医的证候则不然——这也是证候之所以可以全面、真实、自然而然地反映人的生命过程的特殊原因。西方早期的医学中四诊的水平很低，也没有对证候的理性认识，所以中医没有产生和成熟于西方。

② "阴阳五行"是中国哲学的重要范畴。李震（台北辅仁大学教授）在其《中外形上学比较研究》一书里说：阴阳二观念很接近希腊形上学中潜能与现实二观念……二者可以互参，取长补短。这就是当代中国学人应该努力的方向。

中国的"五行"与古希腊的"四元素说"不同。它以木、火、土、金、水五个方面的属性及其相互联系、关系为基础，把事物变化过程中的时间与空间特性，融为中国独有的"阴阳五行学说"。本人研究系统论、信息论、控制论之后，曾指出："中国的阴阳五行学说……是人类医学上经历了数千年防病治病实践检验的第一个成功的人体信息系统理论模型。"中国成功发现和运用系统理论，与西方20世纪贝塔朗菲的"一般系统理论"相比，早两千多年。邝芝人（台北东海大学教授）在其《阴阳五行及其体系》一书中也说："应当把阴阳五行视为一般系统理论。"

所形成的防病治病的科学体系，谓之中医学。①

在讨论中、西医关系时，所讲的"西医"其实指的是西医的生物医学部分。所以那时候对西医生物医学的定义是：以还原性科学方法，研究人的器官、组织、细胞、分子层次上的结构与功能，所形成的防病治病的科学体系。②

其实，中医是哲学和系统理论孕育的医学科学，而且许多思想和原理与西方的哲学、系统科学不谋而合。20 世纪 90 年代以后的相关著述中，我对中、西医做了以下进一步的比较说明：

第一，中医是以活着的、整体的，或者"形上"的、"原形"的人为其出发点。③ 它把自然、社会、精神情志和整个机体这四方面因素共

① "系统科学方法"指在近代系统论、信息论、控制论基础上的方法与方法论。按照逻辑学里"综合—演绎"的逻辑原则，习惯上也称之为"综合性研究方法"。这里的"机体反应状态"，与上文呼应，也指是证候。

② "还原性科学方法"即把整体事物分解成各个组成部分，然后一个一个地研究其部分的方法。在近代物理学、化学基础上的观念与方法，即属之。按照逻辑学里"分析—归纳"的逻辑原则，习惯上也称之为"分析性研究方法"。

③ "形上"，出自《易经·系辞》上第十二章"形而上者谓之道，形而下者谓之器"句中。这句话的意思是：形象以上的抽象原理、规律，叫作道；形象以下的由人制作、改造而成的具体东西，叫作器。这里"形象"一词，由含义相同、在辞书中互训的"形"与"象"两个字合成。指的是自然而然生成的、或者自在的事物。"自然而然生成的"，可以按《老子》的思想理解为由"道"所生；"自在之物"在西方哲学中指的是"天造之物"。自下而上追问事物之所以生成，之所以存在，之所以消亡的问题，是哲学的任务；而其生成、存在、消亡的原理或规律，则是道。把由"道"所生的，或者"天造之物"当作材料，由人的技艺把材料制成各种用器，这是形下性科学、技术的任务。因为人太复杂，是天地间的万物之首，所以，形上的研究和形下的研究，皆各有所用。

"原形"与"原质"是"形质论"的核心概念。"形质论"是亚里士多德、托马斯·阿奎那哲学体系的重要部分，是有关自然或物质事物的内在及基本结构与变化的学说。任何事物都由原形与原质两部分相合而成。原形是某一物质物作为该物质物的"完美"体现。比如，桌子必须具有的形态、结构、用途等特征，为桌子的原形。原质是构成物质物的主体或材料。比如，桌子可以用木料来做，也可以用塑料或其他材料来做。原质接受原形的限制——只要原形是桌子而不是别的东西，任何材料自然均可以为桌子所用。因为人太复杂，所以"任何事物都由原形与原质两部分相合而成"这一原理，在人身上体现得最典型。整体的、活着的人是原形的人，而器官、组织、细胞、分子是构成人的不同层次的原质。上述原理，亚里士多德、托马斯·阿奎那的相关著作有详尽的论述。

《易经》的形上与形下之说，亚氏的原形和原质之说，两者是相通的。将两方面的道理合在一起表述，则相得益彰。

同作用之下，① 表现在生命过程中整体层次上的反应状态（即证候）作为自己的研究对象，来研究人的机体反应状态（证候）发生、发展、运动、变化、消失的全过程。而西医的生物医学则是以"人是机器"观念，把人作为"形而下"的"器"来对待，主要研究构成人的不同层次上的"原质"，亦即研究各个层次或者各个部分的结构与功能。②

第二，中医是在哲学观念的直接指导下，运用了综合、系统性科学研究方法。西医的生物医学是在"形下"观念的直接指导下，运用了分析、还原性科学研究方法。

第三，中医是"形上"性的医学，或称之为关于"原形"的医学。其理论范畴基本上是采用了"模拟（抽象）概念"来表述的。西医的生物医学则是"形下"性的医学，或称之为关于构成人体的"原质"的医学。其理论范畴基本上是采用了"具体概念"来表述的。③

第四，从中西医各自的出发点、研究对象、思想观念、研究方法，到各自的概念（范畴）体系，相互都是两种不同的范式。按照美国科学哲学家托马斯·库恩的"不可通约性"原理，不同范式的学科之间

---

① 作为中医研究对象的"证候"，即是自然、社会、精神情志、整个机体这四方面因素共同作用下，产生和变化的。学习和研究中医，如能时时处处将这四个方面自然而然地联系在一起思考和处理问题，那就算进入中医"天人合一"的境界了。

② 这是自从笛卡儿（Rene Descartes，1596—1650）哲学思想流行以来，支配西医生物医学的主体观念。这种观念，就是哲学上所说的机械唯物论（也包括化学唯物论）。可以说，自从笛卡儿以后，西医在生物医学领域的进步，基本上是被定位在人的"原质"之一隅。

③ "模拟概念"是哲学、形上学领域的习惯提法，与逻辑学里的抽象概念是一回事。模拟概念是以事物某种属性为反映对象的概念。因为这一类对象是以状态、信息、现象、证候的形式呈现在人的感官里的，所以只能用"象什么"的方式，来说明该事物所具有的某一方面的属性。从词意的角度而言，模拟概念在说明事物某种属性时，词意本身和被肯定事物的属性之间，"相同"又"相异"，"一致"又"不一致"，或者"部分相同，部分不同"。在形上学、哲学乃至研究原形的学科中，所有名词均可以说是模拟概念。

"具体概念"与模拟概念相对。它是讲具体事物"是什么"的，词意是单一的，不容许有"相异""不一致""部分不同"存在。而研究原质的学科中，所有的名词均可以说是具体概念。对于处于分析科学潮流的当代人来说，这一点要特别留意——切不可漫不经心地用理解具体概念的习惯，误解模拟概念所陈述的科学、哲学问题。

是不可通约的。而不可通约的也就是不可翻译的。①

上述定义从 20 世纪 80 年代起，历经了二十年的研究、思考才公开发表。发表后，又经过了十余年的实践检验。不论从科学、哲学、逻辑学上审视，还是从中、西医关系上推敲，是准确的，不会有错。又因为中、西医各自都包含着科学、技术、经验三个层次的知识内容，而基础理论所代表的科学部分，是其核心或灵魂。所以从基础理论（科学）层面揭示两者的本质特点之后，中西医之间关系的问题，则不辩自明。

（二）中西医学相互关系的公理化原则

按照亚里士多德、托马斯·阿奎那的哲学思想：自明的，即无须证明的；而无须证明的，就是公理性的。② 所以在中国乃至世界上，对于中西医学术发展和事业管理而言，以下六条原则，应当无可怀疑。

第一，《易经》关于"形而上者谓之道，形而下者谓之器"的论断，是人类科学史上最早、最准确、至今仍不失其真理价值的科学分类原则。因为人们所观察到的客观世界，不是事物的运动过程，就是物质的形态结构；不是事物运动的时间特性，就是物质结构的空间特征。③

---

① "范式"不同的学科之间，是"不可通约性"的关系。这是美国科学哲学家托马斯·塞缪尔·库恩（Thomas Samual Kuhn，1922—1996）在其《科学革命的结构》一书中提出的主题观点之一。就像物理学与化学一样，我们不能用力学、光学的方法代替化学的合成与分解，同样也不能用元素或分子的知识排斥牛顿力学三定律。中医与西医之间，更是如此。在学科发展迅速的当代，库恩的"不可通约"原理，更显出其思想的光辉。

② 这里使用"公理"二字，修辞上不免牵强之忌。不过，一方面，哲学中一些原理本身即是自明的，托马斯·阿奎那亦专门论证了"自明性原理"；另一方面，从学术源头和哲学公认的原理上，已经证明中西医的学科定位之后，"公理"二字不仅不过分，而且有一定警示的意义。

③ 哲学意义上的"运动过程"，即事物原形的运动变化过程。作为自然而然生成、存在的，或者像康德所说的"自在之物"，总是以原形的状态（或信息、现象、征候、物候等）运动变化，反映在人们的感官之中。状态的运动变化，必然有其过程；这种过程在哲学上讲，即事物表现在时间意义上的特征。当人们从事原质的研究时，所重视的是原质的结构与功能；而结构与功能，即事物表现在空间意义上的特征。由于原质离开了原形就不能独主存在这一原因，研究者对于原质在时间意义上的特征，往往被略去了。所以，原形—状态—运动—时间，原质—结构—功能—空间，是人类认识客观世界的两条途径。这与《易经》所揭示的形上—综合—道，形下—分析—器，其实是一样的。

从古到今，仅此而已。因此公理性原则之一是：

只要地球不毁灭，万事万物呈现在人们面前的形上与形下两类研究（认识）对象，将不会改变；人们研究（认识）万事万物而产生的形上与形下两类科学的总体格局，也将不会改变。

第二，人是天地万物之灵，在中国的哲学里把人与天、地并列。天、地是极其复杂的，人也是极其复杂的；天地万物分为形上与形下两大类，人则有形上与形下二重性。① 而且在天地万物中，人的二重性最全面、最突出、最典型。因此公理性原则之二是：

只要地球不毁灭，只要人类尚存在，人的形上与形下二重性将不会改变；人类医学上形上与形下两种科学体系的格局，也将不会改变。

第三，中医学是以综合（系统）性方法研究人的形上（原形）属性而形成的医学科学体系；西医的生物医学是以分析（还原）性方法研究人的形下（原质）属性而形成的医学科学体系。面对中医走向世界和人类医学未来的发展，因此公理性原则之三是：

只要"人的形上与形下二重性"，只要亚里士多德的"原形"与"原质"原理，只要"综合与分析"两类研究方法——此三者中任何一者所包含的两个方面不可能合二为一，医学中并存的中医与西医两者，就不可能合二为一。②

第四，形上与形下两种医学在科学层面上的差异，是各自的本质特长之所在，也是各自不可避免的局限性之所在。彼此的特长和局限性，

---

① 人是天、地万事万物中最复杂的；对于天、地万事万物的认识，只有人的理性所能及。天地万物有形上、形下之殊，人也有形上、形下"二重性"。而形上、形下二重性，也与亚里士多德学说中原形、原质二者的关系相似。

② "合二而一"，是提出"中西医结合"口号时，最令人诱惑之处。其实，"中西医结合"不过一种幼稚的愿望或者热心的糊涂话而已。医学家首先应该澄清的是医学面临的第一问题。即人是什么？按照亚里士多德、托马斯·阿奎那人是"理性动物"的定义，人就绝不可能是拉·梅特里（法国《人是机器》的作者）眼中的"一架机器"。进一步就人而言，如果表现在人身上的形上、形下二重性，或者原形的人与构成人的原质真的可以合二而一的话，那么，整个世界也就要复归于浑沌了。

也反映在各自的临床技术与临床经验层面上。因此公理性原则之四是：

面对各有特长和局限性的中医与西医，在医疗实践中发扬两者所长、避免两者所短、组合最佳疗效、携手造福人类的明智选择，只能是"中西医配合"。这种"配合"，不同于将两种医学"合二为一"的"中西医结合"。而且这种"配合"必将是长期的，甚至是永远的。其具体含义是：中医与西医在科学理论层面上并重并存；在医疗技术层面上优势互补；在临床经验层面上相互借鉴。

第五，当代生命科学和医学科学上的最大偏见和失误有三：其一，企图把复杂的、活着的、形上与形下二重性的人，与人所制造的、简单的、非生命的、形下性的机器相混淆；其二，企图把复杂的、形上与形下二重性人的生命过程，统统归结为物理学、化学的现象来解释；其三，企图把以物理学、化学所代表的，在非生命领域取得巨大成功的分析（还原）性科学观念与方法，作为生命科学领域和实现"中医现代化""中西医结合"的至上信条和唯一标准。而按照亚里士多德的哲学思想，这些观念与方法原本是用来解"原质"的。面对以"原形"为其本质特点的生命，它注定有其局限性。在依据中医与西医的定义揭示上述偏见和失误之后，这里尤其需要强调的第五条公理性原则是：

只要今后人类仍然不能用物理学、化学的方法合成或者制造出天然的生命的人，西医就不可能解释生命科学领域的全部课题；只要西医不可能离开物理学、化学的观念和方法，它就无法克服自身的局限性；只要西医存在一天，中医的存在不仅是合理的，更是必需的。

第六，中医的全面衰落不仅是学术问题，也是社会问题和管理问题。基于上述公理性原则，这里自然派生出第六条公理性原则：

当代中医工作上的基本任务必然是：医治中国人的传统文化自卑症，重树中医的科学信念；① 尊重中医的原理和特点，营造"和而不

---

① "传统文化自卑症"，指中国自从1840年鸦片战争以来，对自己优秀传统文化缺乏自觉、全盘否定的错误做法。中医的衰落，与此直接相关。

同"文化科学氛围；保护学术民主、学术自由，倡导学术争鸣，实现中医的全面复兴；① 以中国《宪法》"发展现代医药和中国传统医药"的规定为准绳，首先在中国要全面革除中医学术与事业中一切形形色色的违背科学和违背宪法的行为。

（三）人类医学革命的内涵和意义

上述六条公理性原则，是在东、西方哲学科学史和中、西医科学理论的反复论证的基础上，总结概括而成的。②

纵观当代的中医以及中、西医关系，对于上述公理性原则长期被忽视、被排斥，以致产生种种困惑、偏见、失误、干扰的根源，归结到一点，那就是时代性的哲学贫困。只要人们冷静下来，首先对"人是什么"这一医学的核心问题，从形上与形下或者原形与原质的哲学角度加以审视，上述公理性原则，便自然而然地还原为公理化的哲学常识。当这些公理或常识为人们所意识时，中医与西医之间长期挥之不去的一切困惑、偏见、失误、干扰，将立即为之冰释。

到了这一步，整个人类医学必将出现一场空前的革命性大变革。这场革命性大变革如同连锁反应一样，首先从中国兴起，然后不可阻挡地逐步波及全世界。其主要的内涵是：

其一，在中国，中医与西医将真正成为"海峡两岸"并重的两种主流医学；并从医疗、教学、科研、管理的各个层面，全面落实下来。

---

① 人类的思想、言论、出版的自由，是产生一切伟大智慧的前提。忽视了学术的民主、自由，则无异于对人类智慧的扼杀。马克思（Karl Marx, 1818—1883）说："没有出版自由，其他一切自由都是泡影。"（《马克思恩格斯全集》第1卷，第94页，人民出版社，1956年版）。恩格斯（1820—1895）也说："这种自由是土壤、空气、光线和场地，没有它，一切都是空话。"（同上书第1卷，第428页）如果不把以"领袖权威所推行的"对中医"转男为女式的变性手术"请下神坛，并彻底与其分道扬镳，实现中医的复兴或者进而走向世界，"一切都是空话。"

② 《中医复兴论》《中医形上识》，是本人二十多年来在中医科学学、软科学研究基础上汇集而成的专著。本文并非一般性的学术论文，文中的六条原则，即是此二书主要观点的概括。

以上述中西医配合的模式，共同承担全社会防病治病的医学使命。①

其二，在国际上，一场以中西医并重、优势互补为核心的人类医学的真正革命，必将逐步产生并不断延续。一切只有"原质"医学，缺少"原形"医学的国家或地区，将因此而共同受益。

其三，随着时间的推移，人类还将在医学革命的启示下，明智地站在哲学的高度，冷静地以形上与形下、原形与原质的整体思维，重新审视科学的未来。②

中医是中华民族优秀传统文化中的瑰宝。正是这一原因，人类医学的革命重任，已经天然地摆在了中国人的面前。所以我们必须看到：

其一，在哲学贫困笼罩下的中医，目前正处于"即将消亡的边

————————

① 中国的《宪法》承认中医与西医是两种主流医学，承认两者"中西医并重"的关系。但在事实上，至少现在仍然是"重西轻中""以西代中"的状况。而在港、澳、台三地，法规上至今尚没有把中医作为主流医学的规定。

② 哲学是人类认识万事万物规律、原理的学问，也是关于人类自身规律、原理的学问。邬昆如先生（台北辅仁大学教授）在其《形上学》一书中提出"人学"这一概念，耐人寻味。举凡人的来源、人的构成、天人之际、人物之间等这一类问题，都是哲学研究的主题。同样，这些问题也应当是指导医学发展，讨论医学整合的首要问题。按照前面注解中所言，人类医学分为原形（或形上）、原质（或形下）两大类。依据"形质论"关于"原质接受原形的限制"之原理，原形的一半肯定大于原质的一半；或者说，原形的一半才真正体现着作为"人"的全部本性。而人类医学上存在的最大问题是，一百多年来几乎千军万马、一哄而上，统统拥挤在原质性医学这一根独木桥上。因此，当代人类医学整合的最大任务是，必须做到原形性与原质性医学并存共荣，共同来承担人类防病治病的需求。当今世界上人们对传统医学普遍引起了重视，应当敏锐地看到，这种现象正是人类医学大整合的前奏。近年来，不论中国在医疗改革上的挫败，还是人类对病毒性传染病的惶恐，站在科学的置高点上来看，都是人类医学模式失去平衡——原形与原质两种医学缺乏制约与互补的结果。或者说，这是人类医学整合与发展历程上不容忽视的新的启示。在这种启示面前，中医界如果不能坚守自己原形医学的本色，反而热衷于用原质医学的观念和方法来解释、改造自己，是又一次十足的哲学贫困症。

曾仰如先生（台北辅仁大学哲学教授）的《十大哲学问题之探微》一书，从西方经典哲学的角度围绕10个主要课题做了概括介绍。比如，存有者的模拟概念、现实与潜能之限制原理、本质与存在及其异同、形质论、自立体与依附体、因果律、目的因、人的理性生命等。这些课题为我们从中国哲学入手，以东西方哲学与科学发展的广阔视野，重新认识、重新定位中医和西医，大有裨益。

沿",但是同时也处于"新的突破的前夜"。① 只要告别哲学贫困,中医复兴就在眼前。

其二,中医的复兴是医学革命的前提——有复兴才有真正的"中西医并重";医学革命是中华民族优秀传统文化对人类的重大贡献——真正的"中西医并重"的到来,就意味着人类医学革命的开始。

此时此刻,一百多年里身患严重传统文化自卑症的中国人,又一次被推上了历史的焦点。尤其当代的中医们,正无可推诿、不无艰难地面对着成与败,兴与废,功与罪的严峻考验!

(本文是我中医科学学、软科学研究进入第三阶段的代表性论著,《浙江中医药大学学报》2006 年第 6 期头条发表,原名为《中西医之间的公理化原则和人类医学革命》。)

---

① 这是我 2002 年 7 月 12 日在写给全国人民代表大会常务委员会副委员长彭珮云的一封信中提到的,是对当代中医状况的基本估计或概括。详见《中医复兴论》。

五、中医应该走自身发展的道路

　　崔月犁同志 1998 年 1 月 22 逝世，距 2018 年整整 20 年。在人生大舞台上，有的人只能近看，经不起历史的检验；有的人却经得起远看，而且历史愈久远，他的价值则愈显著。崔月犁同志就是这么一个人。他生前的十年余间，我们交流比较多。随着他逝世 20 周年纪念日的临近，令我魂牵梦绕，长夜难眠。

　　崔月犁同志本姓张，崔月犁这个名字是他早年参加革命工作时自己改的，取意于"东风催日月，大地待春犁"。他的老伴徐书麟先生说："他这个人的最大特点是深深扎根在人民群众之中，对人民群众的深厚感情是发自内心的。是一个只知道拉犁，不知道惜命的老黄牛。"

　　崔月犁同志在革命战争年代，为北平的和平解放出生入死。新中国成立初期夙兴夜寐，为北京的重建与发展贡献了巨大力量。经常与他交往的人都知道：他生性胸怀坦荡、光明磊落、刚直不阿、坚贞不屈，他做事高瞻远瞩、雷厉风行、大刀阔斧、敢做敢当，他做人诚恳率真、谦和平易、患难可共、死生可托。这些话都验证在他生前最喜爱的一副对联上，"立身无愧于天地，志趋不忘为人民"。

　　1978 年，他奉命到卫生部主管中医工作，从此中医事业就成了他的毕生职责。在深入调查研究的基础上，他果断做出了"振兴中医""保持和发扬中医特色"的决策。他对中医这一防病治病的文化大业，看得比自己的生命还重要。1987 年退休后，他更加关注中医药学术团体，整天挂念的全是中医振兴的大问题。诸如保持发扬中医特色的、培养高级中医临床人才、继承传统师带徒、中医教育改革、中医科研、中医解决百姓医疗难题、中医走向世界等。直到 1998 年 1 月 22 日，他为心里只有人民的自己，画上了圆满的句号，也为中医的后来人，留下了充满正能量的革命精神。

崔月犁同志生前常说："没有中医学术的发展，就不会有中医事业的兴旺。中医的医、教、研要突出中医特点，发挥中医优势，如果把中医学搞得不中不西，那还叫什么中医事业。"这一观点与马克思主义关于生产力决定生产关系的论断，是完全一致的。他在 1997 年召开的中国中医药学会第三次全国代表大会上语重心长地指出："这次大会集中了全国中医界很多知名专家、人才，为保证中医药事业健康快速发展打下了基础。要进一步提高科学管理水平和决策水平，要重视中医软科学研究与开发。使中医在为世界人民服务的同时，也为世界医学的发展贡献力量。"这一番话，为中医事业勾画出一个以中医科学为生产力的，从国内到国际的发展蓝图。至今 20 年过去了，这一语重心长的嘱托，依然是指引我们锐意改革、努力奋斗的目标。1998 年 1 月 4 日，他在中国中医药学会中医急症分会成立大会上满含深情地说："中医急症学术和事业的未来靠年轻一代的努力。你们要发扬老一代中医急症专家的拼搏精神，学深、学透中医理论，决不能浅尝辄止，半途而废。"这几句话，竟成为他生前面向全国中医学者最后的寄语。

崔月犁同志生前常说："我主张中西医结合，但不赞成中医西化。"1995 年 5 月他谈到我所写的《中西医结合定义的研究》一文时，我第一次听到这句话。当时他诙谐地对我说："这个观点是我从工作实践中概括出来的，你从理论上把它讲透彻了，这也叫理论与实践相结合吧！"他还认真地说了一大段话："毛泽东同志对待中西医两者的关系，核心是相互学习、取长补短、共同提高，首先从实践入手，提高临床疗效，共同服务于病人。至于说创造统一的新医学体系，那是医学发展的长远目标，到底多长多远，只能说我们不知道。以中西医结合作为唯一的医学体系，过去没有，现在没有，往后什么时候会实现，我们也不知道。但是今天说已经形成了中西医结合的医学体系，那就不是事实了。现在中医学术发展的核心问题，仍然是保持特色，发扬优势。中医学术完全振兴了，中西医结合才有一个可靠的基础。"我说："我给中西医结合下的定义，其实是中西医配合的意思。"他说："这一点，从你的论文一眼就看出来了。中西医之间的关系本来就是相互配合嘛！20 世纪 50 年代卫生工作方针称'团结中西医'，20 世纪 80 年代国家宪法写的是'发展现代医药和我国传统医药'，20 世纪 90 年代我国卫生工作总方针是'中西医并重'。按照国家这些法规、方针，中西医两种医学之间的关系只能是配合，完全不包含中西医合二而一的意思呀！"我反问他说："那为什么当初不写成中西医配合，而要留下空子给人钻呢？"他大声笑着说："20 世纪 50 年代那时候，社会上结合的说法多了去了，脑体结合、城乡结合、工农结合等。这些结合是什么意思，谁不明白呢？知道中西医并没有合二而一，不就得了吗？反正我已经让学会机关把你的文章转发给各省级中医药学会讨论了。如果有可能争论起来，你的观点及相关'说文解字'的问题，由你负责回答吧！"接着他又问："你还研究过哪些定义？"我说到了《论中医学的定义》《證、证、症、候的沿革和证候定义的研究》《中医走向世界的若干理论问题》及辨证论治、中药等。他鼓励说："我知道你们前三届的研究生的底子都厚，这些苦差事是你们念书人干的。回头你把这些论文都拿给我看看。"那是我与他说话比较多的一次。他讲起话来总是那么准确、干脆、利落、率真，每每想起来，就感动不已。

随着时间的推移，崔月犁同志对中西医结合名义下中医西化越来越忧心忡忡。他在主持卫生工作中指出：有些人在指导思想上不明确，不是在发展中医和发展西医过程中进行中西医合作，而是直接以西医代替中医。嘴上承认中医是科学的，实际心里认为中医是落后的，不知不觉地把中医消灭了。1997 年他看了《中医药走向世界的若干理论问题》一文后打电话给我，很激动地说道："不少中医专家对我说，你是第一位从中医核心概念的定义入手，来研究中医基础理论问题的人。大家认为你所做的定义就是准确的，科学的。比如，你在文中的三个小标题（接轨乎，无轨可接；改轨也，自毁其轨；铺轨者，任重道远）既形象又准确。中医学的轨，就是以中国传统文化为根而形成的中医基础理论与辨证论治体系。这是中医的灵魂和生命线，是中医特色和优势所在。为什么要找到国外，和人家的西医接轨呢？这不是打着接轨的旗号搞西化吗？这是将中医毁于萧墙之内的呀！"过了一会儿他又打电话给我，拿起听筒时他只说了一句话："我要是再年轻十岁就好了。"良久，才听到他轻轻放下电话的声音。我懂得他的心，如果他尚在管理岗位，他不会放任"改轨也，自毁其轨"的问题继续蔓延的。1997年他在《中医沉思录》中进一步明确指出："中医应该走自身发展的道路，中医机构应该突出中医特色。如果形形色色削弱中医的做法不改变，或在漂亮的口号下使中医很快地西医化，那就重复了日本明治维新以后消灭汉医的悲剧。"这些警世之言，值得每一个有传统文化责任心的中国人而不仅是中医人，时刻铭记在心。

崔月犁同志生前常说：教育是发展中医的关键。他最诙谐的说法是，不要"挂着梅兰芳的牌子，唱着朱逢博的调子"。1982年4月的衡阳会议上，他在谈到中医教育的任务时指出："中医要振兴，要发展，关键是人才。要解决中医后继乏人、后继乏术，就一定要把中医教育搞好，培养有过硬本领的中医。不要弄成中不中、西不西，两个半瓶子醋。"谈到中医教育目标时他说："中医学院的培养目标，是培养合格的中医师。"谈到中西医课程安排的原则时他强调："应当按照中医的理论体系从事教学，要在系统掌握好中医理论的基础上，适当学一些西医知识。"后来他在《中医沉思录》中，专门讨论了"中医带徒是解决中医队伍后继乏人的重要途径"。1990年举办首届"全国老中医药专家学术经验继承工作"时，他特地打电话建议我主管的《中国医药学报》配合这一工作，搞几年"有奖征文活动"来促进学术继承人做好学术总结，提升继承工作的效果。

面对中医教育严重脱离教育目标的问题，1994 年 1 月 22 日崔月犁同志主持召开了"中医药发展战略讨论会"。会上不少老一辈中医专家对中医教育提出了尖锐的质疑，如"研究生毕业论文必须是实验研究性课题，没有突出中医的学术特点""中医教育要着眼培养一批中医基础理论过硬，临床辨证论治能力强，与老中医相似的原样人才"，并建议"重点研究教育问题，研究人才问题。组织各方面专家对照中医药教育目标，就教学大纲、课程设置、教学方法等问题认真研究。必要时选择一两所中医学院进行'解剖'，促进中医教育按照培养高级中医人才的目标，尽快进行调整改革"。会后，他亲自认真审定了我们起草的会议纪要，分送给相关部门，并将会议纪要收录在《中医沉思录》之中，以供往后参考。从这一会议的组织安排，足以看到崔月犁同志对中医教育调整改革的良苦用心。

崔月犁同志在一生中最后的两年，是带病为中医而拼搏的。我能感觉到他的工作节奏越来越快。1997 年 5 月在他的建议下，由国家中医药管理局与中国中医药学会联合召开了"全国中医基础理论研究讨论会议"，到会代表不足三十人，他一言不发地听了两天会议发言。会议上第一位发言的，是时任世界卫生组织传统医学顾问的杨维益教授。他是北京中医药大学第一届大学毕业生，第一位中医大学生用西医动物实验研究方法研究中医多年，又第一位公开发表论文提出此路不通的人。杨教授对中医科研与教育西化的问题讲得既具体，又中肯，令崔月犁同志既感动，又沉重。会议中间休息时他慢慢走到我身后，弯下腰低声说了三个字："放开讲。" 1997 年 6 月的一天他打电话找我，一见面便说："我打算编一部书，对党的十一届三中全会以来中医事业与学术的发展进行回顾，希望启发大家对中医事业与中医事业的历史、现状、未来进行一次冷静的总结与思考，使人们从中分辨出一条比较清晰的路子来，免得以后再走弯路。"具体征稿、编辑工作，他让我找诸国本副局长商量。这就是他担任主编的《中医沉思录》第一卷。1997 年 9 月中华中医药学会第三次全国会员代表会上，他将该书八百余册赠送给所有与会代表及来宾。1997 年 12 月 20 日我去看望他时，他叮嘱我不要发表任何赞扬《中医沉思录》的书评、报道。临走时托我帮他邮寄一大捆《中医沉思录》赠给好友、同事和领导。1997 年岁末设在北京的几个中医药学术团体举办新年联欢活动，他都欣然与会，也以该书人手一册赠给来宾。1998 年 1 月 4 日，他出席了中国中医药学会中医急症学术会并讲了话。1998 年 1 月 8 日他自筹经费，启动了"中医古籍名著翻译丛书"的编辑出版工作。1998 年 1 月 21 他写给我一封信，信未发出，不幸于 1 月 22 日一早骤然逝世。噩耗传来，我的头脑一片空白。模糊间只有两句话。一句是陶铸的"心底无私天地宽"，一句是鲁迅的"我以我血荐轩辕"。

2018 年 1 月 22 日，是崔月犁同志逝世 20 周年纪念日。我可以向他说的，只有一句话：复兴中医，我一直在路上。

/ 跋：迈向复兴的转折点 /

本书以东西方哲学、科学比较为基础，为中医科学学、软科学研究的总结之作，是《医医》一书的姊妹篇。意在正本清源，复兴中医。本书之后，还有几句想说的话。

一、四十年的心路

我 1962 年从师学习中医，其后执业中医临床十余年。从 80 年代初，自发从事中医科学学、软科学研究，至今已近四十年。回顾这一研究历程，大体经历了三个阶段。

第一阶段是发现问题和自我启蒙的学习与思考，以 1984 年发表于《医学与哲学》的"中医事业发展缓慢的根源"一文为代表。从调查、思考，到起草和反复修改，前后花了近两年的时间。本文发表之后才觉得，文题中的"事业"二字，本意应当是"学术"。更重要的是，中医科学学、软科学研究上的问题太多，头绪太复杂，而且许多问题在当时尚属于禁区。因此我既需要大面积学习补课，拓宽知识领域，更需要善于发现问题，善于理性思维。弹指之间，这一阶段竟然十年有余。

第二阶段是基于中医理论层面的若干定义与学术问题的研究。从1994年起，陆续发表了《论中医教育的改革》《新技术革命与中医发展的趋势》《中医现代化的若干思考》《日本汉方医学衰落轨迹》《论中医学的定义》《證、证、症、候的沿革与证候定义的研究》《中西医结合定义的研究》《保健品的定义及其理论研究》《中医药学走向世界的若干理论问题》《中药事业管理的指导思想与模式》《走出中医学术的百年困惑》《提高中医临床疗效的检讨》等数十篇论文。这些论文的结论固然准确、鲜明，但是自我哲学的功底不深，论理的深度不足，因而说服力不是很强。

第三阶段是1998年以后的中西方哲学的学习和研究。从2000年到香港浸会大学执教中医起，进入了中西方哲学学习、研究的快车道。台北辅仁大学东西方哲学大师罗光、李震、邬昆如、曾仰如的多种哲学著作，以及胡安德、吕穆迪等人翻译的圣多玛斯的哲学名著，不仅为我打开了中西方哲学学习、比较的大门，更为以后讲授中西医比较一课，奠定了中西方哲学的基础。哲学是研究万事万物在原生态的条件下，发生、发展、运动、变化的现象及其内在规律的学问。现象是中西方哲学家共同面对的研究对象，中西方哲学家所发现的现象背后的内在规律，必然也有广阔的共同和共通之处。以辅仁大学为代表的一大批当代哲学家，当属两千多年以来中西方哲学比较研究的开路人、前驱者。

中西方哲学的学习和研究告诉我们，两千多年以来的中医是研究人类原生态生命的发生、发展、运动、变化的现象，以探求调控原生态生命自身演变规律而形成的医学。从这一角度上讲，中医是哲学孕育下的医学科学。而西医则是解剖原生态生命之后，以研究人体局部结构与功能的医学。从这一角度上讲，西医是近代物理学、化学孕育下的医学科学。所以台北当代哲学家的著作和译作，对于中医的研究与发展，不仅是十分有益的，更是不可或缺的。

二、十项哲学的公理性原则

综合本书前后，集中起来有十个核心观点。这十个核心观点应当是文化、哲学、科学、医学史上首次提出来的，当为哲学的公理性原则。

其一，《周易》"形而上者谓之道，形而下者谓之器"的论断，是人类文化科学分类上最早、最准确的，至今不失其指导意义的总纲，也是古往今来人类事业发展的两大体系。两千多年的历史与现实，已经表明了这一论断的公理性价值。

其二，《周易》论断的公理性价值，向历史预示了人类文化、科学发展的两次高峰。第一次高峰在春秋秦汉之际，第二次高峰在欧洲文艺复兴以来；第一次高峰以哲学的成熟为代表，第二次高峰以近代物理学、化学的成熟为代表。

其三，《周易》论断的公理性价值，也在人类文化、科学、医学上派生出一系列公理性原则。即两类科学研究对象、两类科学研究方法、两类带头学科、两类科学体系、医学研究的两种人、医学研究的两种方法、两种成熟的医学体系、两类科学及医学的不可通约性。

其四，文化繁荣要有大科学观。文化是人类知识的文字化，哲学与科学是其核心。把哲学体系下的科学与近代物理学、化学体系下的科学，并列纳入人类科学范畴的立场与观念，叫大科学观。基于两类文化核心的大科学观，同样符合公理性的原则。

其五，医学发展要有大医学观。医学是人类防病治病的科学体系，形上性的中医与形下性的西医是其代表。把中医与西医两种医学体系，并列纳入人类医学范畴的立场与观念，叫大医学观。基于形上与形下而形成的大医学观，同样是符合公理性的原则。

其六，中医的脏象理论，是中医学的核心。脏象理论是以哲学及系统科学方法，研究生命过程中整体层次上的证候，逐步总结概括而成的。在脏象理论的基础上进而形成了四诊、病机、治则、方剂、中药的理论，共同构成了独立的中医基础科学体系。

其七，大科学观、大医学观下的中医学与西医学，是世界上并列的两种医学。两者在基础科学层面，是并存并重、共同繁荣的关系；在临床技术层面，是相互配合、优势互补的关系；在临床经验层面，是彼此尊重，合理借鉴的关系。

其八，用西医生理、生化、解剖的观念与方法对中医基础科学体系的改造，是违背大科学观、大医学观的近代科学主义行为。半个多世纪以来顽固坚持的中医西医化，跌破了敬畏生命的道德准则和救死扶伤的专业底线。

其九，中医与西医各自有其发展、创新的方向与道路。实现中医学的全面复兴，是当代中医发展、创新的主体。

其十，中医学是形上性医学科学体系。中医学的全面复兴，必将推动未来人类医学的革命性发展，这是中国为人类健康事业肩负的历史使命，也将是对人类的重要贡献之一。对于这一历史重任，中国人责无旁贷，不容彷徨，不得坐失。

人所共和，公理在哲学上是一种成文的判断，一种不须证明的真理。人类文化的两次高峰以及哲学（科学）的十项公理性原则，无疑是中医学遵照自身内在科学规律，实现全面复兴和发展的真理性根据。

三、中医复兴的突破口与转折点

近百年来，中医学经历了一次"科学对科学误解，文化对文化摧残"的漫长过程。这一过程也催促着我们进行了长期、许多的回顾、比较和反思。当逐步认识到人类文化的两次高峰以及哲学（科学）的十项公理性原则的时候，当代中医学术衰落的直接原因便昭然若揭了。于是对当代中医学术衰落的现象进行梳理之后，以七言的句式大体概括为以下二十四方面，称之为"当代中医学之殇"。

学科内涵唱口号，中西结合玩概念，不谙哲学说思维，枉将岐黄作古钱。

教育鹊巢被鸠占，西化中医称科研，辨证论治挂口头，临床传承唯经验。

养生治疗相混淆，百姓吃药如吃饭，旅游药浴加按摩，逢人开口简便廉。

地道药材成奢望，传统剂型已边缘，错把中药当西药，借来诺奖充光环。

魂断故里闯世界，后继之人吹发展，中医衰落讳出口，结合医学属虚幻。

中西并重未并重，敬畏生命不为先，学术失魅无事业，灭汉兴洋还在演。

以上诸多中医学之殇，核心集中在前四条。而"学科内涵唱口号"一条，则是当代中国中医学之殇核心的核心。

这里的"学科内涵"，指的是为一门成熟的学科做定义时，其定义项应当包含的三个要素——研究对象、研究方法和概念范畴体系。通常简明扼要地表答一门学科的定义时，研究对象一项，必不可少。而造成当代中国中医学之殇的学术见证是，"中医我是谁""中医我是怎么来的"这两个根本的学术问题，当代却没有做出规范的回答。"我是谁"即中医学的研究对象；"怎么来的"即中医学的研究方法。

这里的"学科内涵唱口号"，指的是流行于中医教科书开篇绪论里，流行于行政管理种种文件里的中医学，完全是以形容词包装起来的口号。例如"与疾病做斗争的经验结晶""一个伟大的宝库""优秀传统文化中的瑰宝"以及"特色""优势""独特"等。所以在不知道中医学研究对象与研究方法的前提下，人们是无法从"结晶""宝库""瑰宝""特色""优势""独特"这一类形容词中，把握中医学的研究对象、研究方法、基本观念、脏象经络、病因病机、诊断治疗、方剂中药，以及发展方向、命运前途、未来道路等等。于是在说不清中医学"学科内涵"的混乱之中，"结晶""宝库""瑰宝"便无可幸免地沦落为种种"权威者"手中的玩偶了。为此，只有当"学科内涵唱口号"让位于中医学的学科定位的时候，当代中医学术衰落的其他二十三种现象，必将自然而然地随之冰释。那时候，国家《中华人民共和国宪法》规定和"中西医并重"方针，也便自然而然地随之贯彻落实了。

中国是存在中医与西医两个主流医学的国家。由西方传到中国的西医学，是一百年来带着研究对象、研究方法和一整套概念范畴体系而来的。欲实现中医学在中国的全面复兴，首先要研究中医学的学科定位，首先要完成中医学的学科定义。现在看来，二十多年前我写的关于《论中医学的定义》《中西医结合定义的研究》《中西医结合亟待定义》《證、证、症、候的沿革与证候定义的研究》等论著的观点，与本书提出的哲学（科学）的十项公理性原则，是基本一致的。

应该说，中医学的学科定位是医治中医学之殇的回生针，是重铸中华中医之魂的突破口，是实现中医学复兴与创新的起跑线，是中医学走向世界的基本铺路石。从生产力与生产关系的意义上讲，中医学的学科定位是我国中医事业建设与发展的定向罗盘，也是对国家《中华人民共和国宪法》规定和"中西医并重"方针在医学科学上的理论诠释。

谨以《正医》《中西医比较》献给实现中华民族伟大复兴，全面复兴中华民族优秀传统文化的新时代。当今正是中医学告别一百年来失忆、失魅、自虐、自残的时候，正是在补课与反思中走向中医学全面复兴的时候！